LA MÉDECINE POPULAIRE.

LA

MÉDECINE POPULAIRE,

OU

L'ART DE GUÉRIR INDIQUÉ PAR LA NATURE,

OUVRAGE DESTINÉ A PRÉSERVER ET A DÉLIVRER L'ESPÈCE HUMAINE
DES MALADIES QUI L'AFFLIGENT ;

Par Louis Riond,

CONNU SOUS LE NOM DE MÉDECIN DES PAUVRES.

Il est bien consolant de pouvoir se guérir,
Sans qu'aux soins étrangers il faille recourir.

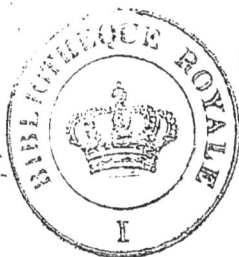

QUATRIÈME ÉDITION.

———— ◦ ————

BESANÇON.

IMPRIMERIE ET LIBRAIRIE DE BINTOT,

PLACE SAINT-PIERRE, 2 ET 4.

———

1847.

1846

À ceux qui souffrent des souffrances d'autrui.

———◦◦◦◦◦———

MESSIEURS ,

Qu'il me soit permis de vous rappeler aujourd'hui ce que j'ai déjà dit dans les trois précédentes éditions de cet ouvrage : Le bonnet doctoral ne couvre point ma tête, quoique blanchie à l'école d'une longue expérience (1). Je ne m'annonce que sous le titre de *Médecin des pauvres*; encore cette dénomination, à laquelle j'attache le plus grand prix, ne m'a-t-elle été donnée que par une faible partie de cette nombreuse classe de la so-

(1) Si les médecins brevetés trouvaient déplacé qu'un praticien qui n'appartient ni à l'école ni à la Faculté, ose se prévaloir de sa longue expérience, en compensation du diplôme qu'il n'a pas, je répondrais que, la pratique médicale ne reposant encore que sur des hypothèses, le docteur et le praticien non titré ne peuvent avoir de guide plus assuré que l'expérience.

ciété. C'est à elle, comme au peuple tout entier, que j'ai consacré plus de trente années de travaux et de veilles; c'est elle aussi qui la première a embrassé mon système avec ardeur et su recueillir les bienfaits et les avantages qu'il promettait. Désirant lui donner des preuves de ma reconnaissance, pour la lui rendre plus profitable, je réclame l'appui des personnes dévouées au bien public, et je les prie de vouloir bien coopérer à la propagation de ma découverte vraiment providentielle. Il est évident que leurs tentatives seront dans l'intérêt de ceux qu'on laisse languir et quelquefois même mourir par suite de maladies traitées sans discernement. Je fais avec confiance un appel à *tous les hommes qui souffrent des souffrances d'autrui,* afin qu'ils m'aident à les rendre moins longues et moins funestes.

C'est plus particulièrement à vous, respectables curés et pasteurs, que s'adressent mes instantes prières. Qui pourrait mieux que vous m'aider à accomplir une œuvre si éminemment philanthropique et charitable? Vous portez toujours avec empressement chez vos paroissiens les secours propres à soulager les souffrances physiques et morales. Ainsi c'est à vos cœurs généreux et compatissants, que je dois de préférence recommander ma méthode, dont l'application est au corps ce que la Religion est à l'âme. Lisez attentivement ce livre, faites grâce au style de l'élégance qui lui manque, vous serez amplement dédommagés du sacrifice que vous ferez quant à la forme, par la richesse et l'utilité du fonds. Je puis vous assurer, sans risquer d'être contredit, que mes prescriptions ont été constamment suivies d'heureux résultats, et qu'il n'y a que l'amour de la vérité, uni au désir de me rendre utile à mes semblables, qui m'ait poussé à leur ouvrir cette fois encore la voie de la publicité.

Le malade en proie à de vives douleurs est inhabile à choisir le traitement qui lui convient ou à suivre fidèlement celui qu'il a adopté; les parents ou les amis qui l'entourent, éprouvant naturellement des appréhensions proportionnées à l'affection qu'ils lui portent, sont dans de pareilles dispositions, par conséquent ni lui, ni eux ne sauraient juger raisonnablement de mes moyens thérapeutiques et les mettre à exécution, d'autant plus qu'ils se montrent en opposition avec ceux de la Faculté; ce qui pourrait faire mettre d'abord leur efficacité en doute.

C'est donc à vous, Messieurs, que l'on est toujours sûr de trouver au chevet des pauvres malades, et qui êtes plus en état que les gens de la campagne et que bien des habitants des villes d'apprécier mes procédés simples mais naturels, de chercher à les faire mettre en pratique. Faites-en l'essai dans les cas qui se présenteront, vous n'avez rien à craindre; car si les remèdes que je conseille ne produisent pas de bons effets apparents, ils n'en produiront pas non plus de dangereux ; puisque, loin d'aggraver la position du malade et d'abréger ses jours, ils apaiseront au contraire la violence de ses maux et prolongeront son existence : consolation bien douce pour ceux qui le chérissent.

Ne rejetez pas la proposition que je vous fais ; vous serez couvaincus que sans qu'il soit besoin de recourir au médecin (1), à la saignée, aux sangsues, etc. , les maladies aiguës les plus intenses sont guéries plus promptement, plus radicalement par ma médication que par celle des docteurs les plus renommés. Quand on s'y prend à temps, on est étonné de voir que, plus les symptômes sont alarmants, plus vite le mal cède.

Le Croup, qui fait ordinairement tant de victimes parmi les enfants, disparaît en quatre heures.

L'Esquinancie, chez les adultes et les grandes personnes, dans le même espace de temps.

Le Choléra, capable par son nom seul d'inspirer l'épouvante, est guéri en douze heures.

La Pleurésie, ou fluxion de poitrine, en deux ou trois jours.

Et les Fièvres typhoïdes, en cinq ou six jours.

(1) L'introduction ou guide de la médecine pratique, placée en tête de la deuxième partie de l'ouvrage, en tiendra lieu dans les cas pressants.

J'espère, et ce n'est pas en vain, qu'une fois la certitude acquise par l'expérience, de la supériorité de ma thérapeutique sur celle des autres, vous ne tarderez pas à vous procurer une petite pharmacie renfermant les remèdes dont je donne à la fin de mon ouvrage les formules avec la manière de s'en servir utilement. Les sacrifices que vous vous imposerez seront légers, les succès que vous obtiendrez surpasseront votre attente. Alors mes vœux les plus ardents, ceux qui ont pour objet le soulagement et la guérison des malades, seront accomplis.

AVANT-PROPOS.

Au milieu des progrès que font tous les jours les arts et les sciences, on voit avec regret que la Pratique médicale, si utile, si indispensable à l'homme, puisqu'elle a pour objet immédiat le rétablissement de sa santé, ne soit pas plus avancée qu'il y a deux mille ans. A quelle cause attribuer ce retard? A la trop grande importance que l'on a donnée à la forme extérieure de cette science, sans trop s'occuper du fonds. Ainsi, on a vu à toutes les époques les écoles de médecine prendre un aspect imposant. Tous les moyens ont été mis en œuvre afin de leur concilier l'estime et la confiance. La bibliothèque médicale s'est enrichie continuellement de quantité d'opuscules qui, sous les titres de *Dissertations*, d'*Analyses*, etc., présentent le résultat des investigations faites par les docteurs, dans le but d'étendre le cercle des découvertes et de pousser plus loin la science.

Mais à quoi ont abouti tant de doctes travaux? Tous les ouvrages de ce genre, lus avec une attention scrupuleuse et jugés sainement, attestent que leur apparition n'a fait qu'accroître la nomenclature déjà trop nombreuse des termes techniques, sans assurer aux malades une guérison et plus prompte et plus radicale. Et le public, au milieu de cet amas de conjectures nouvelles, n'en est pas moins resté ce qu'il était auparavant, le jouet du génie inventeur de tous ces systèmes erronés.

Depuis longtemps des hommes judicieux ont élevé la voix, autant pour prouver l'insuffisance de l'art de guérir entre les mains de ceux à qui en est accordé l'exercice exclusif, et révéler leurs ridicules prétentions scientifiques, que pour chercher à débrouiller le dédale. C'était déjà un grand pas vers une amélioration ; mais leurs efforts ne devaient réussir qu'autant qu'ils seraient soutenus et encouragés par l'autorité. Celle-ci, dans sa confiance aveugle en la suprématie doctorale, demeure insensible au besoin d'une méthode de traitement mieux appropriée à la guérison des maladies qui affligent l'espèce humaine.

La plus belle de ses prérogatives est de veiller à la santé du peuple, et, si elle remplissait consciencieusement la tâche que lui impose la gravité et la responsabilité de sa charge, elle se garderait bien de croire infaillible une Faculté qui n'a jusqu'à présent donné à la société aucune garantie de l'emploi de ses moyens thérapeutiques, et de l'investir d'un pouvoir illimité dans l'art de guérir. Il serait aussi de son devoir d'aller au-devant de toutes les découvertes qui se rattachent directement à l'état sanitaire des masses, quelqu'en fût l'auteur, étayé ou non d'un diplôme, et de charger la Faculté elle-même d'en faire, sous la surveillance d'un comité nommé à cet effet, un examen expérimental.

Cette détermination prise de ne juger de l'importance qu'elle doit attribuer à la pratique médicale, que sur les faits concluants et irrécusables fournis par l'expérience, forcerait chacun d'avouer que l'art de guérir est quelque chose de sacré et qu'il mérite à juste titre le haut degré d'estime et de considération qui ne lui a été accordé jusqu'à présent que d'une manière gratuite. Procéder ainsi, et à l'égard de ceux qui, en dehors de la Faculté, proposeraient de nouveaux systèmes, et à l'égard de la Faculté elle-même, ce serait mettre le public à même de profiter des découvertes utiles à sa santé et encourager en même temps les hommes qui font passer l'intérêt général avant leurs intérêts privés.

Alors disparaîtraient les pratiques purement spéculatives, et l'égoïsme n'oserait plus se parer du faux masque de la philanthropie pour augmenter ses honoraires par la prolongation des souffrances des malades. On n'annoncerait plus cette foule de remèdes secrets qui, quoique soutenus par des priviléges inconsidérément accordés, n'obtiennent qu'un succès éphémère, puisque, semblables à des objets de mode, ils finissent par tomber en discrédit après avoir enrichi leurs auteurs, et par être remplacés par d'autres plus nouveaux auxquels le même sort est réservé. On ne verrait plus empreint sur le visage de tant d'envieux le dépit qu'ils éprouvent à chaque instant, lorsqu'ils voient des malades dont ils avaient annoncé la fin prochaine ou la continuation des souffrances sans aucun espoir de guérison, renaître à la vie et à la santé par l'application d'un système simple, mais en harmonie avec les besoins de la nature. Plus de cabales, plus d'intrigues, plus de détractions pour mettre obstacle à l'importante vérité qui apprendrait à l'homme le sûr moyen d'être son médecin et celui des objets de sa plus tendre affection.

Le jour n'est pas éloigné, je l'espère, où ce but se trouvera atteint, où la vérité ne sera plus persécutée et victime de l'erreur qui triomphe maintenant. Ce renversement de l'ordre naturel des choses, loin d'annoncer les progrès du siècle, nous reporte au contraire à ces temps placés entre la barbarie et la civilisation, pendant lesquels l'esprit humain faisait, avec les Galilée et les Christophe Colomb, des efforts pour s'affranchir d'odieuses et de stupides entraves. Bientôt, comme alors, la vérité voilée et obscurcie depuis si longtemps, brillera d'un éclat vif et durable.

Peut-être n'aurai-je pas le bonheur de voir commencer cette ère amie et protectrice de tout ce qui peut contribuer au bien général; mais j'éprouverai au moins, comme le prouveront mes démarches rapportées plus bas, la satisfaction d'avoir appelé l'attention de l'autorité sur le besoin de réformer tant d'abus accrédités par ceux qui exercent la médecine; j'éprouverai la satisfaction plus douce encore d'avoir vu adopter mes principes et mon système par plusieurs médecins de bonne foi, qui ont avoué sans rougir qu'ils se félicitaient tous les jours d'être sortis de l'ornière dans laquelle les avaient placés scientifiquement leur école.

Pour arriver à la réalisation de ce projet, lorsque ma troisième édition fut publiée à Besançon en 1842 (1), je fis hommage à la plupart des souverains de l'Europe d'un exemplaire de la Médecine populaire qui sous cet humble titre, de l'avis de beaucoup d'hommes éclairés, ne pouvait se rendre recommandable aux yeux des grands. Cependant plusieurs de ces mêmes souverains, en m'accusant réception de cet ouvrage, m'ont donné des preuves du contraire. Ils ont sans doute voulu tenir compte de plus de trente années d'expérience entièrement consacrées, au milieu de persécutions de toute espèce, à remédier gratuitement à l'insuccès des traitements prescrits par les docteurs de la Faculté et suivis par des personnes de toutes les classes.

Je vais rapporter, sans ordre de date, les lettres que m'ont fait adresser :

1. Sa Majesté le Roi des Français.

(Cabinet du Roi.)

Saint-Cloud, le 22 Novembre 1842.

Monsieur,

Votre ouvrage intitulé : *Médecine Populaire,* a été mis sous

---

(1) La première avait été imprimée en 1836, à Lausanne, chez M. Marc Duclou, et la seconde en 1841, à la Chaux-de-Fonds.

les yeux du Roi, avec la lettre qui lui en fait hommage. Sa Majesté a été sensible à votre attention, et je suis chargé de vous en remercier de sa part.

Agréez, etc.

Le Secrétaire du Cabinet,
CAMILLE FAIN.

2. Sa Majesté la Reine des Français.

(Secrétariat des commandements de la Reine.)

Palais-Royal, le 5 Mars 1842.

Monsieur,

La Reine a reçu, par l'intermédiaire de Monsieur Beckmann, votre lettre et votre ouvrage : *La Médecine Populaire.*

Sa Majesté m'a chargé de vous remercier de cet envoi et de vous faire parvenir à cette occasion *une somme de 50 francs*, pour les pauvres gens que vous soignez avec tant de dévouement et de charité.

J'ai l'honneur de vous adresser un mandat sur le Receveur particulier des finances à Pontarlier.

Agréez, etc.

Le Secrétaire des commandements de S. M.,
BOREL DE BRETIZEL.

3. Sa Majesté le Roi de Hollande.

Je soussigné, conseiller-d'état du royaume des Pays-Bas, délégué, me fais un plaisir de communiquer, sur l'ordre que j'en ai reçu, à M. L. RIOND, à Neufchâtel, un extrait de la décision de Sa Majesté le Roi, grand-duc, en date du 27 avril, par laquelle M. Riond, en reconnaissance de son ouvrage très estimable, *La Médecine populaire*, dont il lui a fait hommage, a été nommé Chevalier de l'Ordre Grand-Ducal de la Couronne de Chêne.

Le soussigné profite de cette occasion pour joindre au présent la décoration du susdit Ordre et pour lui présenter la considération distinguée avec laquelle il est , etc.

Von Scherff.

Francfort , le 23 Juin 1842.

(Copie N° 812 bis.)

Ile de Stu , le 27 avril 1842.

Nous Guillaume II , par la grâce de Dieu , roi des Pays-Bas , prince d'Orange-Nassau , grand-duc de Luxembourg , etc, etc.

Avons trouvé bon et entendu de nommer Chevalier de notre Ordre de la Couronne de Chêne,

Monsieur L. Riond , demeurant aux Brenets , canton de Neufchâtel en Suisse ,

Notre Chancelier d'état par intérim pour le Grand-Duché de Luxembourg , est chargé de l'exécution du présent arrêté.

La Haye , ce 27 Avril 1842.

Signé Guillaume.

Pour extrait conforme :

Le Conseiller-d'état par intérim ,

De Blochausen.

4. Sa Majesté le Roi de Sardaigne.

(Cabinet du Roi.)

Turin , ce 28 Janvier 1842.

Monsieur ,

Celui qui vise à soulager l'humanité souffrante remplit toujours une tâche bien louable , surtout quand il témoigne de son désintéressement , comme vous avez fait , Monsieur , en mettant , par la publication de la *Médecine Populaire* , tout le monde à portée de profiter des connaissances que vous avez acquises par une longue expérience.

Sa Majesté, appréciant le but de votre ouvrage, a daigné agréer l'exemplaire dont vous lui avez fait hommage, et m'a chargé de vous en remercier, en vous assurant de ses bonnes dispositions à votre égard.

Je m'acquitte avec plaisir de cette commission, et je suis, etc.

Le Secrétaire privé du Roi,

De Catiguetti.

5. Sa Majesté le Roi de Prusse.

J'aime à reconnaître les bonnes vues que vous avez eues en offrant à votre prochain le fruit de vos observations médicales, et je me fais un plaisir de vous exprimer mes remerciments pour la communication de votre ouvrage : *La Médecine Populaire.*

Frédéric-Guillaume.

Sans-Souci, le 22 Juin 1842.

Comme on le voit, S. M. le Roi de Prusse, pour donner à l'auteur une preuve sensible de l'intérêt qu'il attachait à sa découverte médicale, a daigné signer cette lettre de sa propre main.

Viennent ensuite mes démarches auprès des autorités de mon pays, démarches tendant à demander et à *obtenir un examen expérimental de ma Méthode.*

A cet effet, le 16 janvier 1845, j'adressai à la Chambre des députés un exemplaire de la Médecine populaire, accompagné de la pétition suivante :

Besançon, le 16 Janvier 1845.

A Messieurs les Membres de la Chambre des Députés,

Messieurs,

Tout ce qui se rattache à l'intérêt général devient l'objet de votre constante sollicitude. Qu'il soit donc permis à un vieux praticien en médecine, quoique non breveté, d'appeler votre attention sur *La Médecine Populaire*, ouvrage destiné à prévenir les maladies auxquelles l'espèce humaine est sujette et à la délivrer de celles dont elle est si souvent atteinte ; vous suppliant humblement qu'il soit fait un *examen expérimental* des moyens thérapeutiques qu'il renferme et qui sont le fruit de trente années d'expériences constamment couronnées d'heureux succès.

L'Auteur, encouragé par les témoignages de satisfaction qu'il a reçus de la plupart des Souverains de l'Europe auxquels il a soumis son œuvre, n'aspire qu'à accomplir la tâche qu'il s'est imposée, celle de faire jouir les Français, ses compatriotes, des bienfaits de sa simple, mais importante et salutaire découverte.

Il réclame à cet effet la puissante et bienveillante intervention de la Chambre, afin qu'il soit fait droit à sa demande.

J'ai l'honneur, etc.

L. RIOND.

Cette demande importante fut mise à l'ordre du jour (*N°
du Siècle du 26 février 1845*).

Au mois de novembre de l'année suivante, les habitants du département du Doubs, après avoir éprouvé les heureux résultats de mes moyens thérapeutiques, voulant ajouter encore à l'accueil favorable fait à la théorie de mon ouvrage par plusieurs souverains, et me donner un témoignage éclatant de leur satisfaction, ont adressé *un Mémoire* à S. M. le Roi des Français.

Dans le courant du même mois, je reçus la lettre suivante du cabinet du Roi.

Cabinet du Roi.

Saint-Cloud, le 26 Novembre 1844.

Monsieur,

Un mémoire, revêtu de nombreuses signatures, appelle l'intérêt du Roi et *une distinction honorifique* sur l'auteur de la *Médecine Populaire*.

J'ai l'honneur de vous prévenir, Monsieur, que d'après l'ordre du Roi, cette demande vient d'être transmise à Monsieur le Ministre Secrétaire d'Etat de l'Instruction publique.

Recevez, etc.

Le Secrétaire du Cabinet,

CAMILLE FAIN.

Ayant l'intention, en 1845, de m'adresser de nouveau à la Chambre des Députés pour demander l'examen de mon système, comme je l'avais déjà fait en 1843, je pensai que le mémoire dont il vient d'être question étant entre les mains de Monsieur le Ministre de l'instruction publique, je devais réclamer son appui pour l'obtention de ma demande. Je me décidai donc à lui faire parvenir la pétition qui suit.

Besançon, le 30 Avril 1845.

A Monsieur le Ministre Secrétaire d'Etat de l'Instruction publique,

Monsieur,

Les nombreux et étonnants succès obtenus par l'emploi des moyens indiqués dans mon ouvrage : *La Médecine Populaire*, m'ont déterminé, en 1842, à appeler, dans l'intérêt des peuples civilisés, l'attention des Souverains de l'Europe sur mon système médical. Le Roi de Hollande, appréciant mon travail, m'a nommé Chevalier de son Ordre de la Couronne de Chêne ; le Roi de Sardaigne m'a remercié de la manière la plus flatteuse en m'assurant de ses bonnes dispositions à mon égard, etc.

Si je n'eusse consulté que mon intérêt personnel, l'accueil fait à mon ouvrage par plusieurs Souverains étrangers eût flatté mon ambition. Mais la France est ma patrie et je dois, sous tous les rapports, chercher premièrement à faire jouir les Français, mes compatriotes, des bienfaits de ma simple, mais importante découverte médicale.

Le 16 Janvier 1843, j'adressai un exemplaire de mon Ouvrage à la Chambre des Députés, en la suppliant d'en ordonner, dans l'intérêt public, l'examen expérimental. Ma demande a été mise à l'ordre du jour.

Le 26 Novembre 1844, une lettre de M. le Secrétaire des commandements de S. M. le Roi des Français m'a annoncé qu'un mémoire revêtu de nombreuses signatures, appelant l'intérêt du Roi et *une distinction honorifique* sur l'auteur de *la Médecine Populaire*, avait été transmis d'après l'ordre de S. M. à M. le Ministre Secrétaire d'Etat de l'Instruction publique.

Si ce document n'a pas été anéanti et si je dois espérer qu'il vous inspire quelque intérêt, oserais-je vous supplier, Monsieur le Ministre, d'appuyer auprès de la Chambre la demande que je suis dans l'intention de lui réitérer.

Agréez, etc.

L. RIOND.

Six semaines s'étant écoulées sans réponse à ma pétition à M. le Ministre, je n'hésitai pas alors à recourir à la bienveillance de S. M. le Roi des Français, *qui daigne toujours répondre à ceux qui s'adressent à lui.*

Besançon, le 16 Juin 1845.

A Sa Majesté le Roi des Français,

Sire,

La conviction de la supériorité de mes moyens thérapeutiques, constamment suivis, pendant trente-cinq années d'expérience, des résultats les plus satisfaisants, m'a imposé le devoir, dans l'intérêt public, d'appeler l'attention du gouvernement de Votre Majesté sur l'excellence de ma découverte vraiment providentielle.

En 1845 , j'ai soumis à la Chambre des Députés un exemplaire de ma méthode médicale, *La Médecine Populaire*, en la suppliant d'en ordonner un examen expérimental. Ma demande a été rejetée.

Le 30 avril de cette année, 1845, je priai M. le Ministre Secrétaire d'Etat de l'Instruction publique , de m'accorder son appui auprès de la Chambre des Députés. Ma réclamation est restée sans réponse.

Tandis que l'esprit du siècle promet d'accueillir favorablement toutes les découvertes utiles, quelqu'en soit l'auteur; tandis qu'on encourage par tous les moyens les progrès des arts et des sciences, pourrait-on , sans déroger à cette tendance au perfectionnement , se refuser à faire prévaloir , sur la fatale erreur que présente encore l'art de guérir , une vérité qui ne repose que sur des faits dont l'exactitude doit écarter toute espèce de doute.

Si l'on suppose que la témérité guide mon entreprise , cette supposition s'éclaircira par l'examen que je propose. Si je ne suis qu'un audacieux, les résultats de cette expérience me couvriront de honte aux yeux de la France entière. Mais , dans le cas contraire , ils prouveront que les maladies aiguës les plus graves disparaissent promptement en offrant en moins les neuf dixièmes de décès.

On peut donc conclure que , si mon système médical était adopté , au moins par les hommes de la Faculté au service du gouvernement, la caisse de l'Etat aurait à verser les trois quarts moins de fonds pour les établissements qui sont à sa charge.

Si j'essaie de donner un aperçu des avantages que l'on retirerait de l'application de ma découverte, ce n'est pas que j'ambitionne aucune renommée ; mais c'est dans l'espérance que votre équitable Majesté me rendra justice en m'accordant la douce satisfaction d'être utile à ma patrie.

Je suis , etc.

L. RIOND.

2

Trois jours après on m'écrivait :

(Maison du Roi. — 5085.)

Le Chef du Secrétariat a l'honneur de faire savoir à Monsieur Riond que la demande qu'il a adressée au Roi vient d'être renvoyée à M. le Ministre de l'Instruction publique, comme objet rentrant dans ses attributions.

Carrousel, le 24 Juin 1845.

Je m'abstiendrai de toutes réflexions relatives à mes démarches, je laisse à mes lecteurs le soin de les faire eux-mêmes.

DÉVELOPPEMENT

DES

PRINCIPES DE LA MÉTHODE.

PREMIÈRE PARTIE.

ARTICLE I.

Observations sur le diplôme et les prérogatives de la Faculté.

Le législateur, dans sa sollicitude pour la santé du peuple, désirant le préserver, soit des funestes résultats de l'inexpérience, soit d'un charlatanisme homicide, a cru y pourvoir en ne concédant le droit d'exercer l'art de guérir qu'aux porteurs de diplômes. L'intention était bonne sans doute, mais une loi qui considère ce titre comme une garantie suffisante de talents a-t-elle atteint son but? Les médecins à diplôme ont-ils donné des preuves satisfaisantes de leur pratique? Ici s'ouvre un vaste champ de critique et de censure, abstraction faite des moyens souvent illégitimes mis en œuvre pour se procurer un titre qui, dans bien des circonstances, se trouve l'unique ressource et la seule recommandation de celui qui l'a obtenu. Non, je n'attaquerai pas les prérogatives qui sont attachées à ce titre, avec l'arme du ridicule, mais avec celle du raisonnement qui est irrécusable.

Supposé même que le diplôme ait été acquis d'une manière légale, c'est-à-dire, selon toutes les formes requises et d'après les règlements prescrits par la loi, cela fournirait déjà l'occasion de se prévaloir du propre aveu des médecins pour apprécier les formes et la rigueur sur laquelle on les appuie, puisque les plus célèbres de la Faculté conviennent que la médecine n'est qu'une science purement conjecturale (1). Une semblable déclaration suffirait alors pour démontrer que toutes les mesures prises à l'égard du postulant de ce titre ne sont que des dispositions inconsidérées et futiles, non dans leur principe, mais dans leurs conséquences.

Dans cette hypothèse, que deviendrait le diplôme, délivré ensuite des études de cette science? Voudrait-on prétendre qu'il ait suggéré au législateur l'idée d'en faire un titre moins conjectural que la science elle-même? Mais on est convaincu que, malgré cette épithète qu'ils lui donnent, la médecine n'est conjecturale que chez ceux qui, sans cesse en opposition avec eux-mêmes, s'arrogent le droit de l'exercer exclusivement. Je ferai cependant grâce à mes adversaires des diatribes dont leurs contradictions me fournissent un si vaste sujet, pour n'exposer que des faits susceptibles d'être appréciés par tout homme sensé.

J'affirme donc avec une pleine conviction que, si une loi défend au praticien sans titre d'exercer l'art de gué-

(1) Pitcarn, médecin écossais, observe que la médecine n'est ni un art ni une science; parce que, dit-il, elle ne connaît pas assez son objet et que ses principes ne sont pas assez sûrs pour mériter ce nom.

rir, et que par là même elle dise au peuple qu'il peut aveuglément confier le soin de sa santé à tout porteur de diplôme, cette loi sera en défaut aussi longtemps que ce titre n'aura d'autres résultats que de constater les connaissances théoriques du médecin.

En effet, puisque la médecine ne peut être utile à la société que sous le rapport de la pratique, la loi (si on la croit nécessaire dans ce cas), ne devrait investir de fonctions aussi augustes que celui qui, par une pratique suffisamment prolongée et constamment couronnée de succès, se serait acquis, de droit légitime, la confiance de ses semblables. En supposant que cette mesure fût mise à exécution, dirait-on qu'elle renfermerait moins de sagesse et d'équité que l'arrêt qui condamne à une amende ou à l'emprisonnement celui qui, sans être muni de brevet, ose se permettre de rappeler, non-seulement à la santé, mais à la vie, un grand nombre de malades *abandonnés*, ou plutôt traités sans succès par des médecins à diplôme.

Le titre exigé par la loi ne peut offrir qu'une bien faible, pour ne pas dire aucune garantie. Pour s'en convaincre, il suffit de faire observer que la plupart des médecins ont embrassé cet état sans vocation directe (1). On ne voit que trop souvent des jeunes gens qui, au sortir du collège, se hâtent de commencer un cours de médecine, soit pour se conformer aux vœux de leurs parents et les dédommager des sacrifices qu'ils ont faits pour eux, soit

____

(1) Il est hors de doute que, si l'aptitude est indispensable à celui qui veut apprendre un état quelconque, elle est encore d'une nécessité plus absolue à l'étudiant en médecine.

uniquement pour tenir un rang dans la société. Si l'on suit l'étudiant dans les cours de médecine qu'il fait à la Faculté, on voit l'aspirant au doctorat étudier la théorie médicale sous des professeurs la plupart non praticiens. Il est vrai qu'il ne termine pas ses études sans un cours de *clinique*, c'est-à-dire, de pratique médicale. Mais en quoi consiste-t-il? Y trouve-t-on un sujet de garantie? Non, puisqu'il a lieu dans un hôpital et pour un trop grand nombre de disciples. Là, l'étudiant écoute les leçons d'un professeur qui visite quatre à cinq cents malades dans l'espace de deux heures environ, et dont la voix ne peut encore se faire entendre que des élèves qui sont placés le plus près de lui. Il ne faut pas croire cependant que je veuille juger de l'insuffisance de ce cours sur quelques paroles perdues ou mal saisies; loin de là, je suppose qu'il a tout vu, tout entendu, tout compris, et qu'il saurait même en citer les détails les plus circonstanciés. Eh bien! malgré la sagacité que j'accorde à ce futur docteur, je soutiens encore qu'il n'a pu acquérir, dans ce *cours de clinique* donné au chevet du lit du malade, que le *diagnostic* ou la connaissance de la maladie. Sans doute, cette connaissance est utile; mais, à l'égard du traitement, elle n'offre aucune garantie à la société; car, c'est laisser au malade un espoir illusoire et dire fort peu en faveur du brevet, que de se borner à décrire savamment les symptômes, les périodes d'une maladie, si on n'y joint les moyens les plus efficaces pour la combattre.

On m'objectera peut-être qu'on a enseigné aux élèves les *moyens thérapeutiques,* ou le traitement de toutes les maladies; mais encore sur quelles bases reposent ces

principes? Si tous les professeurs en médecine suivaient
la même méthode ou un seul système, il suffirait d'avoir
étudié sous l'un d'entre eux pour obtenir un brevet ;
mais comme ils partagent, pour ainsi dire, tous des opinions différentes, auquel confiera-t-on le soin des élèves?
ou à quel élève accordera-t-on le brevet? Car si on jette
un coup-d'œil sur tant de systèmes en opposition les uns
avec les autres et qui tous prétendent à une supériorité
exclusive, on verra que, dans ce dédale, il est impossible au législateur de porter une loi en faveur du brevet et, par conséquent, à quel système s'arrêtera défini-
tivement l'attention de l'homme sage et impartial? Ac-
cordera-t-il sa confiance au partisan des *émissions sanguines* poussées à l'excès, comme cela arrive si souvent?
Adoptera-t-il le système de celui qui, à l'aide de *diaphorétiques*, fait suer les malades jusqu'à ce que leur lit soit
percé de part en part? Accueillera-t-il plus favorablement les résultats promis par le *magnétisme* (1) et le
somnambulisme? Se laissera-il peut-être séduire par l'i-
dée de l'*homœopathe* qui, moyennant un centième de
grain d'une substance, placé sur la langue de son client,
se croit assuré de détruire le mal le plus intense? Par-
tagera-t-il plutôt l'avis de l'*hydropathe* qui, en gorgeant

---

(1) Si je comprends le *magnétisme* dans l'énumération que je
fais d'un certain nombre de sytèmes en matière de thérapeutique,
ce n'est pas dans l'intention de nier l'existence du *magnétisme
animal*, mais d'avertir seulement que l'autorité devrait avec justice ordonner un examen expérimental de tous les moyens employés en médecine et n'accorder son appui, après les preuves
fournies par l'expérience, qu'à ceux qui exerceraient selon la
méthode dont l'application aurait produit les résultats les plus
satisfaisants.

d'eau ses malades, prétend les guérir, sans en excepter même les hydropiques ?

Donnera-t-on la préférence à celui qui, sans bouger de la maison se fait fort, en prononçant quelques mots mystiques, d'obtenir le rétablissement des malades dont on ne lui a donné que les noms et les prénoms.

Mais sans s'étendre davantage, ce qui serait bien facile, on peut se convaincre d'après ce qui vient d'être dit que l'autorité, en accordant sa protection exclusive aux médecins brevetés, se rend par là même esclave du préjugé ou de l'erreur.

Quant à ce nouveau disciple de la science médicale, que lui importe la science pratique, pourvu qu'au terme de ses études il revienne de la Faculté muni du titre de docteur qu'il a obtenu en soutenant une thèse souvent erronée sur *les fonctions de la rate* ou *la structure des ganglions mésentériques* (1), *etc.* ; il n'est pas moins investi par la loi du droit de vie et de mort sur ceux qui ont recours à ses traitements, et si sa méthode est dans bien des cas meurtrière, qui osera la lui reprocher ? Ce ne seront ni ses victimes ni ses héritiers, pas même les gouvernements, lorsque les malades qui lui sont confiés ne descendent au tombeau qu'après avoir mis en usage tous les principes de son école, et tenté tel ou tel essai que sa position privilégiée lui permet de faire.

Est-il juste maintenant que la loi couvre de son bouclier ce jeune homme sans expérience, et qu'elle pour-

---

(1) De toutes les discussions qui ont eu lieu pour expliquer les usages de la rate et la structure des ganglions mésentériques, il résulte, dit J. P. Beullac, dans son manuel de physiologie, qu'ils sont à peu près inconnus.

suive le praticien qui, sans avoir assisté aux cours de la
Faculté, a puisé à l'école de la nature les sages précep-
tes qui le dirigent dans l'art de guérir? S'il est vrai qu'une
pratique heureuse soit plus rassurante pour les malades
que les titres les plus pompeux accordés à la théorie,
pourquoi se trouve-t-elle en butte aux persécutions des
médecins à diplôme (1)? Pourquoi les autorités qui doivent veiller à la santé publique, s'arment-elles de la loi,
puisqu'elles sont convaincues que cette loi élève trop
souvent une barrière insurmontable entre la maladie et
la guérison (2)? Quoi! dans un siècle où l'esprit humain marche à la conquête de toutes les libertés (3) et
à une réforme complète des institutions sociales! dans
un siècle où les hommes cherchent tous les moyens de
devenir indépendants! dans un siècle où, après avoir
réformé tant d'abus, annulé la traite des nègres, voué la
torture à l'exécration, quelques législateurs proposent

(1) Les antagonistes de ma méthode n'ont pu s'empêcher de
dire, dans bien des circonstances, que j'étais heureux à l'égard
de mes malades. Quel aveu en faveur de mes moyens!

(2) C'est ici le cas de faire une exception honorable en faveur
du canton du Valais. L'autorité ne voit dans l'arrêt pris au sujet
de ceux qui exercent l'art de guérir, que l'intention sage du législateur; car elle sait opposer, par son silence, une digue au
torrent impétueux de la loi, lorsque l'habileté avérée d'un praticien est parvenue à sa connaissance. C'est alors que le gouvernement dit, *in petto*, avec le célèbre La Bruyère : « Un bon
» médecin est celui qui a des remèdes pour guérir, ou s'il en
» manque, qui permet à ceux qui en ont de guérir ses malades. »

(3) Il est bien entendu qu'il ne s'agit ici que des libertés qui
sont de nature à maintenir l'ordre ou à le rétablir, et non de
celles qui pourraient le troubler.

encore l'abolition de la peine de mort ! faut-il donc, en contradiction avec la tendance universelle, imposer à l'homme sur son lit de douleur, la déplorable condition de lui interdire les secours d'un praticien expérimenté en qui il aurait confiance? Serait-il juste de forcer le malheureux d'abandonner ce qu'il a de plus précieux, sa santé et sa vie, aux soins d'un porteur de diplôme, dont la pratique ne lui laisserait entrevoir aucune chance de guérison? espoir si favorable aux succès des médicaments! Législateurs, quel nom faut-il donner à cette loi?

On peut consulter la législation des Etats-Unis; la médecine n'y est point le monopole de la caste privilégiée de ceux qui ont étudié sous les auspices de la Faculté, mais elle est indistinctement exercée par quiconque jouit de la confiance du peuple (1). Depuis 1777, jamais le pouvoir n'y fit peser sa main de fer sur le lit des malades; la loi n'y jette point le désespoir dans leur âme, en contrariant leur volonté sur le choix d'un médecin. Les maux innombrables que la nature impose à l'humanité, ne sont point considérés par ces républicains comme une riche mine ou un domaine à exploiter à l'abri du privilége doctoral.

Ainsi donc, avant de prendre ces mesures, n'aurait-on pas dû s'assurer si le médecin breveté ne s'est jamais trouvé en défaut de pratique, et si celui qui n'en pos-

(1) Il est moins facile qu'on le suppose d'abuser de la confiance du peuple, parce qu'il ne juge des talents d'un ouvrier que lorsqu'il en connaît l'ouvrage : ce qui le prouve, c'est qu'on voit fort souvent des médecins à diplôme sans clientèle; le peuple étant obligé d'en faire ainsi justice en dépit de la loi.

sède pas le titre a pu rendre la santé à des personnes sur lesquelles les traitements des docteurs avaient été sans succès. Car, s'il est prouvé qu'un praticien non titré a procuré la guérison à des malades abandonnés par des médecins à diplôme, c'est un motif bien puissant de faire abroger la loi qui lui accorde le privilége exclusif d'exercer la médecine, comme étant une loi absurde, manquant le but qu'elle se propose, tyrannique même, puisqu'elle est de fait un attentat formel non-seulement à la liberté personnelle, mais encore à l'existence des citoyens.

ARTICLE II.

Observations sur l'Hygiène.

Beaucoup de personnes, satisfaites des heureux résultats produits par l'application de mon système médical, m'ont cependant fait observer qu'il manquait à mon ouvrage, pour qu'il fût complet, un article d'*hygiène ;* que guérir les maladies dans des cas même désespérés, était sans doute un service signalé rendu à la société, mais qu'il convenait aussi de lui enseigner la manière la plus sûre de conserver sa santé. Je me fais un devoir de répondre à cet appel, et je vais émettre mon opinion sur un sujet d'un si haut intérêt social, persuadé qu'elle sera également celle de ceux qui désirent sincèrement le bien public. L'entreprise est louable et digne de fixer l'attention; mais le but en est difficile à atteindre. Si je n'ai pas le bonheur de réussir en faisant adopter mes vues, j'aurai au moins la satisfaction d'avoir cherché à me rendre utile à mes semblables en les proposant.

J'exposerai d'abord que, pour parvenir à la réforme des abus, qui troublent presque constamment l'ordre et l'harmonie de la société, pour régénérer les mœurs et la conduite de l'homme dont l'intelligence se montre si souvent au-dessous de l'instinct de la brute, il faut recourir à des moyens autres que ceux qui nous sont conseillés par les ouvrages hygiéniques actuellement en vogue.

La plupart des malheurs qui affligent en si grand nombre l'espèce humaine tirent leur source des *excès* auxquels se livrent les hommes de toutes les classes, et des *privations* que supporte la classe pauvre et indigente, la plus nombreuse, et celle qui a toujours excité le plus vivement mes sympathies. En effet, les excès et les privations font naître les trois quarts des maladies. Ce sont encore ces deux causes désastreuses qui, en portant la désorganisation dans le physique, amènent, par une suite inévitable, le dérangement du moral, occasionnent la désunion des familles et les neuf dixièmes des crimes qui se commettent.

A quoi donc imputer raisonnablement la plus grande partie des désordres qui existent parmi nous? A l'instruction encore imparfaite donnée à la jeunesse. Je m'explique. On initie l'homme aux sciences les plus relevées etnon à celle de lui-même, la première, la plus indispensable de toutes. On lui apprend à mesurer la distance des astres et on le laisse dans une ignorance complète de sa structure intérieure et des fonctions des organes divers qui la constituent. Comment donc espérer que celui qui n'a reçu aucune notion sur son impressionnabilité organique, puisse chercher à éviter les causes capables de porter atteinte à son état normal? Qu'on fasse entrer dans l'éducation un cours de Physiologie. Alors les hommes de toutes les classes étant imbus des principes de cette science auront les excès en horreur. Le riche saura mieux apprécier le mal que les privations font endurer au pauvre et viendra à son secours, au lieu de le rebuter et de l'humilier par ses refus. Les générations futures ne renfermeront plus dans leur sein tant d'infirmes et de souffreteux que l'on en remarque de nos jours et qui affligent à chaque instant les regards. Elles ne rencontreront plus autant de ces êtres dégradés au physique et au moral, usés et vieillis avant le temps. Les maisons d'aliénés ne seront plus encombrées de personnes devenues pour leurs familles un sujet de désolation et pour les gens clairvoyants une preuve souvent manifeste de l'impéritie des docteurs de la Faculté (1). Les cours d'assises et les tribunaux n'auront plus à s'occuper d'autant de procès criminels qui font réjaillir la honte sur l'humanité entière, et les ministres de la religion du Christ ne prêcheront plus si infructueusement la doctrine sublime de leur divin Maître.

Après avoir signalé les deux principales causes qui compromettent l'avenir de l'homme et qui s'opposent à son bonheur; après avoir aussi indiqué le vrai, pour ne pas dire le seul moyen de les neutraliser, je vais passer à des observations sur l'éducation physique. Elles auront trait à la *gymnastique* dont l'usage, regardé comme un complément nécessaire à l'éducation proprement dite, a lieu dans presque tous les colléges. Je suis loin de nier que ces exercices puissent contribuer à développer les forces et faire acquérir de l'adresse, je veux dire seulement qu'il serait bon de les proportionner non à l'âge ou à la taille, mais à la constitution plus ou moins forte des enfants et des jeunes gens, et prendre ensuite toutes les précautions nécessaires pour qu'ils ne deviennent pas plus nuisibles qu'utiles à la santé. Ces pré-

---

(1) Que d'aliénés qui ne le sont devenus que par suite du désordre occasionné dans le cerveau par l'usage des préparations mercurielles, ou autres dont les effets ne sont pas moins funestes ni moins dangereux.

cautions que je vais indiquer sommairement sont tout-
à-fait négligées. On devrait n'assujettir les élèves à ces
sortes de jeux, qui dégénèrent toujours en de véritables
fatigues, que deux heures environ après qu'ils ont pris
leurs aliments. Malheureusement une marche contraire
est suivie partout où la gymnastique a été adoptée; puisque, immédiatement après le repas, les écoliers profitent de la récréation pour courir au gymnase. Voici
les inconvénients qui en résultent. La digestion ne peut
alors s'opérer, ou ne s'opère qu'imparfaitement, circonstance qui achemine l'enfant faible et débile à une
fin prématurée et qui prédispose l'enfant naturellement
robuste à des maladies, en ébranlant la force de sa constitution. Les mouvements violents que les élèves se
donnent, provoquent une sueur abondante et par suite
une soif inextinguible qu'ils cherchent à étancher à force
d'eau fraîche qu'on a trop souvent l'imprudence de leur
laisser boire outre mesure. Ne leur permettre de se dé-
saltérer qu'après un temps suffisant pour qu'ils puissent
le faire sans danger, est une précaution que l'on ne saurait trop recommander de prendre, soit après les exercices gymnastiques, soit après les promenades, surtout
pendant les grandes chaleurs. Inutile de dire qu'en la
négligeant on exposerait les enfants à des accidents fâcheux, source de regrets pour leurs parents.

Il est encore une troisième cause, l'*existence des marais*, qui influe d'une manière destructive sur la santé et
à laquelle l'instruction ne saurait porter remède. Par
conséquent, l'homme qui, dans les deux premiers cas,
pourrait améliorer sa posiiton, est obligé de l'accepter
telle qu'elle est dans celui-ci, parce que cette autre cause

est indépendante de sa volonté et qu'il faudrait pour la faire disparaître une autorité plus grande et plus puissante que la sienne, celle des gouvernements. Ce progrès a déjà été tenté, mais infructueusement, parce que les mesures adoptées pour le réaliser étaient insuffisantes, et depuis on a presque renoncé à un projet qui semblait impossible. J'ai donc ici en vue *le dessèchement des marais* qui, tout en détruisant une source empoisonnée d'exhalaisons morbides, rendrait à l'air sa pureté primitive, à l'agriculture d'immenses terrains et assurerait une ressource aux pauvres familles forcées de s'expatrier et d'aller dans des climats lointains trouver quelquefois une mort misérable, au lieu d'une existence moins précaire qu'elles venaient y chercher.

Si l'on venait à m'objecter que cette entreprise indispensable à la salubrité deviendrait trop onéreuse par les frais énormes qu'elle entraînerait, je répondrais qu'elle pourrait être mise à exécution sans qu'il en coûtât un centime à la caisse de l'Etat. Mais quoi ! ne faut-il pas des bras, des voitures et des chevaux ? Dans ce cas le gouvernement n'aurait qu'à destiner à ces travaux, une fois qu'ils auraient été reconnus utiles, une partie des militaires et des chevaux attachés à son service et déjà entretenus et rétribués par lui. Et nos armées, de stagnantes et oisives qu'elles sont dans les villes et dans les garnisons, seraient transformées en armées industrielles qui, loin d'être à charge au gouvernement et aux populations, deviendraient au contraire pour lui et pour elles une source de richesse et contribueraient efficacement au bien-être commun. La vente ou le produit du sol assaini et rendu propre à la culture, ne couvrirait-elle pas en tout ou en partie les dépenses de l'armée, et ne déchargeraient-elles pas d'autant les contribuables? Il ne faut pas être doué d'une intelligence bien supérieure, pour comprendre qu'une telle mesure est d'une actualité et d'un intérêt trop peu sentis, mais dont l'adoption ferait croire à la civilisation et au progrès.

Mon intention n'était pas, en donnant cet article d'hygiène, d'aborder ces questions qui lui paraissent étrangères et qui se rattachent plus directement à la politique qu'à cette partie de la médecine. Néanmoins, les conseils hygiéniques devant s'adresser à toutes les classes de la société, sans en excepter une, j'aurais cru manquer le but que je me propose, si j'avais négligé celle qui a mission de protéger les autres.

Les raisons que j'ai données prouvent assez que le dessèchement des marais par les bras des soldats, procurerait le double avantage de rendre le climat plus salubre et de changer le rôle et la destinée des armées. Elles sont stationnaires au milieu du mouvement général ; elles apporteraient alors leur part de labeur, soulageraient ainsi la masse du peuple, se trouveraient lancées dans le progrès et lui imprimeraient un élan qui étonnerait d'autant plus, qu'il n'a jamais été calculé.

A cette dernière question s'en rattache directement une autre que je ne ferai qu'indiquer en passant, c'est *le reboisement des forêts*. Il est aujourd'hui prouvé que *le déboisement* est la cause de l'intempérie continue. Ne s'être pas mis en peine du dessèchement des marais et avoir laissé dépeupler nos forêts qui absorbaient leurs exhalaisons pernicieuses, montre la plus grande incurie de la part de ceux à qui il était donné d'empêcher un sem-

3

blable contre-sens de se perpétuer. Il n'est pas besoin d'énumérer les autres inconvénients que produit le mauvais état de nos forêts, celui-ci étant assez grave pour engager à prendre les mesures les plus expéditives et les plus propres à le faire cesser.

Après m'être occupé des causes principales qui s'opposent au bonheur de l'homme dans notre société dite civilisée, après avoir donné mon opinion concernant les moyens de les combattre, après avoir démontré les avantages qui en résulteraient quant à la moralité, à l'état sanitaire et au bien-être de tous, je terminerai cet article par l'examen de quelques causes secondaires qui s'opposent à la salubrité et à la santé.

S'il entrait dans les vues du gouvernement de dessécher les marais, de reboiser les forêts, il comprendrait encore probablement l'urgence d'établir une surveillance active et régulière sur les bâtiments, dont un vice de construction surtout occasionne ordinairement des maladies à ceux qui les habitent (1). Il arrive dans bien des cas que le rez-de-chaussée des maisons est fort au-dessous du niveau du sol, et, par conséquent que les pièces situées dans cette partie sont exposées à l'humidité, et par les infiltrations des eaux pluviales, et par la fraîcheur naturelle du sol qui les avoisine de trop près. On peut éviter cet effet nuisible en obligeant les particuliers à élever le rez-de-chaussée au moins de quarante centi-

(1) Je ne suis point de l'avis de ceux qui disent au peuple : » N'habitez pas le rez-de-chaussée à cause de son humidité, etc.,» je préfère indiquer le moyen de rendre habitable cette partie de nos demeures, cela est plus simple et en même temps d'une exécution plus facile.

mètres (à peu près deux marches d'escalier) au dessus du terrain de la route ou de la rue. Il se présente encore une foule d'observations qui regardent les maisons d'habitation, mais comme elles se rapportent à l'hygiène proprement dite, et que d'ailleurs je ne veux m'attacher, pour ce qui concerne l'hygiène générale, qu'aux choses du ressort de l'autorité, les traiter ici serait sortir du plan que je me suis tracé.

Un danger auquel on ne prend pas garde, parce qu'on l'ignore presque généralement, c'est celui que présentent les *bonbons* et les *autres sucreries* que débitent les confiseurs et les pâtissiers. Ces industriels se servent pour embellir cet article de leur commerce de couleurs provenant très souvent de substances métalliques, véritables poisons, d'autant plus dangereux que ces friandises excitent les enfants à une ample consommation, en les charmant par le brillant et l'éclat de leurs couleurs.

Cette observation, ainsi que celle qui suit, semblera peut-être futile à certaines personnes ; mais j'ai la conviction que d'autres m'en sauront gré et qu'elles seront appréciées toutes les deux par les hommes consciencieux et amis de leurs semblables.

Défense devrait être faite aux distillateurs et aux marchands d'eau de fleurs d'oranger, d'expédier ce liquide ou de le laisser séjourner dans des vases de cuivre étamé, vulgairement appelés *estagnons*. Qu'on fasse avec soin l'analyse d'une telle eau de fleurs d'oranger et l'on sera pleinement assuré qu'elle contient plus ou moins d'*oxide de plomb*. D'où il suit que les consommateurs qui l'emploient fréquemment, soit comme remède, soit comme parfum dans certaines boissons et dans certains mets,

s'empoisonnent lentement sans s'en douter et sont exposés à la *phthisie* ou au *marasme*. Je ne veux cependant pas insinuer par là qu'il faille se servir de vases de
cuivre non étamé qui, venant à s'oxider par le contact
du liquide, entraîneraient à des suites encore plus
promptes et plus funestes. Le verre convient mieux que
toute autre matière pour renfermer l'eau de fleurs d'o-
ranger.

La même raison qui engagerait à se prémunir contre
les empoisonnements involontaires que je viens de citer,
amènerait sans doute à se défier aussi de ceux auxquels
expose la pratique médicale par l'emploi des préparations *mercurielles*, dont le *calomel* (mercure doux) (1)
ne sera pas excepté. Tous ces remèdes destinés à être
pris intérieurement, ou à être appliqués sur quelque
partie extérieure du corps, ne peuvent faire obtenir que

_____

(1) Un exemple, sur beaucoup d'autres, m'autorise à être
exclusif sur ce point. C'était, si ma mémoire est fidèle, en 1842.
A cette époque j'habitais aux Pargots, département du Doubs, sur
la frontière de la Suisse. M. Guinand, fabricant d'horlogerie aux
Brenets, principauté de Neufchâtel, vint me prier un soir de lui
prescrire un traitement pour sa petite fille, qui pouvait avoir trois
ou quatre ans et qui se trouvait atteinte d'une inflammation d'entrailles des plus aiguës, survenue à la suite de doses de *calomel*,
imprudemment conseillé comme vermifuge par deux médecins
de la Faculté qui avaient soigné précédemment la malade. Je pus
me convaincre que les remèdes administrés et dans lesquels le *calomel* avait joué le plus grand rôle, avaient amené cette maladie
et lui avaient fait acquérir un caractère de gravité telle, que ces
deux docteurs donnaient comme certaine la fin de cette enfant.
Cependant j'eus le bonheur de la sauver en peu de jours en lui
faisant suivre le traitement que j'indique dans mon ouvrage pour
ce genre de maladie.

des guérisons simulées et ne détruisent pas la cause principale de la maladie qui bientôt, accompagnée du poison administré pour la calmer, se reporte avec plus d'intensité sur un ou plusieurs organes, en y déterminant des lésions très souvent incurables. Je ferai la même remarque sur les médicaments et les pommades à l'*arsenic*, à l'*iode*, dont il serait difficile de se servir sans qu'il en résultât des accidents analogues.

Le champ des observations du même genre est si vaste, qu'il serait impossible de l'exploiter en entier dans cet article. Mais si l'on prenait intérêt à réformer les abus qui viennent d'être énumérés, ce serait déjà un grand pas de fait, un acheminement au bien général, et nul doute que cela n'encourageât à marcher toujours dans la même voie.

ARTICLE III.

Observations sur l'influence que peuvent exercer les causes occasionnelles sur l'économie animale.

Depuis que les gens de l'art se sont réunis en corps
sous l'égide de la puissance souveraine , et que l'on a dû
par conséquent les envisager comme dépositaires de la
science médicale , il est étonnant que presque tous attribuent le plus grand nombre de nos maladies à l'influence
des causes occasionnelles. Pendant qu'ils consacrent
leur temps à cette recherche , et qu'ils tendent à déduire
les conséquences qu'ils s'imaginent devoir être produites
dans l'économie animale , ils s'obstinent à garder un
profond silence sur la cause interne dont la connaissance
devient pourtant indispensable à celui qui prétend donner à cette partie de la science toute la clarté qui lui est
nécessaire.

Donc, on peut dire que la plupart des causes occasionnelles , soit physiques , soit morales , n'exerceraient
qu'une bien faible influence sur notre organisme sans
l'existence de cette cause interne. Je ne disconviens pas
des atteintes que les causes externes peuvent apporter ,
dans diverses circonstances , à notre état normal ou santé. J'admets aussi qu'il est utile et de les reconnaître et
de les éviter. Mais en examinant les rapports qui peuvent
exister entre les causes extérieures , quant à leur influence
et à l'impressionnabilité de notre organisme , je me crois
autorisé à ne pas leur accorder toute la puissance qu'on
leur suppose ; et au lieu de les considérer, la plupart du

moins, comme un principe morbide ou cause directe de
maladie, je ne les envisage que comme des causes excitatives de ce principe, dont la préexistence ne saurait raisonnablement être attribuée qu'à l'état d'altération dans
lequel se trouvent nos fluides ou humeurs.

C'est donc en raison de la préexistence de cette cause
interne, que notre organisme est plus ou moins susceptible de ressentir les effets des causes occasionnelles. Si
dans le nombre des causes, ou *puissances extérieures*,
il s'en trouve qui portent effectivement une atteinte directe à l'économie animale, telles que, par exemple,
l'usage d'aliments malsains, les excès, les privations,
l'aspiration d'un air infect ou insalubre, etc., pourrait-
on comparer à ces causes qui nuisent à nos fluides d'une
manière incontestable, celles qui, sous aucun rapport,
ne sauraient exercer une influence aussi funeste? Dira-t-
on qu'une maladie et même une mort prompte puissent
dépendre uniquement soit de la transition subite d'un lieu
chaud à un lieu froid, soit aussi de la frayeur, du chagrin, de la colère, etc.? Voudrait-on soutenir que c'est
dans ces puissances de l'un et de l'autre genre qu'existe
le principe direct de la maladie et la cause de la mort?
Pour rendre un pareil jugement, il faudrait que les causes
ou puissances extérieures, soit physiques soit morales,
produisissent les mêmes effets sur tous les hommes, ou
sur le même homme dans tous les temps. On observe au
contraire que, sur un certain nombre de personnes exposées à l'influence de la même cause, toutes n'en sont
pas atteintes; et encore celles qui le sont, quoique l'affection ne présente pas chez toutes le même genre de symptômes, de caractères et d'accidents, déclarent qu'elles se

sont trouvées dans beaucoup de circonstances semblables ou même pires, sans en avoir pour cela jamais ressenti la plus légère incommodité.

Comment donc expliquer autrement cette différence d'impressionnabilité d'un individu à un autre, ou du même individu aux diverses époques de la vie, si ce n'est, ainsi que je l'ai mentionné plus haut, qu'il existe déjà dans celui qui est plus disposé à ressentir l'atteinte des puissances extérieures, un principe morbide siégeant dans l'altération de ses fluides ou humeurs dont il a déjà plus ou moins éprouvé les effets, ou qui, latent (caché) est prêt à se déclarer (1). Alors la cause extérieure ou excitative ne fait que hâter le développement de ce principe morbide.

Cette assertion est d'autant mieux fondée, qu'elle repose sur la même base que la décision des hommes de l'art qui ont été à portée d'observer la marche du choléra :

(1) En traitant des causes occasionnelles, l'auteur de la doctrine homœopathique se borne à dire que *nous ne tombons malades sous l'influence des puissances physiques et morales, que lorsque notre organisme est disposé à ressentir l'atteinte des causes morbides,* mais il n'explique pas quelle est la cause de cette disposition. Cependant la raison nous autorise à comparer ici l'influence qu'exercent la plupart des causes occasionnelles sur notre organisme, à celle qu'a la véhémence du vent sur un incendie. Comme celui-ci n'éclate point s'il n'y a du feu qui couve sous la cendre, de même celles-là ne peuvent agir qu'autant que nos humeurs recèlent un principe morbide. Mais parce que cet auteur nie l'existence d'un principe morbide matériel dans notre économie, il fallait qu'il se résignât à une réticence qui nous laisse dans le vague, plutôt que de se montrer en contradiction avec lui-même.

ils se sont accordés à dire *qu'il attaquait plus vite les personnes affectées de maladies chroniques.* Or, si le choléra, qui plus que toute autre épidémie, porte un principe morbide dont l'action seule peut détruire la santé la plus parfaite, n'atteint ses premières victimes que parmi les personnes déjà malades, c'est donc parce qu'il rencontre chez elles une prédisposition à son influence.

Comment croire, après cela, que les causes extérieures, qui n'ont aucune analogie avec une épidémie, puissent produire des effets plus contraires à notre organisme, si celui-ci ne renfermait auparavant un principe morbide? Cette conclusion est si naturelle et si vraie qu'elle porte avec elle la conviction.

Quoi qu'en puissent dire les partisans du système exclusif des causes occasionnelles, il n'en est pas moins certain que, par mon raisonnement au sujet des rapports que les causes extérieures peuvent avoir avec l'économie animale, j'établis la certitude d'un principe qui parle bien haut en faveur de l'application de ma méthode.

ARTICLE IV.

L'altération de nos fluides est la cause de nos maladies.

Comme chaque chose doit avoir un nom qui la distingue, les différentes affections auxquelles le corps humain est sujet doivent avoir aussi le leur. Mais l'étude de cette nomenclature, qui ne peut servir tout au plus qu'à acquérir le *diagnostic*, ou connaissance de la maladie, se rapporte à la *théorie* de la science médicale et devient insignifiante quand elle n'est pas accompagnée d'une *pratique rationnelle*. Celui qui vise à faire comprendre au peuple comment *avec un petit nombre de remèdes on parvient à guérir les maladies*, peut atteindre facilement son but en prouvant que toutes résultent de l'altération de nos fluides ; altération dont les différents degrés et la plus ou moins grande impressionnabilité de nos organes, donne lieu à tel ou tel symptôme servant à déterminer la nature du mal. En outre, les maladies qui sont plus particulièrement du ressort de la *chirurgie*, et qui présentent encore des caractères graves après quelques jours de traitement, ne se compliquent de cette manière que par la même cause. De sorte que le nom donné à une maladie n'a d'autre utilité que d'indiquer, autant que possible, les différents organes ou tissus affectés, le genre d'altération reconnu ou présumé l'être, d'après les symptômes et les caractères qui se présentent sous des aspects plus ou moins alarmants. Je ne suppose pas que la vérité de cette assertion puisse être contestée ; car il suffirait, pour la mettre en évidence, de citer les

auteurs qui traitent du rhumatisme. Ils nous disent que
cette maladie change de nom suivant la partie du corps qui
en est le siége ; qu'elle est *vague, fixe, articulaire,* qu'on
la confond avec le *torticoli, la sciatique, la goutte* (1).
Mais le changement de dénomination n'emporte pas celui de la cause qui est toujours la même. Ils disent encore que le rhumatisme peut aussi se porter sur les principaux organes, tels que le *cœur,* le *poumon,* le *cer-*
veau; d'où il résulte très souvent des affections qui diffèrent dans leurs symptômes, telles que l'*anévrisme du*
cœur, la *phthisie pulmonaire,* les *congestions cérébrales*
et même une mort prompte. Ils ont remarqué, en
outre, que le sang d'un malade affecté de rhumatisme
aigu est en tout semblable à celui d'une personne atteinte
de pleurésie, c'est-à-dire qu'il porte le *couenne.*

L'analogie de cette comparaison place donc encore le
rhumatisme aigu au rang des maladies inflammatoires
même les plus intenses, ne différant que de symptômes,
de siége, de souffrances, mais ayant comme elles le
même principe interne et offrant toujours les mêmes résultats.

On peut remarquer aussi, conformément aux observations de ceux qui ont traité du rhumatisme, qu'il peut
s'opérer une *métastase* dans toute maladie ; c'est-à-dire
qu'elle change de nom, parce que son siége et ses symptômes ont changé, ne paraissant plus, pour ainsi dire,
qu'une maladie secondaire ou un effet résultant d'un

---

(1) La *sciatique* et la *goutte,* que plusieurs auteurs ont mal à
propos confondues avec le *rhumatisme ,* le sont encore par la
plupart des médecins de nos jours.

autre effet, quoiqu'elle soit cependant une maladie produite par la même cause. Cela nous explique pourquoi
les maladies inflammatoires, surtout celles qui sont traitées sans les évacuants que je conseille, laissent souvent
après elles divers genres d'affections, comme l'*hydropisie*, l'*asthme*, la *surdité*, la *perte de la vue*, *de la mémoire*, etc.

Voilà donc des vérités qui dévoilent complètement l'i-
gnorance et l'égoïsme qui les retient captives, en privant
l'utilité publique de ce qui lui est le plus essentiel. Si
c'est un de ces motifs ou tous les deux ensemble qui
engagent les docteurs de la Faculté à repousser la lumière, lorsqu'elle brille pour leur montrer le chemin du
progrès, on peut les avertir qu'aujourd'hui la science ne
doit plus se couvrir d'une atmosphère mystérieuse et se
dérober aux yeux du peuple, mais qu'il lui faut, afin
d'être utile à l'espèce humaine, abandonner les hautes
spéculations métaphysiques pour entrer dans le domaine
de la popularité.

Que celui qui sait lire profite de ma méthode, aussi
certaine dans ses succès qu'elle est simple dans son application; qu'il la répande dans le cercle de ses relations
sociales, et il aura ainsi le bonheur de s'associer à une
œuvre vraiment utile, en enseignant à l'homme l'art qu'il
lui devient le plus indispensable d'apprendre.

ARTICLE V.

La cause interne de nos maladies a son siége dans le canal
alimentaire.

Le sang est l'aliment de la vie : cette assertion, qui
date des temps anciens, n'a pas besoin de commentaires.
On entend dire, lorsque quelqu'un est sur le point de
rendre le dernier soupir : « Il n'y a plus d'huile dans la
» lampe. » Cette locution, quoique vulgaire, est d'une
exactitude parfaite ; car le sang est à l'homme ce que
l'huile est à la lampe. Donc celui qui prononce cette ma-
xime devrait en connaître toute la portée, en bien peser
les conséquences, afin de s'opposer, en cas de maladie,
au système qui prescrirait la saignée ou les sangsues.

Il est vrai qu'il ne faut pas s'étonner de ce que le malade, sans étude médicale et accablé sous le poids des
souffrances, n'agisse pas conformément à sa conviction,
lorsqu'on voit la plupart des hommes de la Faculté en
contradiction frappante avec eux-mêmes. Les *physiologistes* qui ont traité du sang, ont démontré qu'il est de
nos fluides ou liquides celui qui subit l'élaboration la plus
parfaite ; que le mécanisme de l'économie animale tend
continuellement à son épuration, ainsi qu'on pourra s'en
convaincre dans l'article des sécrétions. Ils ajoutent que
le sang nutrifie ou entretient toutes les parties de l'organisme ; enfin, ils le nomment le moteur de la vie, et
comme tel, ils lui assignent un degré bien supérieur sur
les autres fluides ou humeurs.

Cette distinction si palpable et si bien reconnue ne devrait-elle pas diriger le médecin dans la pratique, et l'empêcher d'attaquer le sang de préférence aux autres fluides qu'il reconnaît lui être inférieurs, et qui constamment sont altérés les premiers. Le sang étant l'aliment de la vie, prétendrait-il la prolonger en diminuant sa source?

Lorsque l'homme de l'art veut employer avec succès les moyens thérapeutiques, il doit préalablement constater le siége de la cause interne de la maladie; aussi est-ce un devoir pour lui d'attaquer directement cette cause, plutôt que le mal qui n'en est que le résultat.

Chacun sait que tant qu'une cause existe, elle produit de nouveaux effets. L'expérience nous démontre que la médecine est soumise à la même loi. Donc, tout système qui n'enseigne qu'à attaquer l'effet, ne servira qu'à pallier ou blanchir un mal dont plus tard on aura à déplorer les funestes conséquences. Puisque l'idée de docteur renferme implicitement celle de docte, celui qui porte ce titre devrait le légitimer par sa science aux yeux de la société.

Il est incontestable que ce n'est point le sang qui s'altère le premier, mais que ce sont plutôt les autres fluides ou humeurs qui lui communiquent leur altération. On peut facilement démontrer la vérité de ce principe. En effet, personne n'ignore que pour entretenir notre organisme et pour réparer les déperditions journalières qu'il éprouve, nous sommes dans la nécessité de faire usage d'aliments qui, soumis à l'action des organes digestifs, subissent l'élaboration propre à la formation de nos fluides. C'est le *canal alimentaire,* ou appareil digestif, dont l'estomac est l'agent principal, qui devient le laboratoire préparateur de tous les sucs ou fluides

destinés à procurer l'accroissement et l'entretien de nos
solides.

Le canal alimentaire s'étend depuis la bouche jusqu'à
l'anus et comprend : *la bouche*, le *gosier*, l'*œsophage*,
l'*estomac*, le *duodenum* (second estomac et premier intestin), le *jejunum* (deuxième intestin), l'*iléon* (troi-
zième intestin) (1), le *cæcum*, le *colon* et le *rectum* (2).
Les six intestins forment à peu près six fois la longueur
du corps. Il faut à nos aliments, qui changent de forme
dans cet appareil, environ six heures pour parcourir
toute l'étendue du canal alimentaire. Cet admirable travail qu'on appelle *digestion*, s'opère en trois temps :

1° Les aliments introduits dans la bouche y sont
soumis à la mastication, et, à l'aide de la salive dont ils
sont humectés et pénétrés, passent par le gosier, de là
dans l'œsophage, ensuite dans l'estomac, en traversant
le *cardia* qui en est l'ouverture supérieure. Ils restent
dans cet organe deux ou trois heures, plus ou moins, selon que la coction et la mastication ont contribué à en
accélérer ou à en retarder la dissolution. Les aliments
sont imbibés par les sucs gastriques, à l'aide de la chaleur de l'estomac dont les muscles ou fibres, en se con-
tractant de diverses manières, les promènent en différents
sens, jusqu'à ce que la fermentation les ait complètement
transformés en pâte *chymeuse*. C'est de cette opération
chimique-stomacale, effet du premier temps de la digestion, que résultent les fluides acides indispensables à la composition du sang, pourvu qu'ils n'excèdent

(1) Ces trois intestins se nomment *intestins grêles*.

(2) Ces trois derniers sont appelés *gros intestins*.

pas la quantité qui convient à l'intégrité de ses parties constituantes. La bonne ou mauvaise nature de nos fluides dépend de la qualité des aliments (car ce n'est pas ce que l'on mange qui nourrit, mais ce que l'on digère), de la manière d'en faire usage, ainsi que des fonctions normales des organes qui les préparent.

2° Après trois heures environ, les muscles ou fibres de l'estomac se contractent de nouveau tous ensemble, le resserrent et le forcent à se débarrasser de cette pâte chymeuse, qui est alors poussée dans le duodenum en traversant le pylore ou sortie de l'estomac. C'est dans cet intestin que commence la seconde digestion, qui s'effectue à peu près dans deux heures. C'est encore dans cet organe que la bile vient saturer l'acidité du chyme en l'alcalisant, pour que ses produits puissent être absorbés par tous les vaisseaux chylifères des intestins qu'il doit parcourir.

3° Le chyme finissant par être dépouillé de toutes ses parties nutritives en passant par le cæcum et le colon, n'offre plus qu'un résidu fétide qui, dirigé dans le rectum, en est évacué sous le nom de matières alvines ou fécales. C'est là le troisième et dernier terme de la digestion.

Le sang étant le plus parfait des fluides de notre corps, si on le compare avec les résidus des aliments qui séjournent dans le canal alimentaire, égoût central de diverses sécrétions de l'économie animale, on sera pleinement convaincu que le siége de la cause des maladies se trouve dans le canal alimentaire. Si ce raisonnement n'est pas juste, les principes admis en chimie, et qui ont rapport à l'altération de nos fluides, ne le sont pas non plus.

Un principe morbide ne peut naître d'un fluide renfermé dans notre économie, qu'autant que ce fluide a passé d'un état sain à celui de la décomposition. S'il était possible que le sang, élément de la vitalité, se décomposât le premier, il est reconnu que toutes les ressources de l'art seraient inutiles pour son rétablissement. Serait-ce donc en le faisant couler qu'on lui rendrait ses parties intégrantes ? tandis que les humeurs du canal alimentaire peuvent être entièrement corrompues sans compromettre dangereusement les jours du malade, pourvu qu'on en facilite l'évacuation lorsque la force vitale ne l'opère pas elle-même.

La nature nous présente un phénomène qui seul suffit pour renverser la supposition que le sang puisse s'altérer le premier. L'eau d'un torrent n'exhale jamais des miasmes infects, parce que le mouvement l'empêche de se corrompre, pendant que des eaux immobiles d'un marais il s'élève des exhalaisons putrides, qui indiquent un principe de décomposition que l'on ne saurait attribuer qu'à la stagnation ; or, le sang circulant sans cesse et étant le fluide le plus parfait, ne saurait être décomposé avant les humeurs stagnantes du canal alimentaire.

Pour faire juger de la justesse de cette comparaison, il suffit de remarquer que, puisqu'il est certain que les miasmes fétides qui sortent des marais résultent de la décomposition, conséquence de la mort des masses d'insectes qui existent dans ces eaux stagnantes, on peut en dire autant des peuplades de vers qui naissent, pullulent et meurent dans les fluides qui tapissent le canal alimentaire, mais qui y sont en plus grand nombre quand ces fluides sont en état de *dépravation* ou de dégénérescence.

4

Il serait difficile d'énumérer toutes les espèces de vers que renferme l'appareil digestif, comme il le serait aussi de décrire tous les symptômes des maladies que ces insectes parasites peuvent causer dans notre organisme. S'il est reconnu que chez ceux dont le tube digestif est devenu la demeure du *ténia,* ou ver solitaire, des *lombrics,* des *ascarides vermiculaires,* il se manifeste quelquefois des symptômes de *convulsions,* d'*épilepsie,* et même de *folie* de divers genres, pourrait-on s'attendre à des résultats moins déplorables de la part de ces myriades de vers dont la plupart ne sont visibles qu'au microscope et dont les uns vivent seulement aux dépens de nos fluides, tandis que les autres, attachés comme des sangsues aux parois de l'estomac et des intestins, se nourrissent des nos tissus en occasionnant dans leurs fonctions des désordres incalculables.

Ceci prouve que malgré leurs prétentions l'Ecole et la Faculté n'ont suivi jusqu'à présent qu'une marche défectueuse, tant pour ce qui concerne la connaissance du siége principal de la cause de nos maladies, que pour leur traitement rationnel ; puisque les médecins qui avouent que le voisinage des marais fait naître beaucoup de maladies par les miasmes putrides qu'ils exhalent, ne veulent pas convenir que la putréfaction des humeurs du canal alimentaire puisse devenir la cause directe de la maladie ?

D'ailleurs il est facile de remarquer que le principe morbide doit sa naissance à la corruption des humeurs du canal alimentaire, puisque, à l'époque de l'invasion d'une maladie inflammatoire, les selles humorales de celui qui en est atteint ont une odeur de fétidité insuppor-

table, qu'elles contiennent des vers de forme et de grosseur différentes et souvent un principe tellement acide
ou acrimonieux qu'il brûle et excorie les pourtours de
l'anus ; tandis que celles d'une personne en santé ren-
ferment rarement des vers, n'ont qu'une odeur fade ,
telles que l'ont ordinairement les humeurs saines, et
qu'elles ne provoquent aucune inflammation du fondement. J'ajouterai enfin que l'on n'a jamais observé que
le sang , au début de la maladie, présentât les mêmes
phénomènes.

Voilà des faits sur lesquels les principes de la pratique
doivent reposer, d'autant plus qu'il est donné à chacun
de se convaincre de leur justesse.

Réduisons donc la médecine à des principes simples,
mais incontestables, et ne cherchons la cause interne de
toutes nos maladies que dans l'altération de nos humeurs
dont la putréfaction complète suit toujours le dernier
terme de la vie animale. Voilà la vérité qui seule doit
servir de base à la théorie, puisque les faits que présente la
pratique font ressortir cette vérité dans toute son évidence, et contre laquelle, comme contre un écueil,
viendront se briser les systèmes qui lui sont opposés.

Cependant l'auteur de la doctrine *homœopathique,*
tout en accordant que les humeurs du canal alimentaire sont plus susceptibles de se décomposer que les autres fluides, affirme que leur état de corruption, loin
d'être la cause interne des maladies, en est seulement le
résultat. Il fonde son opinion sur ce que toutes les maladies naturelles à notre organisme ne sauraient dépendre
d'aucune cause matérielle ; selon lui, elles sont de nature *dynamique spirituelle.* Cette idée est ingénieuse sans

doute, mais elle n'en sort pas moins des bornes prescrites à la science médicale. Je ne croirai jamais qu'il
soit admis en physique qu'une cause de *nature spirituelle*, puisse produire des effets matériels. D'où je conclus que le *moral* n'est jamais cause directe de maladie :
il n'est affecté lui-même qu'autant que le physique l'est
déjà ; c'est alors en effet que le moral peut réagir sur la
cause matérielle et produire des désordres à l'infini dans
les deux organisations. Si, comme je dois en être convaincu, ma conclusion est conforme aux lois du raisonnement, l'édifice principal des prétentions de cet auteur
croule sur lui-même faute de solidité dans ses bases.

Mais quelle que soit la cause interne à laquelle on attribue l'origine des maladies tant aiguës que chroniques,
et quels que soient aussi les moyens qu'on imagine pour
s'en guérir, toutes les ressources de la science n'ont jamais reposé et ne reposeront jamais que sur le système
qui a pour objet la perturbation des fluides. Ce n'est
donc qu'à l'aide du désordre provoqué par l'art, dont
l'action porte sur le désordre qui existe dans l'organisme,
que le docteur le plus renommé d'une capitale ainsi que
le dernier médicastre d'un village sont obligés de fonder
l'unique espoir de succès de leur traitement. Par conséquent, c'est à tort que certaines présomptions cherchent à s'attribuer à elles seules tout le mérite d'une cure,
puisque le succès en est subordonné aux ressources de
la force vitale agissant dans notre organisme d'après les
lois que la nature leur a prescrites.

On ne pourrait, sans s'exposer à entrer dans le champ
des conjectures, expliquer les divers phénomènes auxquels tant d'actions et de réactions donnent naissance

dans notre organisme pendant le cours de la maladie et du traitement, puisqu'il est reconnu que l'effet peut réagir sur la cause et par là même produire de nouveaux effets. Mais ce qui ne saurait échapper à mes observations, c'est que les ressources de la force vitale tendent continuellement à expulser, par toutes les voies excrétoires, les fluides dégénérés qui, par leur présence dans l'économie animale y occasionnent tous les désordres et que, quand celle-ci est enfin parvenue à se débarrasser de ces matières contraires à son bien-être, les fluides redeviennent purs, le calme succède à la tempête, la maladie disparaît et la convalescence en prend la place.

Le talent et le devoir du médecin consistent donc à aider la nature, en accélérant la sortie de ces humeurs décomposées et devenues la cause unique de la maladie. Cependant on voit que pour les maladies aiguës qui réclament les secours les plus prompts, les disciples de l'art, au lieu de seconder la nature dans ses besoins, travaillent plutôt à la contrarier.

Les partisans des émissions sanguines croient que pour produire une perturbation dans les fluides, il faut opérer un vide dans les vaisseaux sanguins, tandis que la nature et l'expérience, ces maîtres au-dessus de tous les maîtres, démontrent qu'il doit être effectué dans ceux du canal alimentaire comme étant le foyer de la corruption des humeurs et la principale source des maladies. Par conséquent, ce vide pourra non-seulement être plus grand, mais encore se réitérer, sans porter atteinte aux forces du malade; car il est certain que cette quantité d'humeurs putréfiées qu'on évacue, ne saurait être remplacée par des matières plus dégénérées, au lieu que le vide causé par la saignée ne peut se remplir que par des fluides reconnus inférieurs au sang.

Si l'on pensait que mes assertions sur les dangers de la saignée dussent, malgré leur évidence, être révoquées en doute par une autorité, j'en appellerais, au grand étonnement de mes lecteurs, à la sanction des antagonistes de ma méthode, en faisant observer que les partisans les plus zélés des émissions sanguines s'abstiennent de les prescrire dans les cas d'*adynamie*, c'est-à-dire, quand le sang après avoir reçu son altération de la corruption générale des humeurs commence à se décomposer. Puisqu'ils désignent ce fluide comme siége des maladies, et que, d'après leur système, ils devraient avoir recours à la saignée pour lui rendre toute son intégrité primitive, pourquoi n'en font-ils pas usage dans les cas d'adynamie? Pourquoi, après avoir admis un principe tant préconisé, s'en écartent-ils dans la pratique?

Cette exception qu'ils admettent, prouve que le système qui regarde la saignée et l'application des sangsues comme moyens efficaces pour le rétablissement de la santé, n'est qu'un système homicide, capable de couvrir de honte ceux qui le mettent en pratique.

ARTICLE VI.

Tempéraments.

On pourrait subdiviser à l'infini les divers genres de tempéraments; mais je laisse ce soin à ceux qui s'appliquent à enrichir de termes scientifiques le domaine de la nomenclature pour en faire une simple étude de mots : je m'attache à ce qu'il y a de plus utile.

Au lieu de traiter des tempéraments partiels, je me bornerai seulement aux trois principaux, qui sont le *sanguin*, le *lymphatique* et le *bilieux*. Ils existent à la fois chez tous les hommes; mais celui qui prédomine constitue le tempérament de l'individu : cependant le même ne prédomine pas à toutes les époques de la vie. Ce changement, qui en occasionne aussi un dans la constitution, peut provenir de l'âge, du climat, des habitudes, des maladies ainsi que de leurs traitements. Comme le physique et le moral exercent l'un sur l'autre une influence réciproque et qu'ils sont étroitement liés dans l'homme, il est certain que le caractère de l'individu dépend de sa constitution, de son tempérament et des fonctions normales ou anormales de ses voies digestives. Cela nous explique pourquoi les enfants nés du même père et de la même mère diffèrent de constitution, de tempérament, de caractère.

§ Ier.

Tempérament sanguin.

Quelle que soit la quantité de sang que nous ayons,

notre organisme ne peut jamais en contenir trop. Cette vérité, qui est confirmée par plusieurs auteurs, a la même force que cet axiôme : « L'homme ne peut jamais » avoir trop de vie. » Mais comme la quantité de sang est loin d'être la même chez tous, c'est sans doute cette différence, remarquée par les physiologistes, qui a induit en erreur les hommes de l'art. Ils se sont crus autorisés à diriger leurs moyens thérapeutiques sur les vaisseaux sanguins. Quelle méprise ! quel système ! qui rend l'homme le plus robuste, un être faible et valétudinaire pour le reste de ses jours. Comment s'est-il trouvé des auteurs qui l'aient propagé? Croire ou faire croire que l'homme a trop de sang, c'est insulter à la puissance formatrice de l'organisation animale. Rien n'autorise une pareille erreur ; au contraire, lorsqu'une hémorragie se déclare et met en danger les jours de la personne qui en est atteinte, on voit le médecin partisan de la saignée s'empresser d'en arrêter le cours.

§ 2.

Tempérament lymphatique.

S'il est vrai que le tempérament des pères et des mères se transmet aux enfants, je puis avancer que le tempérament *lymphatique* paraît être plus héréditaire que les autres. Les habitations malsaines, les vallées profondes, en partie privées des rayons bienfaisants du soleil, les privations, la malpropreté, les maladies et surtout l'usage de la saignée peuvent encore le produire.

§ 3.

Tempérament bilieux.

Une grande abondance de bile ou le défaut de sécrétions de ce fluide, constitue le tempérament *bilieux.* Le
climat ou les maladies de divers genres peuvent le faire
dominer et le rendre *principal.* Les personnes chez lesquelles il prédomine sont les plus sujettes aux passions
violentes et aux excès. La pâleur du visage et quelquefois la teinte jaunâtre des yeux le décèlent facilement.

Si les émissions sanguines ouvrent prématurément les
portes du tombeau aux personnes qui jouissent du tempérament sanguin, si leurs effets sont encore plus meur-
triers chez le lymphatique, qu'on juge de leur action à
l'égard du bilieux dont les signes caractéristiques réclament si impérieusement les secours de la méthode
évacuante.

ARTICLE VII.

Observations sur les sécrétions excrémentielles ou purgations naturelles.

Pour se convaincre de la nécessité de recourir aux évacuants dans tous les cas de maladies, il convient d'examiner quels sont les moyens dont s'est servie la puissance qui forma l'homme, pour rendre continuelle l'épuration des fluides ou liquides qui servent à nutrifier ou entretenir toutes les parties de l'organisme humain.

Cette connaissance seule suffira pour prouver la vérité des principes sur lesquels j'ai basé cette simple mais importante méthode, que je souhaiterais rendre universelle pour contribuer au bonheur du genre humain sous le rapport de la santé.

Qu'on apprenne donc des *physiologistes*, ces hommes qui se consacrent à l'étude du mécanisme de la vie, qu'un grand nombre d'*organes sécréteurs* travaillent constamment à repousser de l'organisme tout ce qui pourrait nuire au maintien de l'harmonie vitale, et que chacun de ces organes puise dans la masse du sang, tant artériel que veineux, les matériaux qui conviennent non-seulement à sa nutrition, mais encore à l'élaboration des fluides ou humeurs dont il est destiné à faire la sécrétion.

Les sécrétions excrémentielles ou *excrétions,* je les nommerai *purgations naturelles,* parce qu'elles entraînent visiblement avec elles les fluides ou humeurs altérés dont l'existence dans notre économie peut produire les plus funestes effets. On peut dire que tant que ces excrétions s'exécutent librement, et que la totalité des

fluides dégénérés n'excède ni en volume ni en malignité
le produit que peuvent, sans obstacle, entraîner hors de
l'économie animale les organes excréteurs, nous jouis-
sons de la santé et que nous ne devenons malades que
dans le cas contraire.

Ce qui prouve que le produit des excrétions renferme
fort souvent un principe morbide que la force vitale tend
à expulser, c'est qu'on le voit varier de volume, de
fluidité, de couleur, d'odeur, de goût, etc., et qu'il
contient parfois un principe tellement acide ou acrimonieux, qu'il cause l'inflammation et même le déchirement
des tissus avec lesquels il est en contact, au lieu de les
nutrifier ou de les entretenir ; car sa fonction est de lubrifier les surfaces qui livrent passage tant aux substances
extérieures qu'aux matières sécrétées par lui, et de prévenir par là même l'irritation qui résulterait du contact
immédiat de ces matières.

Les sécrétions les plus abondantes sont la *sécrétion
pulmonaire* et la *sécrétion cutanée*, c'est-à-dire, cette
transpiration constante qu'exhalent le poumon et la surface extérieure du corps.

Lorsque ce fluide est de suite évaporé, il porte le nom
de *transpiration*, et celui de *sueur* lorsqu'il est con-
densé en gouttelettes sur la peau.

La transpiration est continuelle, mais elle ne s'opère
qu'insensiblement ; tandis que la sueur, plus abondante,
n'est produite que par la chaleur de la température, un
exercice violent et inaccoutumé, une maladie, etc. Mais
ce que l'on peut remarquer, c'est que la sueur et même
la transpiration changent d'odeur ; elles sont parfois
acides, fétides, elles occasionnent de la démangeaison

et de la cuisson sur les tissus cutanés ou la peau, ce qui prouve que notre organisme profite de cette excrétion comme d'un moyen propre à le débarrasser d'un principe nuisible à son état normal.

Les *larmes* dont les yeux sont constamment baignés, sont aussi le produit d'une sécrétion dont l'usage est de faciliter les mouvements de la paupière, du globe de l'œil, et de garantir celui-ci de l'irritation que produirait sur lui le contact de l'air et des corps étrangers répandus dans l'atmosphère. L'air enlève par l'évaporation une partie des larmes, et le reste absorbé par les organes lacrymaux, tombe dans le sac lacrymal, d'où il passe dans le canal nasal, pour aller ensuite, par les fosses nasales, se mêler au mucus de ces cavités dont il entretient la fluidité; mais cette excrétion est loin d'être toujours la même, elle est plus ou moins abondante, et quelquefois tellement brûlante qu'elle provoque l'inflammation des paupières et de l'œil, ce qui prouve encore que l'énergie vitale profite de cette excrétion pour purifier les fluides de l'organisme.

Si nous examinons les sécrétions muqueuses, dont les produits partent des poumons, du canal alimentaire, du nez, etc., qui selon l'organe sécréteur portent le nom de *mueus buccal, mucus nasal,* etc., nous verrons que cette humeur, dans son état normal, doit ressembler à un blanc d'œuf; mais dans combien de cas ne se trouve-t-elle pas jaunâtre, verdâtre, brunâtre, et ne change-t-elle pas de fluidité, d'odeur? Concluons-en que cette sécrétion est alors, ainsi que les autres, chargée de principes contraires à la santé.

La bile, dont le foie est l'organe sécréteur et qui,

versée dans l'intestin *duodenum*, sert par sa nature al-
caline à la formation du *chyle*, nous atteste par sa va-
riété de fluidité, de couleur, passant du jaune clair au
jaune foncé, au vert, au bleu, au noir, qu'elle renferme
dans bien des cas un principe morbide. Tous ces divers changements ne prouvent-ils pas que ces fluides ou
humeurs ne sont pas toujours dans un état normal, et
qu'ils sont destinés à débarrasser l'organisme de ce qui
s'oppose à son équilibre parfait.

L'urine, dont les reins sont les organes sécréteurs, et
qui entraîne au dehors de notre économie l'excédant des
liquides employés à la nutrition, tout en éliminant les
molécules ou parties trop animalisées de nos solides que
les absorbants reprennent dans toutes les parties de notre
corps, vient aussi à l'appui de mes assertions.

L'urine est un fluide transparent, d'un jaune citrin,
d'une odeur particulière, d'une saveur acide, saline et
faiblement amère ; celle qui est rendue peu de temps après
que l'on a bu est moins colorée, moins odorante, moins
dense que celle que l'on rejette quelques heures après le
repas ou après le sommeil.

En examinant les analyses que l'on a faites de l'urine,
on est étonné des phénomènes qui s'opèrent dans l'organisme animal et qui donnent lieu aux produits divers
dont elle est le véhicule. Elle contient de l'urée, du sulfate de potasse, du sulfate de soude, du phosphate de
soude, de l'hydrochlorate de soude, du phosphate d'ammoniaque, de l'hydrochlorate d'ammoniaque, de l'acide
lactique libre, de la chaux, de la silice, de l'albumine,
de la gélatine, du soufre, etc.

Quand on réfléchit à la diversité de ces substances,

que l'on voit l'urine varier de couleur, passer du jaune citrin au jaune foncé, du rougeâtre au brunâtre, au noirâtre, que l'on remarque en outre qu'elle forme souvent un dépôt glaireux, terreux, pierreux, et qu'elle contient parfois un principe tellement âcre ou acide, qu'il occasionne non seulement de la difficulté pour uriner, mais qu'il suspend encore tout à coup cette sécrétion, ne peut-on pas conclure en toute sûreté, de faits aussi évidents, que nos excrétions sont de véritables purgations naturelles.

C'est dans le moment où l'équilibre vital commence à être interrompu par la surabondance ou l'intensité du principe morbide existant dans nos fluides, que les causes occasionnelles, comme le passage subit du chaud au froid, l'usage d'aliments difficiles à digérer, le chagrin, la colère, etc., qui dans d'autres circonstances n'auraient occasionné aucun dérangement ou qu'un bien faible dans nos fonctions organiques, peuvent devenir causes excitatives de nos maladies. C'est alors que, selon la prédisposition de nos organes et principalement de l'appareil digestif, la maladie se présente sous tant de symptômes différents.

De semblables résultats m'autorisent à dire, que *tout médecin intelligent et de bonne foi ,ne peut faire consister l'art de guérir que dans les moyens les plus propres à seconder la nature dans la marche qu'elle nous a tracée, c'est-à-dire, qu'il doit avoir recours aux purgations artificielles.*

ARTICLE VIII.

Nécessité des purgations en cas de maladie. Jusqu'à ce jour elles ont été employées sans discernement.

Dès le moment que les maladies imposèrent à l'homme la rigoureuse nécessité de chercher les moyens de s'en délivrer pour prolonger son existence, le système des purgations parut fixer l'attention des premiers observateurs.

L'instinct des animaux pouvait déjà révéler à l'homme, qui se rapproche d'eux par son organisation physique, le *moyen naturel et simple des évacuations*, comme le seul convenable à ramener, lorsqu'il est troublé, l'équilibre dans nos fonctions organiques.

Il est incontestable que l'expérience aurait dû servir de base à une science que la raison seule n'aurait jamais pu créer; car si on se fût livré uniquement à l'étude de la nature, il est certain que l'on n'aurait pas eu la témérité de dévier du chemin qu'elle nous a tracé, en dirigeant les moyens thérapeutiques sur les vaisseaux sanguins. La *méthode évacuante*, étant devenue l'unique objet de l'attention des gens de l'art, aurait atteint le plus haut degré de perfection et serait reconnue aujourd'hui la seule qui soit avantageuse à l'espèce humaine, en cas de maladie. On n'aurait pas à déplorer tous les jours le triste sort d'un grand nombre de victimes immolées à l'engouement d'autres systèmes réprouvés par la nature.

Si celui des purgations a rencontré et rencontre encore tant d'antagonistes qui ont intérêt à faire prévaloir l'erreur sur la vérité, il n'est pas moins vrai que ses plus zélés partisans ne se sont pas toujours montrés dépouillés de l'esprit d'ambition, ni d'une prévention déraisonnable en faveur de certains purgatifs qu'ils prétendaient rendre *universels*. Lorsqu'on veut écrire dans le but d'être utile au peuple, principalement sur la thérapeutique, il faut être exempt de préjugés, d'amour-propre et d'intérêt personnel, pour voir les choses telles qu'elles sont, et non pas telles que l'on voudrait qu'elles fussent quand on est mû par l'égoïsme ou par d'autres sentiments que l'on aurait honte d'avouer.

Je pose en principe que pour toutes nos maladies, nous devons recourir à la méthode évacuante; mais je suis loin de croire que le même genre de purgatifs, surtout celui qui appartient à la classe des *drastiques* (remèdes irritants), puisse obtenir dans les cas de *phlegmasie aiguë* (maladie inflammatoire) le même succès que dans les affections chroniques. Ces deux genres de maladies, quoique résultant de la même cause, présentent des caractères tout-à-fait opposés : l'un indiquant un état de *sthénie* (tension), c'est le cas de toutes les maladies inflammatoires; l'autre un état d'*asthénie* (relâchement). Ces dispositions, étant contraires, établissent l'absolue nécessité d'admettre au moins deux genres d'évacuants.

Dans les maladies inflammatoires on se sert avec succès de l'*huile de ricin*, dont l'action dirigée sur les humeurs du canal alimentaire y fait le vide convenable. Cet effet occasionne la distension de la fibre; ce qui facilite aussitôt le système de la circulation et diminue l'intensité de la douleur dans les tissus qui en sont le siége,

au lieu de l'augmenter comme pourrait le faire un purgatif *drastique*.

Les partisans de la méthode évacuante qui vantent, à
mon grand étonnement, les purgatifs agissant sur le
sang, sont inconséquents lorsqu'ils en conseillent l'usage
pour tous les cas où il y a désordre dans l'organisme;
car, ce mode d'évacuations pouvant être d'une certaine
utilité sur la fin du traitement des maladies chroniques,
ne serait que nuisible dans celui des maladies aiguës. La
raison en est que le principe morbide, qui tend à se porter sur tel ou tel organe, peut, tout en étant excité par
la perturbation déterminée par le purgatif opérant sur le
sang, se diriger avec plus de force sur l'organe déjà souffrant; ce qui n'a jamais lieu par l'emploi de l'huile de
ricin, purgatif vermifuge et lubrifiant, dont l'action principale se porte sur le canal alimentaire. Il est à regretter
que les médecins ne veuillent pas convenir d'une vérité si
importante et si utile dans la pratique.

Si les moyens indiqués dans ma méthode procurent la
guérison de maladies qui ont résisté à tout autre traitement, on ne peut cependant en conclure que chacun
doive s'attendre à ces heureux résultats. Une lésion trop
fortement prononcée dans un des principaux organes, le
grand âge de l'individu, un virus apporté en naissant ou
contracté à une époque éloignée, un défaut de conformation, l'usage réitéré de la saignée, des sangsues, des
préparations mercurielles, arsenicales, iodiques, etc.,
sont autant d'obstacles difficiles pour ne pas dire impos-
sibles à surmonter; mais quelle que soit la position du
malade, ce n'est encore, j'ose le dire, que d'une purgation convenablement administrée qu'il peut attendre
sa guérison ou un soulagement à ses souffrances.

5

Je ne crois pas qu'il se trouve des gens assez injustes pour tourner en ridicule une pratique médicale dont les succès ne seraient pas aussi complets chez tous ceux qui y ont recours dans les maladies chroniques ; car on peut dire, sans exagération, que sur douze personnes qui en ont été atteintes et qui ont mis en usage ma méthode, dix d'entre elles avaient déjà épuisé la science de plusieurs médecins dont la médication avait plutôt aggravé qu'affaibli le mal. D'où l'on peut conclure que, si sur ces dix malades, cinq se guérissent et que les autres soient soulagés, mon système est réellement supérieur à tout autre.

En plaidant la cause de la méthode évacuante, je suis loin d'en approuver l'abus. Autant je blâme les personnes qui ne veulent pas y recourir lorsqu'elles ressentent quelque indisposition dont les suites peuvent devenir fâcheuses, autant je condamne celles qui, ne souffrant d'aucune manière, croient devoir se purger pour éviter une maladie. Quelle erreur ! Quand on a le bonheur de jouir de la santé, c'est une inconséquence de provoquer du trouble dans nos organes. Quiconque a l'intention de faire usage de purgations, doit préalablement consulter le tableau synoptique des *symptômes généraux* qui est consigné dans ce but à la fin de la première partie de cet ouvrage.

On pourrait croire que les observations que j'aurais à faire à ceux qui usent sans discernement des purgations, ne concernent que ces personnes qui, par habitude, recourent avant de se décider à prendre un remède au *Messager boiteux* pour connaître les phases de la lune, le temps des canicules, etc. Mais, sans être imbus de pareilles superstitions, il est malheureusement des hom-

mes de l'art qui sont en proie à une erreur non moins
impardonnable. Combien y en a-t-il en effet qui, sans
avoir conseillé à leurs malades un seul lavement laxatif
pendant la durée de la maladie, se hâtent, dès que l'heureux terme de la convalescence est arrivé, de prescrire
un purgatif? C'est alors que, d'un ton qui semble ne
souffrir aucune réplique, ils affirment qu'il est urgent de
débarrasser les intestins des *saburres* que la force vitale
y a déposées pendant la maladie. Ils appréhendent, disent-ils, que le séjour de ces humeurs dégénérées dans le
canal alimentaire, n'ait les suites les plus funestes ; ils reconnaissent ainsi dans cette circonstance, comme dans
tant d'autres, la vérité de mes principes : dans ce cas,
pourquoi achèvent-ils leurs traitements par où ils auraient
dû les commencer? Pensent-ils donc que les humeurs entièrement corrompues, renfermées dans les intestins,
puissent produire des effets moins dangereux au début de
la maladie que pendant la convalescence? Il s'en trouve
sans doute qui, ne pouvant sous divers rapports sortir de
leur vieille ornière, m'objecteront que tout système médical étant assujetti à quelques exceptions, celui des purgatifs n'en est pas plus exempt que les autres ; que, par
exemple, un malade en proie à des douleurs très aiguës
et dans un état de faiblesse extrême ne saurait être soumis
à un traitement évacuant. Je répondrai que ce raisonnement paraît, il est vrai, se concilier au mieux avec l'*apa-
thie* où se trouve un malade par suite de ses souffrances ;
mais je demanderai s'il annonce beaucoup de jugement
de la part du médecin? Quoi, on suppose le malade trop
faible pour résister à l'action d'un purgatif et on le croit
assez fort pour supporter ses maux, accompagnés de trai-

tements qui tendent plutôt à les prolonger qu'à les guérir !
Quelle logique ! Les douleurs les plus vives et l'état de
faiblesse le plus manifeste ne sauraient être considérés
que comme le résultat du désordre provoqué par le principe morbide ; et, puisqu'il est reconnu que c'est l'altération des humeurs qui a fait naître ce principe, il est facile
de concevoir qu'il suffit de procurer l'évacuation de ces
fluides décomposés, pour faire cesser les souffrances et
par là même rappeler les forces du malade.

Mais, si l'on obtient de prompts et d'étonnants succès
par le secours des évacuants, ce n'est point en agissant
comme certains hommes de la Faculté qui les conseillent
à grande dose. Ce n'est pas non plus en marchant sur les
traces de ceux qui promettent, en les ordonnant *tous les
quatre jours*, une prompte guérison. En effet, ce n'est
guère seconder la nature, que de tenir le malade un jour
entier sur le bassin ou sur la chaise-percée, et c'est l'aider trop peu que de réitérer l'usage d'un purgatif, seulement de loin en loin. Dans le premier cas, la prescription devient préjudiciable à celui qui s'y conforme. En
voici la raison. Le vide occasionné de cette manière est
plus considérable qu'il ne le faudrait et détermine un
état d'*asthénie* (relâchement) qui neutralise les efforts
de la force vitale. Dans le second, elle trahit l'ineptie de
celui qui l'a donnée, parce que la distance laissée entre
la réitération du remède, accorde au principe morbide
le temps de regagner et au-delà, le lendemain ou les
jours suivants, ce qu'il avait perdu de son action désor-
ganisatrice et, par conséquent, de rendre nul le faible
résultat obtenu précédemment. Les maladies aiguës (je
comprends sous ce nom toutes celles qui causent une

douleur intense), réclament impérieusement les moyens
de se débarrasser, le plus promptement possible, des
fluides dégénérés qui s'opposent à l'équilibre des fonctions normales. Aussi, plus les symptômes sont alarmants, plus on doit apporter de persévérance à les combattre. Alors, pour le faire victorieusement, il suffit
d'employer l'*huile de ricin*, non à forte dose ou à de
longs intervalles, *mais en quantité proportionnée à
l'âge et à la constitution de l'individu, et à des heures
plus rapprochées, suivant la gravité et la persistance du
mal.*

La dose de ce purgatif est d'une cuillerée à bouche,
15 grammes (une demi-once) pour les enfants de sept
ans et au-dessous, les vieillards et les personnes d'une
constitution faible et délicate ; de deux cuillerées à bouche, 30 grammes (une once), pour les enfants au-dessus
de sept ans, les jeunes gens et les personnes d'une complexion forte et robuste. On le fait prendre de deux heures
en deux heures jusqu'à ce que les selles aient lieu, ou que
les symptômes les plus graves disparaissent, ce qui arrive bien des fois avant que le malade évacue. Si le malade
éprouvait des envies de vomir et qu'après l'avoir fait sa
position ne se fût pas améliorée, il faudrait, une demi-
heure après les vomissements, lui donner de nouveau une
pareille dose d'huile de ricin et continuer ainsi, de deux
heures en deux heures, jusqu'à ce que le remède ait produit son effet. Dans les intervalles des doses purgatives,
c'est-à-dire des cuillerées d'huile de ricin, on fait prendre
au malade une dose des *poudres* n° 8 ; ces poudres sont
renfermées dans dix petits paquets qui en contiennent
chacun une dose (une cuillerée à café environ) : on les

met dans un verre d'eau tiède et sucrée et on a soin de bien remuer avant de boire. Quand il s'agit de traiter une *rétention d'urine* ou toute autre maladie de la *vessie*, on supprime l'usage de ces poudres.

Si je répète ici ce que j'ai avancé tant de fois relativement aux émissions sanguines, c'est que leurs partisans s'accordent à dire que le vide obtenu par la saignée peut, en facilitant le système de la circulation, procurer l'avortement de la plus grave maladie ou en diminuer l'intensité : mais, puisque c'est à un vide qu'on doit cet avantage, celui qui est occasionné par les moyens que j'indique mérite la préférence sous tous les rapports. Sans parler de la supériorité du sang sur les autres fluides, ce qui devrait engager les médecins à le ménager dans tous les cas, je me bornerai à mettre en comparaison les effets de la saignée et ceux de la purgation. Je dirai que, si un vide de seize onces de sang peut faire avorter une maladie aiguë, à plus forte raison celui qui est cinq ou six fois plus grand, et que l'action purgative opère au centre de l'organisme sur les humeurs dégénérées, doit-il avoir des résultats plus satisfaisants.

Ce traitement, en harmonie avec la raison, est d'autant plus avantageux que, si le mal persiste après les évacuations du premier jour, on peut le réitérer les jours suivants sans avoir à craindre aucune conséquence funeste ; tandis que si l'on veut renouveler les fluides du malade par la saignée, on ne tarde pas à le faire descendre au tombeau.

Les médecins devraient donc, en conscience, comparer avec la leur ma manière de procéder à la guérison d'un malade ; et, s'ils mettaient de la bonne foi dans cet exa-

men, je suis convaincu qu'ils ne tarderaient pas à se
pénétrer de la vérité de mes principes, en repoussant
l'idée de toute émission sanguine, à laquelle plusieurs
vétérinaires sensés viennent déjà de renoncer. Ils pro-
scriraient encore de leur thérapeutique ce mélange con-
fus de drogues dont la vertu est aussi peu appréciable à
l'intelligence du médecin que la formule qui l'ordonne
l'est à celle du peuple ; formule qui, quelquefois, ne
renferme qu'une combinaison de substances se neutra-
lisant chimiquement (c'est-à-dire que la vertu de l'une
détruit celle de l'autre) et produisant par conséquent des
effets nuls, ou contraires à ceux qu'on devait en attendre.
Aussi il n'est pas rare de rencontrer des pharmaciens
instruits qui gémissent en exécutant l'ordonnance d'un
médecin relativement à un remède qui, loin d'abréger
la durée de la maladie, ne fait au contraire que la prolonger et la rendre très souvent incurable, ce qui n'est
consolant ni pour le malade, ni pour ceux qui l'entourent.

Comme il arrive dans bien des cas, principalement
dans les maladies aiguës, que l'huile de ricin provoque
la sortie d'humeurs si âcres qu'elles enflamment et exco-
rient le fondement (ce qui annonce une prochaine guérison), les antagonistes de mon système profitent de
cette circonstance pour critiquer mes moyens pratiques,
et, avec le secours d'un sophisme qui prête à la risée, ils
prétendent que c'est l'huile de ricin qui enflamme les intestins. Je demande à ces hommes toujours prêts à détourner le peuple du chemin de la vérité, si c'est l'huile
de ricin qui, en passant par le tube intestinal, brûle et
excorie le fondement, ou si ce ne sont pas plutôt les hu-

meurs dégénérées dont ce purgatif a déterminé la sortie?
Si, comme ils le prétendent, cet évacuant brûle et enflamme les organes sur lesquels il passe, il suffirait, pour
avoir la bouche complètement excoriée, d'y tenir un instant une cuillerée d'huile de ricin ; mais il n'est pas à
ma connaissance qu'une telle expérience ait jamais donné un pareil résultat.

L'inflammation que ces humeurs produisent à leur
passage dans le fondement, est une nouvelle preuve qu'il
convient d'en opérer la sortie, puisque ce sont elles qui
par leur acidité, peuvent, en prenant une autre direction,
occasionner le même désordre dans toutes les parties de
l'organisme.

Si l'*huile de ricin* fait le sujet des critiques de quelques
médecins, c'est peut-être parce que l'auteur de la *Médecine
populaire* en a reconnu et expérimenté le premier l'efficacité puissante, à moins que l'on n'aime mieux croire
que les cris des détracteurs croissent en raison directe
des succès qu'on obtient avec ce *purgatif*, succès qui
dépassent presque toujours l'attente des observateurs (1).

(1) Un médecin étonné et jaloux de voir qu'un Monsieur qu'il
avait longtemps traité sans succès, s'était guéri en *quinze jours*
par l'application de ma méthode, lui dit d'un ton railleur :
« Vous êtes guéri, j'en conviens ; mais prenez garde, *on use
» le chaudron à force de l'écurer.* » L'homme de l'art croyait
que ce proverbe vulgaire était un argument sans réplique. Cependant son ancien client lui riposta en haussant les épaules :
« Monsieur le docteur, votre raisonnement n'est pas juste, et
» loin de me convaincre il me fournit au contraire des armes
» contre vous. D'abord, on écure le chaudron parce qu'il est
» malpropre, et quand on le laisse ronger par l'*oxide* ou *vert-de-
» gris* qui le recouvre, il s'use beaucoup plus vite que si on l'en

Quoique les personnes atteintes de maladies aiguës éprouvent, dès le premier jour de traitement, un changement si notable par le moyen des évacuants, des effets aussi marquants n'ont pas lieu chez ceux où existent des affections chroniques ; car il se manifeste fort souvent, et même pendant les deux premières semaines, des désordres qui pourraient inspirer de l'impatience ou même de la défiance au malade et le rebuter ; mais que celui-ci réfléchisse, ou plutôt que ceux qui prennent soin de lui réfléchissent à sa place et lui expliquent que, lorsqu'il s'agit de déplacer et d'expulser un principe morbide qui depuis longtemps réside sur tel ou tel organe, on ne peut arriver à ce but sans éprouver des malaises de divers genres. Qu'on encourage donc le malade à persévérer, et il remarquera après huit jours de traitement que ses fonctions digestives s'opèrent plus facilement, que son sommeil revient, plus long et moins pénible, et que son visage reprend les couleurs de la santé. Cette amélioration l'engagera à vaincre la répugnance qu'il éprouverait à prendre les remèdes, et plus tard il s'applaudira de les avoir suivis.

» débarrasse. Ensuite, la comparaison d'un corps animé, tel que
» celui de l'homme, avec un ustensile, comme le chaudron,
» est toute en faveur de la *Médecine populaire* et prouve que,
» si un objet inanimé impuissant à reproduire les parties qu'on
» lui enlève par le frottement, gagne à être nettoyé, à plus forte
» raison le malade doit-il trouver son avantage à se servir des re-
» mèdes évacuants qui, mieux que tous les autres médicaments
» et sans porter aucune atteinte à ses solides, le débarrassent
» promptement des fluides dégénérés qui s'opposent aux fonctions
» normales de ses organes. Celui qui en fait usage se met à l'abri
» de la dépense, de la perte du temps, de la souffrance et quel-
» quefois même de la mort. » Le médecin confondu sortit sans
répondre et ne reparut plus.

ARTICLE IX.

Du Vomitif.

Entre tous les remèdes, le *vomitif* est celui qui dénote le plus la divergence d'opinion des gens de l'art, puisque les uns lui assignent le premier rang dans les moyens thérapeutiques, tandis que les autres l'en proscrivent entièrement. Sans partager l'avis de ceux qui en ont exagéré la vertu et multiplié l'application, j'ai de très bonnes raisons pour condamner la méthode évacuante des médecins qui, à mon grand étonnement, interdisent tout à fait l'*émétique*, d'autant plus que l'expérience m'a démontré bien souvent qu'il est un des moyens sur lesquels on peut fonder une chance de succès. D'un autre côté, je ne le conseille pas, comme quelques personnes pourraient le croire, à ceux qui sont sujets à des *vomissements*, des *crachements de sang*, des *maux d'estomac*. Je suis encore loin de l'approuver dans une maladie qui laisse le temps d'administrer les évacuants, dont l'effet est d'entraîner par les voies inférieures les humeurs dégénérées et les vers encombrant si souvent l'estomac et les intestins. Mais c'est au vomitif qu'il faut avoir recours dans les cas d'*apoplexie*, d'*asphyxie* et enfin chaque fois qu'une personne qui n'est atteinte ni d'*épilepsie*, ni de *catalepsie* (léthargie), se trouve subitement privée de l'usage de ses sens pendant plus d'un quart-d'heure. Il est bon alors de l'administrer à dose complète, 10 centigrammes (2 grains), délayés dans une grande cuillerée de vinaigre auquel on ajoute une pincée de sel de cuisine, ainsi qu'il est indiqué dans la Pharmacopée, à la fin de l'ouvrage. On se conformera, pour les autres soins à donner, à l'article *Apoplexie*, où il en est fait le détail.

On peut encore employer utilement l'*émétique*, mais à dose graduée, dans les cas de *paralysie, surdité, ophtalmie* (inflammation des yeux). Cependant il ne faut le prescrire qu'après une huitaine de jours de traitement avec l'huile de ricin. Ce n'est qu'autant que le mal persiste plus longtemps qu'on doit avoir recours à ce moyen.

Dans trois verres d'eau sucrée, on met 10 centigrammes (deux grains) d'émétique, et on en fait boire un verre de trois quarts-d'heure en trois quarts-d'heure, jusqu'à ce que les vomissements arrivent. Dès qu'ils se sont déclarés, on cesse le remède et on donne au malade de l'eau tiède dans laquelle on verse quelques gouttes de sirop de gomme. Pour rendre moins pénibles les efforts qui précèdent les vomissements, on place le malade en travers du lit, couché sur le ventre ; de cette manière les secousses qu'il éprouve sont moins violentes. On fait usage d'émétique tous les trois ou quatre jours dans les maladies citées plus haut, sans cesser pourtant le traitement ordonné dans les articles concernant ces maladies.

ARTICLE X.

Superpurgation.

La *superpurgation* est ordinairement le résultat d'un purgatif pris à trop forte dose; c'est le cas d'accuser d'impéritie celui qui le prescrit, et d'imprudence celui qui l'emploie inconsidérément. Cependant il est nécessaire de dire qu'une superpurgation peut aussi être l'effet d'un purgatif pris à petite dose, par exemple, comme celui que l'on donne aux enfants en bas âge; mais cela n'aurait lieu qu'en raison de l'impressionnabilité de celui qui en ferait usage, car, comme je l'ai déjà fait remarquer, la constitution d'un individu peut varier à toutes les époques de la vie. Ainsi, telle dose prise dans un temps, qui aurait occasionné le nombre de cinq ou six selles seulement, pourrait dans une autre circonstance les provoquer en trop grande quantité. J'ai été souvent à portée d'observer que cette différence n'était pas inexplicable. En effet, une faible dose purgative peut émouvoir une *plénitude humorale* chez un individu dont l'organisme est susceptible de la faire évacuer par les seuls secours de la nature.

Cette disposition qui constitue une maladie médicinale, c'est-à-dire, produite par un médicament, occasionne quelquefois de violentes coliques et un trop grand nombre de selles : elle peut, par conséquent, avoir de l'analogie avec la maladie d'une personne qui aurait fait usage d'un purgatif pris à forte dose, sauf qu'il n'en résulte jamais de funestes conséquences. Pour faire cesser les symptômes dans l'un ou l'autre cas, on doit employer des *luvements mucilagineux* composés d'une décoction de mauves et de graine de lin, en ajoutant à chaque lavement 15 grammes (une cuillerée à bouche) d'huile camphrée nº 11, et frictionner l'estomac et le ventre avec la même huile ; mais il ne faut pas perdre de vue que les personnes chez qui la superpurgation est provoquée par l'action d'une faible dose purgative, ne doivent pas pour cela suspendre l'emploi des évacuants, car la masse des humeurs dégénérées, mise en mouvement, doit nécessairement être expulsée de l'économie animale.

ARTICLE XI.

Observations sur les séton , cautère , sinapisme , vésicatoire,

Les partisans des émissions sanguines croient légitimer amplement l'exercice de cette pratique , lorsqu'ils s'imaginent avoir trouvé l'occasion de qualifier d'*humoriste* celui à qui l'expérience a démontré la nécessité de recourir aux évacuants pour toutes les maladies. Outre qu'elle est sententieuse , cette épithète peut , avec le ton qu'ils y mettent , paraître très choquante ; mais il est à remarquer que l'ironie attachée à cette expression doit retomber sur eux , d'autant plus que leur mode de traitement ne les exempte pas , mais les force au contraire de revenir mainte et mainte fois à des moyens qui opèrent sur les humeurs. Lorsqu'on s'obstine à dire que la décomposition des fluides autres que le sang , n'est pas la cause d'une maladie , qu'on blâme ceux qui dirigent l'action de leurs remèdes sur le siége de cette cause , pourquoi donc en attaquer les effets? Dans quel but pratiquent-ils sur diverses parties du corps humain des *émonctoires* tels que *séton, cautère, etc.*, si ce n'est pour faciliter l'écoulement des humeurs dégénérées dont la cause échappe à leur conception?

Les antagonistes de ma méthode se trouvent à chaque instant contraints d'y rentrer ; serait-ce sans le savoir ou sans être assez sincères pour en convenir ? A supposer même qu'ils montrent par là une disposition à connaître la vérité , ils ne sauraient y parvenir , puisqu'ils suivent des sentiers trop obliques pour mériter qu'on garde à leur égard toute la circonspection possible. Comme on est

tous les jours à même d'observer le peu de succès qu'obtiennent ces *traitements à demi-raisonnés*, il est bon
d'avertir mes lecteurs de se prémunir contre des prétentions tout-à-fait denuées de fondement.

Quoique cette conclusion me paraisse à l'abri de toute
critique, néanmoins il est nécessaire de citer un exemple.
Qu'on choisisse une personne atteinte d'*ophtalmie* (inflammation des yeux), à laquelle on a établi un *séton*
sur la *nuque*, dans l'espoir de la guérir ; qu'on examine
attentivement tous les effets produits par cet émonctoire,
et l'on pourra s'assurer que, à part la douleur de l'opération, les soins d'un pansement journalier, une odeur
désagréable pour le malade et ses alentours, on n'aura
guère obtenu que quelques soulagements passagers, mais
nullement une guérison radicale ; il arrivera en outre
que, après la cessation de cet écoulement, une cicatrice
dégoûtante lui restera, inconvénient plus fâcheux encore
si c'est une personne du sexe.

L'expérience me porte à proscrire l'emploi du *séton*,
et je pense que *le cautère ne doit jamais être pratiqué
sur des jeunes gens*, puisque chez eux les purgatifs
agissent avec tant de succès. Mais il peut être employé
utilement par les personnes avancées en âge et celles qui
auraient été attaquées d'apoplexie ou qui seraient me-
nacées de l'être par des symptômes, tels que *étourdis-
sement, vertige, bourdonnement dans les oreilles, etc. ;*
car elles pourraient, par ce préservatif, éviter la maladie qui menacerait de les frapper. Cependant il faut
les prévenir que cet écoulement continuel ne les dispense
pas de recourir aux moyens évacuants, dès quelles s'a-
perçoivent que cet émonctoire ne suffit pas pour débar-

rasser leur organisme des fluides dégénérés ; ce dont elles peuvent se convaincre soit par l'état de malaise général dans lequel elles se trouvent à certaines époques, soit par les souffrances qu'elles ressentent dans une ou plusieurs parties du corps, ou enfin par la douleur inaccoutumée que le cautère leur fait éprouver.

Les personnes astreintes à porter un cautère doivent le panser deux fois par jour, et jusqu'à trois fois pendant les grandes chaleurs, parce que les humeurs dégénérées qui s'écoulent de cet émonctoire, deviendraient infectes en séjournant longtemps et seraient absorbées par les tissus en contact avec elles ; de sorte qu'elles feraient rentrer dans la circulation un principe encore plus vicié que celui qui en était sorti, ce qu'il faut éviter soigneusement.

Une bonne manière de panser le cautère, c'est de placer dessus un linge plié en plusieurs doubles et qui ait déjà servi. Par ce moyen les humeurs, en s'écoulant de la plaie, entrent facilement dans ce linge qui s'en imprègne au fur et à mesure qu'elles sortent.

Dans les *maladies aiguës* ou inflammatoires, dans tous les cas où le mal débute subitement et avec une grande intensité, comme dans l'*apoplexie*, l'*asphyxie*, enfin lorsqu'une personne perd l'usage de ses sens et qu'elle reste dans cet état plus d'un quart-d'heure ou que, sans avoir perdu ses sens, elle a du délire ou qu'elle se plaint de violentes douleurs de *tête*, de *gosier*, de *poitrine*, d'*estomac*, de *ventre*, de *reins*, il faut appliquer de suite un *sinapisme* à la jambe et l'enlever seulement lorsque le malade est revenu de son évanouissement ou que ses souffrances ont diminuées et que la douleur causée par ce point *dérivatif* est insupportable.

On panse la plaie occasionnée par ce *rubéfiant* avec
un peu d'onguent d'*althæa* que l'on étend sur des feuilles
de *bette* (poirée) ou sur du taffetas gommé.

Dans les *maladies chroniques* ou de longue durée, il
est bon d'entretenir une *mouche de Milan* à la jambe pendant tout le temps du traitement, et surtout lorsque le
principe morbide a son siége dans la *tête*, le *gosier*, la
poitrine, l'*estomac*, le *ventre*, les *reins*. C'est moins,
comme le croient quelques-uns, pour procurer un écoulement d'humeurs, que pour établir un point *dérivatif*
opposé à celui du mal. Je recommande, contrairement
à la pratique de la plupart des médecins, l'emploi de la
mouche de Milan préférablement à celui des vésicatoires
de grande dimension, parce que l'on ne doit se servir de
ce moyen que pour diminuer les souffrances du malade
et non pour les augmenter. Il en est qui, dans la même
intention que la mienne, ont proscrit ce genre de remèdes de la thérapeutique, mais sans réfléchir que les
autres rubéfiants qu'ils conseillaient sont encore plus
douloureux que le vésicatoire, le sinapisme et le cautère.
On aura soin de ne pas appliquer le dérivatif sur le mal
ou près du mal, car on l'aggraverait plutôt que de le
soulager.

Pour le pansement de la mouche de Milan on se conforme aux instructions de l'imprimé qui l'accompagne.
Quand la plaie ouverte par ce dérivatif vient à se dessécher, on la ranime avec *gros comme un grain de blé
de pommade émétisée* dont on frotte légèrement les bords
de la plaie, ce qui provoque ordinairement une éruption
de petits boutons, très convenable dans ce cas. Il vaut
mieux se servir de cette pommade le matin que le soir,

à cause des douleurs que cela pourrait occasionner, douleurs légères, à la vérité, mais qui seraient quelquefois capables de troubler ou d'empêcher le sommeil. Si la pommade émétisée causait de vives douleurs, ce qui n'arriverait d'ailleurs que dans le cas où l'on en aurait employé une forte dose, il faudrait appliquer sur le point douloureux des *compresses imbibées d'eau fraîche*, qui font obtenir un soulagement très prompt.

Je ne crois pas insulter à la nature en conseillant l'emploi de la *mouche de Milan*, du *sinapisme*, du *cautère*, en cas de maladie, parce que l'expérience m'en démontre tous les jours l'utilité et la nécéssité, quoique j'admette aussi avec d'autres que *la nature n'a pas créé la maladie pour guérir d'une autre maladie*. Cependant il est un fait incontestable, que j'invoque ici en faveur de ma méthode, c'est que souvent *la nature faisant des efforts pour débarrasser l'organisme du principe morbide, et ne pouvant l'expulser par les voies excrétoires, le déplace et le rejette sur une autre partie du corps*. Alors il arrive que l'organe ou les organes précédemment affectés reviennent à leur état normal. Ce qui le prouve, c'est que des personnes souffrant depuis plusieurs années de maux de tête, qui avaient résisté à des traitements mal dirigés sans doute, en ont été délivrées tout-à-coup, les unes par une plaie survenue à la jambe, les autres par une éruption dartreuse, etc. Maintenant je demande quelle est la valeur de l'assertion citée plus haut. Ne serait-on pas en droit de conclure que *la maladie est souvent destinée à guérir d'une autre maladie ?*

En conséquence, lorsqu'il s'agit du traitement d'une affection invétérée dont le siége occupe un des principaux organes, comme la *tête*, le *gosier*, la *poitrine*, l'*estomac*, le *ventre*, les *reins*, il vaut mieux engager le malade à sacrifier une jambe à quelques heures de souffrances dans le cours de la journée, puisque par un moyen si simple, on détourne le principe du mal d'un organe plus essentiel et plus impressionnable, pour le reporter sur une partie du corps qui l'est moins, la jambe par exemple. L'avantage est d'autant plus grand que, pendant que le principe morbide se rejette sur elle, l'organe intérieur en souffrance est ramené par la purgation à son état normal. D'un autre côté, ce membre peut être maintenu facilement dans un repos qui assure la guérison, et qui produit à lui seul la moitié des effets salutaires des remèdes évacuants. Ce repos si nécessaire, on ne saurait l'obtenir lorsque le mal réside dans le *cœur*, les *poumons, etc.*, parce que ces organes sont constamment en fonction.

ARTICLE XII.

Observations sur les eaux minérales. Effets qu'elles produisent
sur notre organisme.

Les eaux minérales et les eaux thermales produisent
quelquefois des effets qui paraissent tenir du merveilleux.
Cependant, ni les médecins qui doivent s'applaudir d'en
avoir conseillé l'usage, ni les malades qui en éprouvent
du soulagement, ne cherchent à constater la véritable
cause de ces heureux résultats.

On entend sans cesse parler des eaux de telle ou telle
contrée, comme ayant rendu la santé ou amélioré sensiblement l'état d'une personne souffrante, à l'égard de
de laquelle la Faculté avait en vain épuisé tous les
secours de l'art; mais pourquoi s'arrêter aux résultats
et se taire sur la cause qui les a produits? Serait-ce
donc une question si difficile à résoudre? ou serait-il
pénible de faire l'aveu de la vérité, soit parce qu'on a
trop tardé de prescrire ces eaux, soit qu'en les conseillant comme moyens curatifs la pratique de la plupart
des médecins se trouve en contradiction frappante avec
leur théorie?

Dans des cas désespérés, les gens de l'art ne manquent
pas d'éloquence pour persuader à leurs clients qu'ils
trouveront, pendant leur voyage, des moyens acces-
soires pour contribuer à l'efficacité de ces eaux. Ils ci-
tent, entre autres, le mouvement du transport, les distractions, le changement d'air, l'agrément d'une nombreuse société réunie par la perspective d'un traitement

de nouveau genre et ranimée par l'espoir de la guérison.
Je tiens sans doute bon compte de ces circonstances à
ceux qui les font envisager comme propres à accélérer
le succès; j'avoue même qu'elles sont pour beaucoup
de malades autant de sources salutaires qui viennent mêler leurs bienfaits à ceux de la source principale. Je dirai
plus encore, c'est que fort souvent elles font à elles
seules tout le mérite de la prescription. Mais, d'un autre
côté, je demanderai si, lorsqu'il s'agit de décider un père
de famille à quitter les objets de sa plus tendre affection
et à abandonner des intérêts plus ou moins grands, pour
aller chercher, quelquefois à une grande distance de son
pays, la guérison de la maladie, il ne faut employer
pour l'y déterminer d'autre moyen que ces raisons de
minime valeur; car, sans être précisément futiles, elles
ne suffisent point pour engager un homme judicieux à
prendre, sans informations ultérieures, un parti qui nécessite tant de sacrifices.

Cependant les docteurs de la Faculté n'ignorent pas
que l'analyse de toutes les eaux minérales connues et
employées en médecine a été faite de la manière la plus
scrupuleuse par d'habiles chimistes, et qu'à peu de chose
près on en connaît les principes constituants. Pourquoi
donc, après avoir apprécié jusqu'à un certain point l'action que peuvent avoir sur l'économie animale les principes qui composent ces eaux, ne reconnaissent-ils pas
que leur vertu médicinale rentre entièrement dans l'application de la méthode évacuante? Que ces eaux soient
diurétiques, diaphorétiques, purgatives, c'est-à-dire
qu'elles débarrassent le malade de la cause de ses souffrances par les urines, la sueur, une éruption dartreuse ou

par les selles humorales, leur usage offre toujours pour
résultat une évacuation quelconque qui, suivant l'état plus
ou moins impressionnable de l'individu ou le degré d'intensité du mal, agit sur telle personne différemment que
sur telle autre.

Si l'on examine les différents effets produits dans l'organisme par l'emploi des eaux minérales, on ne tardera pas
à donner la préférence à mes moyens curatifs qui, par
cette comparaison, se trouveront les plus efficaces et les
moins coûteux. Il est même des cas où les eaux minérales
occasionnent plus de mal que de bien, par la raison que
le plus souvent leur action n'est pas assez énergique, de
sorte qu'elles n'opèrent sur certaines personnes qu'une
perturbation incomplète dans les fluides, sans pouvoir
évacuer les humeurs dégénérées. Combien en voit-on
qui, après les avoir bues à doses excessives, se trouvent
néanmoins obligées de recourir à des purgatifs auxiliaires
que les médecins, présidant à ces sortes d'établissements,
savent alors prescrire avec adresse pour suppléer à l'in-
efficacité de ces eaux. À défaut de cette sage prévoyance,
le malade s'en retourne avec le regret d'avoir été trompé
dans son espoir, et se console de cette cruelle déception
en pensant qu'il aurait pu laisser sa dépouille mortelle dans
les lieux où il était venu chercher sa guérison.

ARTICLE XIII.

Lavements ou Clystères.

Les *lavements* ou clystères sont d'une si grande utilité, que ce serait stupidité de la part de ceux qui en négligeraient l'emploi, surtout dans les cas où ils sont nécessaires. Comme leur action se dirige principalement sur la membrane intérieure des gros intestins, ils deviennent naturellement une grande ressource en pratique médicale. Je n'entrererai pas dans des détails sur les différentes compositions que bon nombre de médecins y font entrer. J'entretiendrai seulement le lecteur de ceux qui sont indispensables, faciles à préparer et qui n'occasionnent aucun mal, à supposer qu'ils ne fassent pas de bien.

Lorsqu'il ne s'agit que de débarrasser les gros intestins des matières alvines ou fécales, dont la présence trop prolongée dans ces organes peut devenir la cause secondaire de tant de maladies, les lavements d'eau tiéde, tout simplement, suffisent pour arriver à cette fin. Les gens qui sont sujets à la constipation y ont souvent recours : ils conviendraient surtout à ceux qui ne veulent pas comprendre que, par le secours des purgatifs, ils feraient non-seulement disparaître les effets, mais encore la cause de leurs maladies.

Lorsque quelqu'un perd subitement l'usage de ses sens, les lavements *purgatifs stimulants*, indiqués dans la pharmacopée, n° 15, donnés de quart-d'heure en quart-d'heure, peuvent, par l'irritation qu'ils provoquent sur la membrane intestinale, rappeler à la vie et faciliter l'emploi d'autres remèdes.

Si une personne a des vomissements qui ne soient pas accompagnés de maux de ventre, on peut employer les mêmes moyens avec le plus grand succès. Mais, s'il existait des coliques, il ne faudrait alors se servir que de lavements *mucilagineux,* composés d'une décoction de mauves et de graine de lin, dans chacun desquels on ajoute une cuillerée a bouche d'huile camphrée n° 11 : on agirait de même lorsqu'on ressentirait des douleurs de ventre sans vomissements.

Dans les *maladies aiguës,* les mêmes lavements mucilagineux sont d'une grande nécessité ; on doit les employer au moins cinq ou six fois pendant vingt-quatre heures. Plus le mal est intense, plus il réclame leurs secours.

Dans les *affections chroniques,* et pendant la durée du traitement évacuant, ces lavements conviennent aussi, mais seulement une fois le soir.

Dans les deux cas ci-dessus, les lavements mucilagineux ne sont point employés pour provoquer les selles, mais uniquement pour rafraîchir et lubrifier les intestins, qui éprouvent de l'irritation par le passage des humeurs âcres ou acides que l'on évacue. Il ne faut donc pas les donner à dose volumineuse, parce qu'il serait impossible au malade de les garder, et, au lieu de le soulager, on ne ferait que le fatiguer, tant pour les recevoir que pour les rendre.

Beaucoup de personnes sont encore à comprendre pourquoi on donne des lavements à des gens qui ne prennent pas de nourriture et sur lesquels les purgatifs ont déjà opéré un vide ; mais qu'elles réfléchissent à ce qui a été dit plus haut, alors elles ne tarderont pas à être convaincues de leur utilité.

ARTICLE XIV.

Observations sur les premiers désordres de l'organisme.

Chaque maladie s'annonce ordinairement par des *symptômes* qui lui sont particuliers, et qui servent à la faire reconnaître ; mais dans ce nombre il s'en trouve qui ne peuvent être considérées que comme *symptômes généraux*, parce que ordinairement ils précèdent des maladies plus graves, sans indiquer positivement quel doit en être le genre.

Comme les maux les plus petits en apparence ont des suites funestes en augmentant d'intensité, il importe que ces premiers désordres de l'organisme soient signalés, pour que l'on se hâte d'y porter remède avant qu'ils aient acquis un caractère plus dangereux.

On ne me persuadera jamais que celui qui meurt subitement d'apoplexie aujourd'hui, était hier dans un état de santé parfaite. Si la maladie a ses symptômes précurseurs, la mort qui en est une conséquence doit aussi avoir les siens, à moins qu'elle ne soit le résultat d'un accident. On entend dire communément que *la maladie vient au galop et qu'elle s'en retourne au pas :* rien de plus absurde que ce proverbe, sauf un cas d'épidémie ou de contagion. Le mal vient aussi lentement qu'il s'en retourne. Ordinairement on fait peu attention aux premiers désordres de l'organisme. De toutes les choses, la santé est celle dont la plupart des hommes s'occupent le moins, quoique d'un commun accord ils conviennent qu'elle est le plus précieux des biens. On craint de perdre une ou deux heures pendant quelques jours, ou bien on éprouve de l'aversion pour prendre quelques cuillerées d'huile de ricin, sans réfléchir que le mal mine sourdement et ne respecte aucune de nos convenances. Cependant plus tard, faute d'avoir sacrifié quelques heures ou d'avoir vaincu sa répugnance pour une petite quantité de doses purgatives, on sera non-seulement condamné à souffrir pendant des semaines et des mois entiers, mais il faudra encore se soumettre à l'usage vingt fois répété d'un remède qui, en raison des progrès du mal, ne pourra plus agir d'une manière aussi efficace. Hélas! combien de gens ont dû quitter la vie au moment où l'âge et une constitution antérieurement robuste leur promettaient de longues années!

Une erreur, dont nombre de personnes sont encore imbues, est de croire, lorsqu'elles ressentent des frissons, que le meilleur expédient, pour être délivré du mal consiste dans l'usage de boissons échauffantes, comme le vin chaud, les liqueurs spiritueuses, etc. On croit rendre plausible l'emploi de ces remèdes de *commères* en s'appuyant de l'exemple de tel individu qui, s'étant trouvé dans le même cas, a été guéri de cette manière; mais, si une personne forte et robuste a réussi par ce moyen, une autre, faible de constitution et sur laquelle les maladies agissent par conséquent avec plus d'intensité, peut-elle espérer les mêmes résultats?

D'ailleurs, quoique notre organisme profite de la sueur pour expulser une partie des humeurs dégénérées, on ne doit jamais la provoquer de quelque manière que ce soit, parce que cette sécrétion devient toujours pénible et parfois préjudiciable au malade, lorsqu'elle est forcée; de plus, comme ce n'est pas seulement le principe morbide qui s'évapore par les vaisseaux exhalants (les pores de la peau), mais encore d'autres fluides sains qui sont nécessaires par eux-mêmes à la fluidité du sang et par

suite à sa circulation, on finit par épaissir celui-ci, augmenter la fièvre et aggraver le mal. Je ne suis plus
étonné de la conduite du peuple relativement aux maladies qui le menacent ou qui l'affligent, quand la majeure
partie des médecins n'agissent pas d'une manière plus
convenable lorsqu'ils sont appelés auprès des malades.
Il n'est pas rare qu'ils renvoient leur décision au lendemain, sous prétexte que, avant de se prononcer sur la
maladie, il faut attendre qu'elle ait pris un caractère
distinctif, avouant ainsi que le nom est pour eux la chose
la plus essentielle. Cependant cette conduite, qu'ils qua-
lifient de prudence et de sagesse, mais qui devrait plutôt
être taxée de maladresse et d'incurie, est souvent préjudiciable dans ses suites, puisqu'elle nuit autant au rétablissement du malade qu'à la réputation du médecin.
Moins le mal est grave, plus il est facile de le faire cesser par de petits moyens. Pourquoi donc ne pas les mettre
en usage au premier signe de dérangement dans la santé?
De cette lenteur on peut tirer deux conséquences : l'une,
l'ignorance du médecin concernant la cause interne de
toutes les maladies, et l'autre, que je suis loin de supposer, la prolongation du mal à son profit. Le malade
tient plus à être délivré promptement de ses souffrances
qu'à en connaître le nom, les degrés et les périodes,
après les avoir éprouvés à ses dépens. Il est donc urgent
d'apporter toute l'attention possible aux premiers indices
de la maladie.

C'est dans le but de faire éviter les accidents qui résultent de la négligence à cet égard, que j'ai inséré à la
fin de cet article le tableau synoptique des *symptômes
généraux,* pour servir de guide aux lecteurs et les aider
à juger sainement des premiers troubles de l'organisme.

TABLEAU SYNOPTIQUE

DES SYMPTÔMES GÉNÉRAUX.

Aigreurs d'estomac.

Appétit immodéré.

Assoupissement après le repas.

Chaleurs inaccoutumées parcourant diverses parties du corps, ou fixées sur tel ou tel point, comme les pieds, les mains, etc.

Constipation habituelle.

Crampes non provoquées par des boissons irritantes.

Dégoût des aliments ordinaires.

Démangeaisons générales, partielles ou accompagnées d'une éruption de petits boutons.

Diarrhée fréquente.

Difficulté d'uriner.

Digestions difficiles.

Douleurs fixes, ou parcourant diverses parties du corps.

Eblouissements, étourdissements, vertiges.

Ennui, pleurs sans cause extérieure.

Flueurs (fleurs) ou pertes blanches.

Froid des extrémités.

Goût salé, amer, mauvaise haleine, sécheresse de la bouche.

Hoquet fréquent.

Incontinence d'urine.

Insomnies pendant plusieurs nuits sans cause extérieure.

Lassitude, engourdissement des membres, fourmillement.

Mal de tête, continu pendant plus de vingt-quatre heures.

Pâleur des lèvres, leur couleur violacée, leurs gerçures.

Palpitations de cœur, syncope ou évanouissement.

Règles supprimées ou revenant à des époques irrégulières.

Règles de trop longue durée.

Respiration gênée.

Rougeur trop prononcée de la face.

Saignement par le nez reproduit fréquemment.

Soif inaccoutumée pendant plusieurs jours, sans être provoquée par l'usage d'aliments de haut goût ou par un exercice long et fatigant.

Songes pénibles pendant plusieurs nuits.

Sueurs nocturnes non excitées par un régime échauffant ou par la chaleur de la température.

Tintements et bourdonnements d'oreille.

Toux sèche, ou suivie d'une grande expectoration.

Teinte jaunâtre, rougeâtre des yeux, adhérence de leurs paupières.

Vents ou flatuosités et éructations journalières.

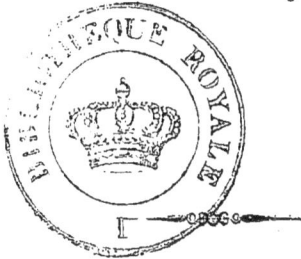

ÀRTICLE XV.

Conclusion de la première partie;

Lorsque la mort sénile ou naturelle est sur le point de briser les ressorts de la vitalité et que l'homme a atteint le dernier terme de l'existence animale, alors toutes les ressources de la science cessent d'être efficaces. Mais, s'il est impossible de reculer les bornes que la nature a assignées à chaque être organisé d'après sa constitution physique ou individuelle, il n'est pas moins vrai qu'il s'en trouverait un grand nombre qui succomberaient à une mort prématurée, si l'art ne venait au secours de la nature, lorsqu'elle fait d'inutiles efforts pour se sauver elle-même. Cependant, l'ordre admirable qui a présidé à l'organisation animale nous prouve que la nature, quoique muette , est sous tous les rapports *supérieure à l'art qui raisonne* (1), et qu'on ne peut l'aider favorablement qu'autant qu'on emploie des moyens analogues à ses besoins. Si cette idée, dont personne ne peut contester la justesse, devenait une loi sacrée dans l'application de la science qui a pour objet de rendre la santé à l'homme, la société y trouverait alors toute la garantie qu'elle a droit d'en attendre. Mais la pratique médicale, exercée exclusivement par ceux qui en ont le privilége, est impuissante et inhabile à seconder les lois de la na-

---

(1) Je suis très éloigné de partager l'opinion de l'homœopathe à l'égard de la nature , puisqu'il dit qu'*elle est grossière et inférieure à l'art qui raisonne.* Je laisse à mes lecteurs le soin de nous juger,

ture, ce qui oblige tout homme désireux de sa conservation à chercher les moyens de devenir son propre médecin.

Tout lecteur parviendra facilement à ce but, s'il se
pénètre de la vérité des principes sur lesquels repose ma
méthode, et il y parviendra d'autant mieux qu'il sera
convaincu de la force du raisonnement qui suit et qui
est incontestable. C'est que les fluides de l'économie
animale, résultant des aliments dont nous faisons usage,
ne peuvent se soustraire aux lois que la nature a prescrites aux autres fluides répandus sur la surface du
globe; par conséquent ils ont, les uns et les autres, des
parties nutritives ou assimilantes qu'ils abandonnent
aux substances solides (1) avec lesquelles ils ne font plus
qu'un. Mais si ces fluides présentent le phénomène qui
donne lieu à la naissance, à l'accroissement et à l'entretien de ce qui est solide, comme eux, les nôtres sont
aussi susceptibles de s'altérer et finissent par se corrompre pour satisfaire à la loi de la destruction,

Notre *état normal* ou santé dépend donc uniquement
de l'intégrité des parties qui constituent nos fluides,
comme leur altération est la cause indubitable de toutes
nos maladies, Il est certain aussi que le siège de la corruption ne peut exister que dans les humeurs du canal
alimentaire, soit parce qu'elles sont inférieures aux
autres fluides de notre organisme, soit enfin à cause de
leur état de stagnation. De leurs différents degrés d'altération ou de décomposition résultent des principes mor-

---

(1) En termes d'anatomie on nomme *solides* les os, cartilages,
nerfs, tendons, etc. ; tout le reste est *fluide* ou liquide dans
notre corps. En général, sur sept parties de notre organisme,
six sont *fluides*.

bides de plusieurs natures qui, selon leurs parties cons-
stituantes, amènent une foule de désordres dans notre
économie. C'est aussi dans ces humeurs dégénérées que
naissent et pullulent ces nombreuses espèces de vers qui
s'opposent presque constamment aux fonctions normales
de nos organes. A mon avis c'est à cette connaissance
que doit se borner la *théorie médicale*, et c'est encore
sur ces principes certains que doivent reposer les bases
de la *pratique* L'homme sensé évitera de pénétre r plus
avant et d'essayer de lever le voile que la nature a placé
sur le mystère de la vie. Au lieu de tâtonner pour dé-
couvrir des remèdes, qu'on imagine propres à neutraliser
un principe morbide qui échappe le plus souvent à l'analyse au détriment du malade, on doit évacuer les humeurs du canal alimentaire et par ce moyen détruire en
même temps les effets et la cause du mal.

Quoique les humeurs du canal alimentaire tendent
toujours à se corrompre, elles peuvent toutefois être
altérées jusqu'à un certain point, sans porter pour cela
une atteinte préjudiciable à notre état normal, puisque
le mécanisme de nos organes travaille sans cesse à expulser, par les voies excrétoires, les fluides dégénérés
qui nuisent à l'harmonie de ses fonctions.

C'est donc avec raison que l'on peut affirmer, relativement à notre organisme, qu'il est dans un état constant
d'évacuation ou de purgation naturelle. N'est-ce point
là le motif qui a porté les médecins de tous les temps à
attribuer aux causes occasionnelles ou extérieures le plus
grand nombre de nos maladies, sans s'occuper de leur
cause préexistante?

Si les gens de l'art n'étaient pas sans cesse en contradiction avec eux-mêmes, désapprouvant en pratique ce qu'ils admettent en théorie, ils conviendraient que, si quelqu'un tombe malade par des causes extérieures physiques ou morales, c'est qu'il existe déjà chez lui des humeurs dégénérées dont le volume et la malignité s'opposent à ce que la force vitale puisse en opérer l'évacuation ou la purgation naturelle. Ainsi, on ne peut venir au secours de la nature qu'en hâtant l'emploi des purgations artificielles qui suppléent au défaut de réaction des forces vitales. Le bon sens prendrait-il pour de la science des moyens puisés hors des principes que je viens de poser ? Non, pas plus qu'il n'approuvera le danger du retard que l'on met à secourir un malade. En attendant le résumé de ces délibérations que l'on fait passer pour scientifiques et qui ne flattent pourtant que l'oreille des sots, le mal augmente, se fixe sur tel ou tel organe où il détermine parfois une lésion, et si le malade échappe à la mort, il court risque de rester valétudinaire jusqu'à la fin de ses jours. Ce sont là les suites dangereuses des graves et longues maladies *dont on aurait pu dans le principe se guérir en quarante-huit heures, moyennant quelques doses d'huile de ricin.*

Que celui donc qui voudra se préserver des maladies aiguës ou en abréger le cours et les souffrances, porte d'abord attentivement ses regards sur le tableau synoptique des *symptômes généraux*, et ensuite sur l'introduction ou guide de la médecine pratique qui est le premier article de la seconde partie : il évitera par là l'obligation de recourir au médecin, la souffrance, la dépense, la perte du temps et quelquefois même celle de la vie.

Le lecteur verra sans doute avec plaisir que j'aie cité

7

à la fin de quelques articles un ou plusieurs exemples de guérisons, obtenues sur des sujets abandonnés ou traités sans succès par les médecins.

Je ne cherche point par là à me prévaloir des cures que j'ai faites, c'est plutôt pour ranimer la confiance de ceux qui viendraient à douter de l'efficacité de ma médication dans les cas de maladies qui paraissent désespérés.

FIN DE LA PREMIÈRE PARTIE.

MÉDECINE POPULAIRE.

DEUXIÈME PARTIE,

COMPRENANT

LES MALADIES AIGUES OU INFLAMMATOIRES ET LES MALADIES
CHRONIQUES OU DE LONGUE DURÉE,

AVEC LEURS TRAITEMENTS.

MÉDECINE POPULAIRE.

DEUXIÈME PARTIE.

INTRODUCTION

OU GUIDE DE LA MÉDECINE PRATIQUE,

EN QUELQUES PAGES.

Avant de dérouler l'affligeant tableau des symptômes de tant de maladies contre lesquelles l'espèce humaine a si souvent à lutter, il est nécessaire d'expliquer que toutes se réduisent à *deux genres*, les *maladies aiguës* ou *inflammatoires* et les *affections chroniques* ou de *longue durée.*

Les *maladies aiguës* sont celles qui, dès le début prennent des caractères si graves qu'ils paraissent menacer les jours, telles sont : la *pleurésie* ou *fluxion de poitrine*, les *fièvres typhoïdes*, le *choléra*, etc.

Les *affections chroniques* sont celles qui ne minent que lentement l'organisme; mais elles n'en sont pas moins la cause de la mort prématurée de ceux qu'elles atteignent, ce sont : le *rhumatisme*, la *goutte*, l'*hydropisie*, la *toux fréquente*, etc.

Les maladies aiguës peuvent être déterminées par une épidémie, une contagion, la présence des vers dans l'appareil digestif, ou provenir des excès auxquels on se livre et des privations que l'on supporte.

Quant aux affections chroniques, nous en apportons

quelquefois le germe en naissant, par la transmission héréditaire des fluides des auteurs de nos jours. La vaccine peut aussi, tout en promettant de garantir de la petite vérole, communiquer le virus de l'enfant malsain sur le quel le vaccin aurait été pris : le même inconvénient a lieu quand ce venin a été emprunté aux pustules du pis de la vache. Les affections chroniques résultent encore des excès, des privations et du séjour des vers dans le canal alimentaire ; mais une chose pénible à déclarer, malgré sa véracité, c'est que bien des fois elles sont la suite des traitements irrationnels mis en pratique pour les maladies aiguës par la majorité des médecins, qui ne font ainsi que transformer une maladie en une autre de plus longue durée. Au contraire, les personnes attaquées de maladies aiguës et qui ont été traitées d'après ma méthode, conviennent qu'elles ont vu cesser non-seulement les symptômes du mal dont elles souffraient, mais encore ceux des affections chroniques dont elles ressentaient antérieurement les atteintes.

Dès l'instant où j'eus le bonheur de faire la précieuse découverte de la vertu de l'*huile de ricin*, et depuis que l'expérience est venue me démontrer par des faits irrécusables et sans nombre que cette huile est tout à la fois *purgative, vermifuge* (1) et *lubrifiante,* j'ai dit sciemment et je répète qu'elle peut et qu'*elle doit être employée pour toutes les maladies,* sans en excepter même les cas d'empoisonnement ; car elle tient lieu à elle seule de

---

(1) Plus de *racine de fougère mâle*, plus d'*écorce de grenadier* pour détruire le *ténia* ou *ver solitaire,* dès que les médecins voudront mettre de côté leur amour-propre et reconnaître la vertu de l'huile de ricin.

autres antidotes prescrits par les médecins pour neutraliser l'action du poison. L'empoisonnement par l'*acide
prussique*, qui est le plus dangereux et qui laisse le
moins de chance de succès, est victorieusement combattu par ce purgatif, quand il est administré à temps.

Quel que soit donc le caractère de gravité sous lequel
se présentent les maladies qui réclament promptement
des secours, le traitement à suivre doit toujours être
commencé avec l'huile de ricin, parce que dans les cas
pressants, l'essentiel n'est pas de savoir le nom des maladies, ainsi que pourraient le supposer quelques personnes, puisque, avec un seul et unique remède, on
peut les combattre toutes, mais bien de connaître ce remède et la manière de l'employer utilement.

La dose d'huile de ricin est d'une cuillerée à bouche,
15 grammes (une demi-once) pour les enfants de sept
ans et au-dessous, les vieillards, les personnes d'une
constitution faible et délicate; de deux cuillerées à bouche, 30 grammes (une once), pour les enfants au-dessus de sept ans, les jeunes gens, les personnes d'une
complexion forte et robuste.

Comme il existe des maladies qui exigent quelques
exceptions à l'égard du traitement, je renverrai, en dé-
crivant leurs principaux symptômes, à l'article concernant plus particulièrement la maladie dont on se trouvera affecté ou celle qui aura le plus d'analogie avec elle.
Ainsi, la *Médecine populaire* confirmera son beau titre
en se mettant réellement à la portée de tou tes les intel-
ligences.

Que quelqu'un, par exemple, vienne à perdre subitement connaissance et qu'il reste dans cet état alarmant

pendant plus d'un quart-d'heure, après s'être assuré
qu'il n'est sujet ni à l'*épilepsie* (mal caduc ou haut-mal),
ni à la *catalepsie* (léthargie), on le traite comme il est
indiqué à l'article *apoplexie* (1).

Mais si, au lieu de perdre connaissance, la personne
se plaint de douleurs violentes :

À LA TÊTE, ou qu'il y ait chez elle du délire, il faut consulter le chapitre premier, *Maladies dites*
   de la tête ;

AU GOSIER, et qu'elle ait de la peine à avaler sa salive,
   on la traitera, si c'est un enfant, d'après
   l'article intitulé *Croup,* si c'est une grande
   personne d'après l'article *Esquinancie* ;

À LA POITRINE, et qu'elle éprouve de la difficulté à respirer, on la soumettra au traitement indiqué à l'article *Pleurésie* ou *Fluxion de*
   poitrine;

À L'ESTOMAC, on lui administrera les remèdes conseillés
   à l'article *Observations sur l'Estomac ;*

AU VENTRE, on consultera l'article *Coliques;*

AUX REINS, on suivra les avis donnés à l'article *Réten-*
   tion d'urine, et si le mal continue après le
   premier jour de traitement, on se conformera à l'article *Néphrite* ou *Inflamma-*
   tion des Reins.

---

(1) L'apoplexie se traite, comme les autres maladies, avec
l'huile de ricin ; mais, dans ce cas, l'appareil digestif se trouvant dans un état d'atonie et de stupeur complète, ce qui nécessite des doses du purgatif n° 1 trop souvent répétées, il vaut
mieux recourir à l'émétique. On se conduira de même pour les
divers genres d'asphyxie par immersion, par strangulation, par
la vapeur du charbon et les acides.

Si la douleur se fait sentir dans un membre, par exemple,

Au Doigt, et qu'elle soit survenue tout-à-coup, ou à la suite d'une piqûre d'épine, d'écharde, de guêpe, etc., on aura recours à l'article *Panaris*.

Si la douleur siège dans une articulation:

Au Poignet, au Genou, accompagnée ou non de rougeur, on suit l'article *Goutte*.

Quand la souffrance provoque de la rougeur et de l'enflure dans quelque partie du corps que ce soit, on se conforme à l'article *Erysipèle*.

Lorsqu'une maladie se déclare par une éruption de boutons quelconques

A la Peau, avec fièvre, il faut la traiter d'après l'article *Variole* ou *Petite-Vérole*.

Rien n'est donc plus facile d'après cet exposé de traiter *toutes les maladies aiguës*.

Pour ce qui regarde les affections chroniques, chacun sera en état, après la lecture de cet ouvrage, de se diriger d'une manière satisfaisante. D'ailleurs, le malade, avant d'avoir trouvé l'affection dont les symptômes se rapprochent de ceux qui se manifestent chez lui, commencera par le principal traitement, c'est-à-dire par prendre, pendant huit jours, tous les soirs, une dose des poudres n° 8 et tous les matins à jeun le purgatif n° 1, à dose qui lui procure quatre à cinq selles. Le premier jour il ne prendra que la dose prescrite pour son âge et sa constitution, et si le nombre suffisant de selles n'a pas été obtenu, il augmentera la dose les jours suivants. Si l'on éprouvait de la difficulté à uriner, il ne faudrait pas faire usage des poudres n° 8, par la raison qu'elles sont diurétiques, c'est-à-dire qu'elles provoquent la sécrétion de l'urine, et que j'ai pour principe de ne pas forcer un organe souffrant à fonctionner. L'huile de ricin seule suffit; mais alors un ou deux lavements mucilagineux composés d'une décoction de mauves et de graine de lin dans chacun desquels on ajoute une cuillerée à bouche d'huile camphrée n° 11, sont indispensables. Toutes les maladies chroniques demandent un point dérivatif (une mouche de Milan à une jambe, entretenue jusqu'à 'guérison) pour détourner le mal de l'organe souffrant. Beaucoup de personnes se trouvent guéries au bout des huit premiers jours, sans avoir besoin de recourir à d'autres renseignements.

CHAPITRE I.

Maladies dites de la tête.

-<⬭>-

ARTICLE I.

Observations sur leur cause interne.

Les organes qui composent l'intérieur de la tête sont sujets à un grand nombre d'affections dont les symptômes peuvent, d'après l'aveu des docteurs les plus renommés, être aisément confondus. On ne peut d'ailleurs les envisager que comme affections secondaires, hors le cas d'un vice de conformation de ces organes ou d'une lésion provenant d'une cause extérieure. Excepté ces cas-là, les maladies de l'intérieur de la tête ne sauraient être attribuées qu'à la cause interne déjà mentionnée. Il serait donc inutile de les décrire toutes séparément, car lors même qu'un docteur aurait assez de connaissances pour distinguer ces maladies dans un individu vivant, au point que l'*auptopsie cadavérique* vînt ensuite justifier son *diagnostic* (connaissance des maladies d'après leurs symptômes) , ce même docteur n'en deviendrait pas pour cela plus habile à guérir dans la suite un malade qui lui présenterait un cas en tout semblable. Il importe donc bien peu de savoir discerner si l'intérieur de la tête du malade est atteint d'une *hydrocéphale aiguë essentielle* (1) , *de*

_____

(1) *L'hydrocéphale aiguë essentielle* est une maladie propre à l'enfance jusqu'à l'âge de sept ans. Les auteurs les plus distin-

tubercules, squirrhe, cancer, congestions, hydatides, ramollissement fongus de la dure-mère, etc......, puisque le traitement de toutes ces maladies, d'après les principes de la plupart des médecins, ne diffère que dans l'application d'un plus ou moins grand nombre de sangsues ou dans d'autres moyens qui ne donnent aucun résultat satisfaisant. Les changements admis par ma méthode ne consistent à cet égard que dans la célérité à faire succéder les évacuants, et toute personne peut en diriger l'emploi dès qu'elle connaît que le mal cède ou résiste.

Mais il est bon de prévenir que toutes les fois que le malade éprouve de violentes douleurs à la tête, que l'on remarque en lui du délire, de l'incohérence dans les idées, qu'il est incommodé par la lumière, qu'il a perdu la parole; il faut commencer par donner une dose du purgatif n° 1 (huile de ricin), continuée de deux heures en deux heures jusqu'à ce que les selles aient lieu, et, aussitôt après, appliquer sur la tête des compresses imbibées d'eau fortement salée. Dans l'intervalle des doses

gués ont observé que les symptômes de cette affection peuvent être aisément confondus avec ceux qui indiquent la présence de vers dans le canal alimentaire. Combien d'enfants, dans ce cas, deviennent les victimes de la méprise des médecins qui font couvrir le malade de sangsues, au lieu de le débarrasser des insectes qui souvent lui perforent les intestins! Si les pères et les mères réfléchissaient sur les dangers des émissions sanguines, exposeraient-ils les objets de leur affection à l'erreur de ce système? En supposant que ma méthode n'obtînt pas tout le succès désiré, au moins elle n'aura pas le déplorable inconvénient, dans le cas d'une *hydrocéphale aiguë essentielle*, de causer la mort par suite d'une funeste méprise.

évacuantes, on fait prendre, dans un verre d'eau tiède et sucrée, une dose des poudres n° 8. De suite après avoir administré l'huile de ricin, on applique à une jambe le sinapisme n° 14. Lorsqu'il n'est plus possible de l'endurer, on l'enlève et on panse la plaie qu'il a occasionnée, suivant les instructions données au n° 14 de la Pharmacopée. On fait ensuite aspirer par le nez, en guise de tabac, de temps en temps avec une petite éponge ou le coin d'un linge, une infusion composée de fleurs de mauves et acidulée avec du vinaigre ; ce qui facilite l'écoulement des fluides viciés qui enflamment le cerveau. Lorsque le malade n'est pas allé sur selle depuis plusieurs jours, on n'attend pas que le purgatif agisse pour débarrasser les gros intestins, on donne alors un lavement purgatif n° 15, de quart-d'heure en quart-d'heure et jusqu'au nombre de trois. Ce traitement sera suivi pendant trois jours consécutifs ; si après ce temps les symptômes alarmants avaient disparu, on ne ferait plus prendre le purgatif que tous les deux jours, mais les poudres n° 8 tous les soirs jusqu'à parfaite guérison.

Le régime, les trois premiers jours, est celui des maladies aiguës, et les jours suivants celui de leur convalescence.

Un petit garçon de trois ans et demi, fils de M. Lanoé, entrepreneur de bâtiments, rue Neuve, 20, à Besançon, atteint d'une *hydrocéphale* (hydropisie du cerveau) et traité sans succès par un médecin qui avait avoué l'impossibilité de le sauver, fut malgré cet arrêt de l'homme de l'art, guéri en quinze jours par l'application de mon système. Cette cure qui parut étonnante à beaucoup de personnes, eut lieu en 1843.

ARTICLE II.

Apoplexie.

Cette maladie, dont on n'est guère atteint avant l'âge de cinquante ans, débute par une apparition subite de paralysie plus ou moins complète de l'intelligence et du mouvement. Le malade ne peut exécuter ce qu'il pense, sa langue est embarrassée, il balbutie, quelques mouvements convulsifs de la face se font apercevoir ; la pupille devient insensible et fort souvent dilatée, les paupières se relâchent, la respiration ne s'exécute qu'au moyen d'un ronflement, le malade tombe dans un *carus* ou assoupissement profond. Quoique ces symptômes ne se présentent pas toujours avec la même intensité, l'*hémiplégie* (paralysie d'un côté du corps) en est cependant le plus souvent la suite ; mais dans cet état le malade peut encore vivre bien des années. C'est ordinairement pendant le repas ou après qu'ont lieu ces attaques, ce qui porte souvent à croire que c'est à la nature ou à la quantité des aliments qu'on doit les attribuer. Sans doute que l'estomac devenu plus volumineux comprime les autres organes, ralentit la circulation et donne plus de force à l'action de la cause principale ; mais pour cela il n'en devient pas la cause directe.

Quoique les auteurs aient divisé l'apoplexie en plusieurs genres variant de symptômes, il est cependant vrai que la cause interne en est la même, et que l'on ne peut y appliquer plusieurs sortes de traitements. Voici en quoi consiste le mien.

Après que le malade est placé sur un lit, la tête élevée, on lui fait avaler à dose complète le vomitif n° 6, mis dans une cuillerée à bouche de vinaigre auquel on ajoute une pincée de sel de cuisine. Aussitôt après on lui applique à une jambe le sinapisme n° 14, et on lui donne de quart-d'heure en quart-d'heure un lavement purgatif n° 15 jusqu'au nombre de trois ou quatre. Mais il ne faut pas négliger, pendant l'emploi des moyens que je viens de conseiller, de lui faire passer sous le nez un flacon d'*acide ammoniacal* ou, à défaut, de fort vinaigre; on frotte en même temps le creux de l'estomac, les jambes et la plante des pieds avec une brosse rude pour rétablir la circulation. Il est rare, dans les cas d'apoplexie que l'émétique excite le vomissement; c'est plutôt par les voies inférieures qu'il opère, en raison de l'état d'*atonie* dans lequel se trouve l'estomac. Mais si le malade vomit, on lui donne aussitôt après de l'eau tiède et sucrée à laquelle on ajoute un peu de vinaigre : il en serait de même si les selles s'étaient opérées. C'est alors qu'on place sur la tête du malade des compresses imbibées d'eau fortement salée.

Comme la paralysie est presque toujours la suite de l'apoplexie, il convient pour la faire disparaître de se conformer à ce qui est indiqué dans l'article suivant qui traite de cette maladie.

Le régime à observer est le même qui est conseillé pendant la convalescence des maladies aiguës.

Je voulais dans une de mes précédentes éditions citer l'exemple suivant, mais comme des personnes guéries par ma méthode m'avaient prié, à titre de reconnaissance, de faire connaître les cures qui s'étaient opérées sur elles, j'ai attendu jusqu'à ce jour pour l'exposer aux yeux des lecteurs.

En 1826, j'habitais E...., petite ville du Chablais, dans le royaume de Sardaigne. J'avais auprès de moi ma tendre mère, qui était déjà parvenue à un âge avancé, 81 ans. Un jour du mois de mars de la même année, à peine nous sortions de déjeuner, qu'elle fut frappée d'une attaque d'*apoplexie* accompagnée des caractères les plus alarmants. Cet accident imprévu me troubla tellement que tout ce que je pus faire ce fut de la déshabiller, de la mettre au lit et de crier, d'une voie émue, à la servante de courir chercher les deux médecins de l'endroit. Celle-ci revint bientôt avec eux. Leur présence me rendit le calme. « Quel est l'âge de madame votre mère, demanda » l'un d'eux? Quatre-vingt-un ans, lui répondis-je. — » Quatre-vingt-un ans! » répéta-t-il en haussant les épaules et en regardant son collègue d'un air qui signifiait : Tout espoir est perdu. La patience m'échappant, je les pressai de prescrire et d'exécuter promptement ce que le cas exigeait. L'autre sort donc sa trousse de sa poche, en tire une lancette et se met en devoir de saigner la malade. Je l'arrête en le priant de me dire si cette émission aurait du succès. Je n'en réponds pas, me répliqua-t-il. — Eh bien! Messieurs, je m'oppose à ce que la saignée ait lieu, terminons-en par là ; mais ne discontinuez pas pour cela vos visites et revenez demain dans la matinée. Ils se retirent et descendent l'escalier en parlant assez haut pour que mon voisin, M. T...., ne perde pas un mot de leur conversation : « Il est insensé, mon- » sieur Riond, se disaient-ils entre eux; il nous invite à » revenir ; pourquoi? pour avoir le spectacle d'un ca-

» davre , mais, quoi qu'il en soit, il paiera. » Aussitôt
après leur départ, je mis en usage sur ma mère les mêmes
moyens que j'ai tracés dans cet article et, une demi-
heure de soins assidus s'était à peine écoulée, que tous
les symptômes effrayants de l'apoplexie s'étaient dissipés
comme par enchantement. Les deux médecins arrivèrent
le lendemain matin comme ils l'avaient promis et trou-
vèrent la malade de la veille en assez bonne voie de guérison pour déjeûner assise sur son lit. Ma mère vécut
encore trois ans après cette dangereuse maladie ; c'est
peu sans doute pour un fils qui n'eût jamais voulu s'en
séparer ; mais quelle douce satisfaction de prolonger de
quelques années l'existence de ceux que l'on chérit !
quelle preuve convaincante à l'appui de la pratique avec
laquelle on parvient à un but aussi désirable !

Voici un dernier exemple qui vient corroborer ce que
j'ai avancé à la remarque faite dans un passage de l'Introduction ou Guide de la médecine pratique qui figure
en tête de cette seconde partie et où je fais observer
qu'on doit, pour l'apoplexie, employer l'émétique, afin
d'accélérer le traitement.

Sur la fin de l'année 1844, une dame qui restait chez
M. Claris, propriétaire à Saint-Ferjeux , près Besançon ,
fut frappée d'apoplexie. Comme elle n'avait pas entièrement perdu connaissance , les personnes qui lui
donnaient leurs soins crurent qu'il n'y avait qu'à recourir à l'huile de ricin, pensant que l'effet en serait
aussi prompt que celui de l'émétique. Ce ne fut donc que
quelques heures après lui avoir fait avaler deux cuillerées
de ce purgatif, que l'on vint me consulter en disant que
le remède avait eu seulement pour résultat de faire re-

8

venir à son état normal la bouche qui s'était contournée.
Je dis à M. Claris que le traitement ayant été commencé
avec l'huile de ricin, il serait imprudent de ne pas le
continuer avec cet évacuant ; mais que l'on n'ait pas à
s'étonner de la quantité de doses qui seraient nécessaires
pour obtenir le succès désirable. En même temps je
conseillai d'administrer à la malade deux cuillerées à
bouche d'huile de ricin toutes les heures. Eh bien ! il
fallut jusqu'à vingt-quatre cuillerées pour lui occasionner
quatre selles. Mais aussitôt après ces déjections, la langue, le bras et la jambe furent déparalysés. Ce qu'il y a
de particulier, c'est que la même dame qui eût besoin,
dans cette circonstance grave, d'autant de doses du purgatif n° 1, n'en prit plus qu'une cuillerée chaque matin
pendant les quinze jours suivants, et que cela fut suffisant pour lui procurer quatre ou cinq selles par jour.

ARTICLE III.

Paralysie.

La *paralysie* est souvent, ainsi que je l'ai dit dans
l'article précédent, le résultat de l'apoplexie, comme
elle peut se déclarer sans avoir été précédée de cette
maladie. Elle a reçu différents noms, suivant les parties
du corps qu'elle affecte. On l'appelle *paralysie générale*,
quand elle atteint tous ou presque tous les organes de la
vie extérieure ; *hémiplégie*, lorsqu'elle ne frappe qu'une
moitié du corps ; *paraplégie*, si elle affecte la moitié inférieure du tronc ; *paralysie croisée*, lorsqu'elle se fixe

sur un membre supérieur et inférieur de côtés opposés ;
enfin, *paralysie partielle* ou *locale*, quand elle est bor-
née à un seul organe.

Le nombre des parties affectées, l'intensité avec laquelle elles peuvent l'être, l'espèce de fonctions qu'elles
remplissent, etc., donnent lieu à des accidents en rapport avec ces diverses circonstances, sans que la nature
intime du mal *(un désordre de l'encéphale* ou *le ramollissement de la moëlle épinière)*, cesse pour cela d'être la
même ; ce qui prouve que toutes ces différentes espèces
d'affections réclament les mêmes secours.

Le traitement pour la première huitaine consiste à
prendre tous les soirs, deux heures après le repas, une
dose des poudres n° 8 et tous les matins, à jeun, l'évacuant n° 1, à dose capable de faire aller quatre ou cinq
fois sur selle ; enfin à frictionner matin et soir la colonne
vertébrale et les membres paralysés avec le liniment n° 12.
Dans bien des cas, il arrive que ces huit jours suffisent
pour rendre au paralytique l'usage de ses membres, surtout lorsque la maladie est récente.

Mais s'il en était autrement, on ferait usage tous les
soirs d'une dose des poudres n° 8 et d'une pilule n° 2 ;
tous les trois jours seulement, de l'évacuant n° 1, à dose
qui provoque quatre ou cinq selles et, tous les cinq jours,
d'émétique, comme il est indiqué au n° 7 de la Pharmacopée. Dès que les évacuations ont eu lieu, on place sur
la tête du malade des compresses d'eau fortement salée.
On applique en outre entre les épaules l'emplâtre stimulant n° 13, pour amener une éruption de boutons que l'on
entretiendra, comme il est indiqué à l'article concernant
cet emplâtre. Tous les deux soirs avant souper, le

malade fera usage d'un bain d'eau chaude et contenant
60 grammes (deux onces) de sel de cuisine par litre ; il
aura soin de ne pas laisser l'eau arriver à la hauteur des
boutons que l'emplâtre aura fait pousser. On reste une
demi-heure dans ce bain, quand on en sort on se met
au lit en prenant des précautions contre le froid et l'on
soupe. Soir et matin, on frictionne les membres paralysés avec le liniment n° 12. On continue ainsi jusqu'à
guérison. Quand le temps le permettra, le malade fera
presque tous les jours des promenades, si ce n'est à
pied, au moins en voiture. Ce moyen coopère d'une
manière essentielle au succès du traitement : le négliger serait s'exposer à retarder le rétablissement de la
santé. Lorsqu'il y aura amélioration sensible, les évacuants ne seront employés qu'à des intervalles plus éloignés.

Si c'est une personne du sexe, en âge de puberté ou
à la veille d'y être, elle fera usage des mêmes moyens ;
mais dans le cas où elle aurait ses règles, pendant leur
durée, il faudrait cesser les remèdes. A part cela, on ne
mettrait point d'interruption dans la médication.

Le régime est celui des affections chroniques : on doit
user de vin avec une grande modération.

En 1844, un des enfants de M. Jannerot, chantre de
la cathédrale, rue Rivotte, à Besançon, était atteint
d'une *paraplégie* (paralysie des membres inférieurs).
C'était un petit garçon de deux ans et demi. Il ne pouvait se tenir un seul instant debout sur ses pieds. Après
six semaines du traitement que je prescrivis pour lui, il
commença à marcher dans sa chambre en se soutenant
contre les meubles qui étaient à sa portée, et bientôt il

put se passer de ces secours, grâce à la guérison radicale que lui procura la méthode évacuante.

ARTICLE IV.

Asphyxie.

Plusieurs accidents peuvent être la cause de l'*asphyxie*, savoir : la *submersion*, la *strangulation*, l'*aspiration de divers gaz*, l'*exposition à un grand froid*, etc. Dans ces circonstances la médecine n'offre rien de positif pour assurer la réussite du traitement ; mais lorsque l'asphyxie est causée par un *spasme* violent, suite du chagrin, de la colère, de la frayeur, etc., le succès de la médication appliquée est alors certain, excepté le cas d'*anévrisme du cœur* chez l'asphyxié.

Quelle que soit donc la cause qui ait donné lieu à l'asphyxie, le malade sera soumis, pour les secours les plus prompts que son état réclamera, au traitement de l'apoplexie, auquel je renvoie le lecteur. Car, lors même qu'il s'agit d'un *spasme* occasionné par le chagrin, la colère, etc., le remède conseillé en cas d'apoplexie, c'est-à-dire l'*émétique*, n'est nullement préjudiciable, par la raison qu'il opère comme un *antispasmodique* sur la personne dont les nerfs sont affectés et n'amène ordinairement point de vomissement.

Quand les personnes appartenant à la première des deux catégories d'asphyxiés que j'ai distinguées, ne succombent pas immédiatement, le traitement du premier jour suffit ordinairement pour leur rendre la santé ; mais il n'en est pas de même de celles de la seconde catégorie, car elles n'ont été atteintes qu'en raison d'une disposition préexistante chez elles. Il est indispensable de combattre cette cause interne. Pour y parvenir, on commence, après un jour de repos, à prendre tous les soirs une dose des poudres n° 8, et, de deux matins l'un seulement, l'évacuant n° 1, à dose qui provoque quatre ou cinq selles. Quand elles se sont déclarées, on place aussitôt sur la tête du malade des compresses imbibées d'eau fortement salée. Si, après quelques jours, les digestions ne s'opèrent pas facilement et sans que le malade éprouve de vives douleurs d'estomac, il devra boire, tous les jours avant son dîner, une cuillerée à bouche du vin tonique n° 9. Il convient en outre d'appliquer à la jambe une mouche de Milan et de l'y entretenir jusqu'à ce que l'on soit guéri. De plus, il importe de se frictionner tous les jours, matin et soir, le buste avec l'huile camphrée n° 11.

Si c'est une personne du sexe, en âge de puberté ou à la veille d'y être, elle fera usage des mêmes moyens; mais dans le cas où elle aurait ses règles, pendant leur durée, il faudrait cesser les remèdes. A part cela, on ne mettrait point d'interruption dans le traitement.

Le régime est celui des affections chroniques. Il faut user de vin modérément.

ARTICLE V.

Catalepsie ou Léthargie.

Cette affection s'annonce par la suppression subite de

l'intelligence et du mouvement. Elle paraît tenir par ses symptômes à un état *spasmodique*, qui revient par accès à des époques irrégulières plus ou moins rapprochées, ne durant parfois que quelques minutes, et d'autres fois se prolongeant pendant plusieurs jours. Le malade ne change pas de position et reste dans celle qu'on lui donne. La respiration, quoique peu sensible, est toujours régulière, de même que la circulation qui cependant est ralentie. Cette affection, dont aucun signe particulier ne fait prévoir l'arrivée des accès, doit plutôt être considérée comme symptôme grave. J'ai remarqué qu'elle atteignait principalement les filles, avant l'âge de puberté.

La manière de traiter cette maladie consiste à faire prendre, jusqu'à entière guérison, tous les soirs, une dose des poudres n° 8 et, de deux matins l'un, le purgatif n° 1 à dose convenable pour provoquer quatre ou cinq selles. Aussitôt qu'elles se sont opérées, on applique sur la tête du malade des compresses d'eau fortement salée. On place sur la jambe une mouche de Milan que l'on entretient jusqu'à la fin du traitement.

Si la personne est du sexe et voisine de l'âge de puberté, il faut lui donner tous les soirs, outre les remèdes indiqués, avant qu'elle se couche et un instant avant les poudres n° 8, une pilule n° 2. Elle fera aussi usage, tous les soirs avant le souper, d'un bain de siége d'eau chaude où elle restera une demi-heure. Ce conseil s'adresse encore aux femmes dont les règles seraient supprimées ou ne donneraient qu'un faible écoulement, pourvu qu'elles ne soient pas en état de *gestation* (grossesse).

Même régime que pour les affections chroniques. On ne boira de vin qu'en petite quantité.

ARTICLE VI.

Etourdissements, Eblouissements et Vertiges.

Ces sortes d'affections ne doivent être considérées que comme avant-coureurs d'une maladie grave : c'est précisément parce qu'on n'y fait pas assez attention que j'engage l'individu qui y est sujet, à recourir promptement à la méthode évacuante. Si je recommande tant de célérité, c'est afin de faire observer que ces symptômes, qui pourraient exister pendant quelques années sans produire des effets bien funestes, n'en sont pas moins les précurseurs de l'apoplexie.

Voici les moyens de les combattre. On prend tous les soirs une dose des poudres n° 8, tous les matins l'évacuant n° 1, en quantité suffisante pour faire aller quatre ou cinq fois à la selle. Lorsque ce résultat est obtenu, on applique sur la tête des compresses imbibées d'eau fortement salée. On aspire par le nez, à l'aide d'un linge ou d'une éponge, l'infusion composée de fleurs de mauves et acidulée avec du vinaigre, plusieurs fois dans la journée. Il faut continuer ainsi pendant quinze jours. Ce temps expiré, si ce traitement n'avait pas amélioré sensiblement la position du malade, il est nécessaire de le recommencer, en ajoutant aux remèdes précédents une pilule n° 2, qu'on prend tous les soirs avant les poudres n° 8. On entretient en même temps à la jambe une mouche de Milan, jusqu'à complète guérison.

Le régime est celui des affections chroniques; mais le vin est interdit.

En 1844, madame Luquet, âgée de 62 ans, dont le mari tenait un bureau de tabac à Besançon, était depuis deux ans traitée sans succès pour des *étourdissements* qui se répétaient avec des caractères si graves, qu'ils la firent tomber deux fois pendant ses promenades. Ce fut après ces accidents qui étaient bien de nature à l'alarmer qu'elle vint me consulter. Elle me fit une longue énumération des divers traitements qu'on lui avait prescrits, et dans lesquels les saignées, sangsues, ventouses, etc., qui avaient eu pour résultat de faire empirer le mal au lieu de l'atténuer, n'avaient pas été oubliées. Je lui indiquai la marche à suivre pour arriver à une guérison complète, et quelques semaines s'étaient à peine écoulées, que je la vis revenir avec une figure riante. Elle m'assura qu'elle se portait à merveille et que le retour de sa santé lui faisait croire pour ainsi dire au retour de sa jeunesse. Tout ce qu'elle se reprochait, ajouta-t-elle, c'était de n'être pas venue plus tôt me trouver.

ARTICLE VII.

Epilepsie (Haut-mal ou Mal caduc).

Les accès de cette maladie, qui reviennent à des époques indéterminées, s'annoncent par des convulsions générales et la perte de l'intelligence. Le malade est plongé dans un état complet d'insensibilité. Les yeux s'ouvrent largement et la pupille reste fixe ou frappée d'immobilité. La face se contracte et se tire de travers. La bouche se porte vers l'une ou l'autre oreille et se couvre d'écume. La langue pourrait être endommagée si elle se trouvait entre les dents, parce que, au moment de l'accès, elles tendent à se serrer. La tête se contourne, les jugulaires se gonflent, le visage devient violacé et la respiration haute et entrecoupée. Après l'accès qui dure de cinq à vingt minutes, le malade reprend lentement ses sens et regarde avec étonnement les personnes qui l'entourent, éprouvant une lassitude dans tout le corps.

Les symptômes que je viens de décrire, ne se présentent pas avec des caractères aussi graves chez toutes les personnes qui en sont atteintes, surtout au début de la maladie; mais plus tard le mal augmentant d'intensité les rend de plus en plus alarmants.

Si l'épilepsie n'est pas due à un vice de conformation, une chute, une contusion, etc., mais qu'elle soit, comme cela arrive souvent, le résultat de la répercussion d'une maladie cutanée, telle que la gale, (la suppression des règles peut aussi en être la cause), etc., on parvient à s'en guérir en prenant pendant un mois, tous les soirs, une dose des poudres n° 8 et, de deux matins l'un, le purgatif n° 1, à dose qui occasionne quatre ou cinq selles et en se frictionnant de plus matin et soir avec l'huile camphrée n° 11. On s'applique une mouche de Milan à la jambe et on l'entretient jusqu'à guérison. Lorsqu'on a peine à moucher, on aspire par le nez l'infusion de mauves acidulée avec du vinaigre, cinq ou six fois par jour. Si c'est une personne du sexe approchant l'âge de puberté, elle fera usage tous les deux jours, avant l'heure du souper, d'un bain de siège d'eau chaude dans lequel elle ne restera qu'une demi-heure. Dès que les évacuations auront eu lieu, on placera sur la tête des compresses imbibées d'eau fortement salée.

On ne sera pas étonné si, pendant ce traitement, les accès deviennent quelquefois plus rapprochés et plus violents : ils peuvent aussi reparaître avec moins d'intensité et à des intervalles plus éloignés. Mais, quel que soit le caractère sous lequel ils s'annoncent, on doit persévérer jusqu'à ce qu'ils cessent entièrement. Le traitement sera donc continué dans la suite de la même manière, en ajoutant aux autres remèdes, tous les soirs, une pilule n° 2 que l'on prendra avant les poudres n° 8. Si la personne avait eu la gale, indépendamment de tous ces moyens, il faut lui appliquer l'emplâtre stimulant n° 13, en se conformant pour cela aux instructions données dans la Pharmacopée.

Même régime que pour les affections chroniques. Le vin est interdit.

L'exemple que je vais rapporter prouve la supériorité de mon système sur tous les autres.

En 1837, il y avait six ans que M. Lange de Paris était atteint d'*épilepsie*. Lorsqu'il en éprouva les premiers accès, il habitait Londres. Là il épuisa, mais en vain, la science des médecins les plus en renom. Croyant enfin trouver dans sa patrie des moyens plus prompts et plus efficaces pour obtenir sa guérison, il revint à Paris où il se fit traiter longtemps par plusieurs médecins qui, loin d'améliorer son état, ne firent au contraire que le rendre plus alarmant. Ces docteurs, après avoir usé sur lui toutes les ressources de leur thérapeutique, finirent par persuader à leur client que le séjour de Montpellier serait favorable à sa santé. Cette idée ranima son courage, abattu par l'insuffisance et l'insuccès des traitements précédents prescrits par les premiers élus des facultés anglaisse et parisienne, et lui fit concevoir l'espérance d'apporter au moins quelque soulagement à ses maux. Il se décida donc à ce voyage ; mais ses accès, au lieu de diminuer de nombre et de gravité, revinrent plus fréquents, à tel point qu'ils se répétaient jusqu'à dix fois par jour, accompagnés des symptômes les plus effrayants. M. Lange envisageant dès-lors sa position comme désespérée, se résolut à ne plus se soumettre à aucune médication ; seulement il voulut faire un voyage en Suisse dans le but d'y chercher des distractions. Il arrive à Corsier, petite commune près de Vevey (Canton de Vaud), pour admirer les sites pittoresques et enchanteurs des environs qui, tout en réjouissant la vue, consolent le cœur de celui qui souffre. Un heureux hasard lui fait faire ma connaissance. Quelqu'un vient un jour le trouver pour s'entretenir avec lui, portant sous le bras mon livre, La Médecine populaire. Au simple aspect du titre qu'il n'avait fait qu'entrevoir, M. Lange prie son visiteur de lui communiquer l'ouvrage, afin de le consulter à l'article qui traite de la maladie dont il est affligé. Le livre lui plaît, il s'empresse de s'en procurer un exemplaire. Ce fut quelques jours après qu'il me consulta. Qui le croirait ! Huit jours à peine sont écoulés que les dix accès d'épilepsie par jour se réduisent à un et que le mois suivant ils n'avaient plus lieu qu'une fois par semaine. Cinq mois après le malade était complètement guéri.

En 1843, la petite fille de M. Bovet, jardinier à Canot près Besançou, alors agée de 13 ans, était depuis plusieurs années atteinte d'*épilepsie*. Les accès de cette maladie se reproduisaient chez elle trois ou quatre fois par semaine. Pendant tout ce temps elle avait été traitée par divers médecins, sans qu'il se fût déclaré aucune amélioration dans son état. Elle obtint cependant une guérison complète en suivant les moyens que je prescris.

ARTICLE VIII.

Hypocondrie.

Cette maladie, dont la marche est assez irrégulière, atteint principalement les hommes. Elle commence par les désordres de la digestion, de l'intelligence et du sommeil. L'*hypocondre* devient alternativement irascible et triste; il paraît avoir des inquiétudes continuelles; il se sert d'expressions exagérées pour dépeindre ses douleurs et ses peines, il en est exaspéré; il se plaint qu'on ne prend jamais assez de part à ses maux; ses meilleurs amis lui inspirent de la méfiance; l'idée de la mort lui cause des craintes excessives; ses songes sont pénibles et souvent interrompus par des *soubresauts*; il éprouve parfois de violents *maux de tête*, des *vertiges*, de la *constipation* accompagnée de *gonflements* de l'estomac et des intestins : il arrive de même que, sans s'y attendre, il est pris d'un *dévoiement* qui suspend pour quelques jours une partie de ses souffrances.

Cette affection, qui peut dégénérer en folie, réclame les plus prompts secours. Comme beaucoup d'auteurs s'accordent sur la cause de cette maladie qu'ils attribuent à une prédominance du système *hépatique*, ce qui prouve que le malade est d'un tempérament bilieux, je ne conçois pas pourquoi les médecins ont recours à d'autres moyens que ceux de ma méthode.

Ils consistent à prendre tous les soirs une dose des poudres rafraîchissantes n° 8 ; tous les matins à jeûn, pendant une huitaine, l'évacuant n° 1, à dose qui provoque quatre ou cinq selles, et à appliquer à la jambe une mouche de Milan que l'on entretient jusqu'à guérison. Dès que les selles ont eu lieu, on place sur la tête des compresses imbibées d'eau fortement salée. Après ces huit jours, on continue tous les soirs les poudres rafraîchissantes ; mais on ne fait usage de l'huile de ricin que tous les deux jours, le matin. Tous les jours avant le dîner on boit une cuillerée à bouche du vin tonique n° 9. Si le malade mouche difficilement, il aspire par le nez l'infusion de mauves acidulée avec du vinaigre, de temps en temps dans la journée. De plus il se frictionne tout le buste avec l'huile camphrée n° 11, matin et soir. Si la personne avait eu la gale à une époque antérieure à sa maladie, elle se placera entre les épaules l'emplâtre stimulant n° 13, en se conformant aux instructions données à l'article concernant cet emplâtre.

Le régime est celui des affections chroniques. On ne boit de vin qu'en très petite quantité.

Dans le courant du mois de février 1846, M. Maître, instituteur à St.-Ferjeux près Besançon, était malade d'une *hypocondrie* qui avait épuisé sans fruit la science de son médecin et même celle d'un *accolyte* que celui-ci s'était donné. Il avait perdu le sommeil, que les potions narcotiques auxquelles il avait recours tous les soirs ne pouvaient lui rendre, ses digestions étaient pénibles ; son imagination ne lui présentait que des idées sombres ;

il s'exagérait le danger de sa position. Lassé de ne pas
la voir s'améliorer, il prit le parti de s'adresser à moi.
Pour le premier jour, je ne lui conseillai autre chose que
de prendre le soir en se couchant une cuillerée à bouche
d'huile de ricin, en lui faisant la réflexion qu'étant privé
du sommeil, il ne souffrirait pas plus de se déranger pour
aller sur selle que de rester constamment au lit sans dormir. Il exécuta ponctuellement ce que je lui avais ordonné. Cette première nuit il put déjà faire un sommeil
de quatre heures, d'où il ne fut tiré que par le besoin
d'évacuer : le reste de la nuit se passa d'une manière
très calme. Cet heureux résultat lui inspira dès-lors une
grande confiance en ma méthode qui lui rendit la santé
en très peu de temps.

ARTICLE IX.

Hystérie.

Cette affection chronique, qui atteint plus particulièrement les femmes, depuis l'âge de puberté jusqu'à l'é-
poque critique, ne se présente pas toujours avec les
mêmes symptômes ; mais les plus généraux sont des
bâillements, le froid des pieds, l'engourdissement
des membres, une chaleur qui se porte à la figure et
quelquefois à une oreille. Le malade éprouve une pesanteur dans les yeux et un assoupissement qui ressemble
à un état d'ivresse ; parfois les paupières se gonflent et
deviennent rouges ; cet état est accompagné de pleurs
involontaires et dans certains cas d'éclats de rire. Le

besoin d'uriner se fait sentir inutilement. Il se manifeste une gêne ou sensation pénible dans le bas-ventre d'où semble partir une boule qui arrive à l'estomac, ensuite à la poitrine, pour de-là se fixer à la gorge et y occasionner une violente contraction. Le malade paraît être sur le point de suffoquer; il porte souvent les mains à la poitrine ou au cou; tout l'incommode; la respiration lui manquant, il faut l'exposer au grand air. Ces accès, qui ne sont jamais de longue durée et qui ne se présentent pas toujours sous des symptômes aussi graves, peuvent être provoqués par la plus légère contrariété, suivant l'impressionnabilité de la personne : ils se terminent ordinairement par une abondante émission d'urine. Les personnes sujettes à l'hystérie ont les nerfs très irritables; elles sont superstitieuses et font toujours une interprétation défavorable de leurs songes.

On se guérit de cette maladie en prenant tous les soirs une dose des poudres n° 8 et de deux matins l'un l'évacuant n° 1, à dose qui occasionne quatre ou cinq selles. Aussitôt que l'on a obtenu ce résultat, on place sur la tête des compresses imbibées d'eau fortement salée. Il convient en outre d'entretenir jusqu'à un entier rétablissement une mouche de Milan à la jambe. Après huit jours de ce traitement, on fait usage avant dîner d'une cuillerée à café du vin tonique n° 9. On se frictionne matin et soir tout le buste avec l'huile camphrée n° 11, et, de deux soirs l'un, on prend un bain de siége d'eau chaude dans lequel on reste une demi-heure. On doit discontinuer le traitement pendant la durée des règles.

Même régime que pour les affections chroniques. Ne boire de vin qu'en petite quantité.

ARTICLE X.

Migraine.

On donne le nom de *migraine* à une violente douleur qui se fait ordinairement sentir dans un côté de la tête. Chez quelques personnes cette affection revient à des époques périodiques, de même qu'elle peut être excitée par la plus légère influence d'une cause occasionnelle, parce que la personne atteinte de cette maladie, est plus impressionnable. Les souffrances, qui durent environ douze heures et qui commencent dans la nuit ou le matin, ont pour symptômes de la pesanteur dans la tête, de la chaleur aux yeux, quelques bâillements; le malade ressent un vide dans l'estomac ou une lassitude dans cet organe, il éprouve le besoin de manger, quoique dans ces cas les organes digestifs se trouvent dans l'impossibilité de remplir leurs fonctions; car il ne tarde pas à éprouver des maux de cœur et souvent de violents efforts pour vomir, accompagnés quelquefois d'un plus ou moins grand nombre de convulsions des membres : on vomit une eau incolore, mais acide ou de la bile de diverses couleurs.

Après que l'estomac, au moyen de pénibles évacuations, est enfin parvenu à se débarrasser d'une partie des humeurs dégénérées qui occasionnaient par leur surabondance le trouble dans l'organisme, le malade a le bonheur de s'endormir et à son réveil il ne ressent plus une douleur aussi intense, mais il souffre encore.

Comme les personnes sujettes à la migraine le sont ordinairement à la *constipation*, elles devraient, lors-

9

qu'elles restent plusieurs jours sans aller sur selle, recourir au moins à quelqnes doses des poudres n° 8,
prises avant le repas ou deux heures après. Elles feront
bien aussi d'employer quelques lavements purgatifs n° 15,
dans le but de décombrer les gros intestins des matières
alvines et d'éloigner par ce moyen leurs souffrances ou
en diminuer l'intensité.

Mais si elles prennent la résolution de se guérir tout à
fait, elles devront prendre chaque soir, deux heures a-
près leur souper, une dose des poudres n° 8 et de deux
matins l'un, l'évacuant n° 1 à dose qui les fasse aller
quatre ou cinq fois sur selle. Une fois ce résultat obtenu,
on place sur la tête des compresses imbibées d'eau fortement salée. Une mouche de Milan entretenue à une
jambe, quoique non de rigueur, hâte néanmoins la guérison.

Si la personne est du sexe, elle fera usage, de deux
soirs l'un, d'un bain de siége d'eau chaude dans lequel
elle restera une demi-heure.

On continuera ainsi jusqu'à guérison ; mais, après la
première huitaine, il est bon de prendre tous les jours
avant le dîner une cuillerée à bouche du vin tonique n° 9.

Le régime est celui des affections chroniques. Il faut
user de vin avec modération.

Dans l'année 1842, M. Beaup, menuisier, rue de l'ar-
senal à Besançon, se trouvait depuis longtemps sujet à
une *migraine*, qui revenait régulièrement presque toutes
les semaines et le condamnait, pendant vingt-quatre
heures, aux douleurs les plus vives. Pour se délivrer de
cette maladie, il consulta plusieurs médecins qui tous
lui conseillèrent plutôt un régime qu'un traitement,

donnant pour raison *qu'ils ne savaient lequel prescrire dans cette circonstance*, ce qui n'était guère capable de rassurer le malade. Un hasard, je dis mieux, une providence qui semble veiller quelquefois sur ceux qui souffrent, lui fit apprendre qu'un de ses voisins, M. Caire, avait été guéri d'un rhumatisme qui le forçait d'aller aux béquilles, en adoptant la médication indiquée dans mon ouvrage pour ce genre d'affection. La pensée lui vint qu'il pourrait aussi, en suivant cet exemple, apporter un remède à ses maux; il le fit, et quinze jours plus tard sa migraine l'avait quitté pour ne plus reparaître.

ARTICLE XI.

De la Folie.

Ce que l'on remarque plus particulièrement chez le malade en proie à la *folie*, c'est un appétit immodéré et d'autres fois une aversion pour les aliments; ce qui prouve assez que les fonctions digestives ne s'exécutent pas convenablement. Quel que soit le nom donné à la folie, les symptômes, effets de la cause qui vient d'être signalée, sont toujours le désordre dans les organes de l'intelligence, le trouble dans les idées et le sommeil. Comme la fièvre, la folie a des accès, des intermittences, des périodes. En général, les fous paraissent avoir plus d'esprit pendant la durée de leurs accès que dans les moments lucides; cependant après, ils sont abattus et engourdis. Un vice de conformation de l'*encéphale* (cerveau) peut devenir la cause de cette maladie, de même qu'elle est quelquefois le résultat d'une forte contusion dans cette partie de la tête. Dans ce dernier cas la cure est presque impossible. Elle l'est encore quand cette maladie provient de remèdes mercuriels, d'excès de divers genres, etc. Mais si, comme cela arrive assez souvent, elle est (ce que bien peu de médecins comprennent) occasionnée par la répercussion d'une maladie cutanée, telle que la gale, les dartres et, indépendamment de ces causes, chez les personnes du sexe, par la suppression des règles, on peut alors espérer une guérison radicale.

Quelle que soit la cause qui ait occasionné la folie, on peut affirmer que le *canal alimentaire* joue le plus grand rôle, soit pour en augmenter, soit pour en diminuer la gravité et la durée des accès. La preuve en est, que l'on procure quelque soulagement aux aliénés *réputés incurables* ou qu'on les guérit en leur appliquant mon système, qui repose sur des moyens dont les effets sont dirigés sur l'appareil *digestif*.

Comme il est assez difficile d'administrer les remèdes à ceux qui sont atteint de folie, il est bon de commencer le traitement par calmer les nerfs du malade, pour l'amener à être docile aux conseils de ceux qui le soignent. Dans cette circonstance, rien n'agit d'une manière plus efficace que l'émétique pris à petite dose. On en met 10 centigrammes (deux grains des anciens poids) dans un demi-litre d'eau. On donne, plusieurs fois dans la journée, cette préparation par cuillerée à bouche seulement, après l'avoir mélangée dans le liquide qui flattera le plus son goût, à moins que ce ne soit un spiritueux. Quand l'état de l'aliéné sera devenu plus calme, on appliquera à une jambe une mouche de Milan et on lui fera prendre

le purgatif n° 1 à forte dose, comme ce serait bien deux
cuillerées à bouche, à deux heures d'intervalle, jusqu'à
ce que les selles s'ensuivent. Mais si cette dose d'huile de
ricin n'avait pas provoqué le nombre de cinq ou six selles,
on l'augmenterait les jours suivants jusqu'à ce que l'on
ait obtenu ce résultat. Une fois que les évacuations ont eu
lieu, on place sur la tête de l'aliéné des compresses imbibées d'eau fortement salée. On fait prendre pour boisson de
la limonade, dans laquelle il entre par chaque demi-litre
deux doses des poudres n° 8. Pour débarrasser le cerveau, lorsque le malade a de la peine à moucher, on lui
fait aspirer par le nez, au moins cinq ou six fois par jour,
l'infusion de mauves acidulée avec du vinaigre. Il est
rare que ce traitement ne soit couronné de succès ou
qu'il ne fasse obtenir un changement notable

On continue ainsi jusqu'à ce qu'une amélioration se
déclare. Alors on ne donne plus l'évacuant n° 1 que de
deux matins l'un, à dose plus faible, mais qui fasse aller
cependant quatre ou cinq fois sur selle. Si les digestions
avaient encore de la peine à s'opérer, on donnerait tous
les jours, avant dîner et avant souper, une cuillerée à
café du vin tonique n° 9. On pourrait aussi, après un
usage de quelques jours, en porter la dose à une cuillerée à bouche.

Le régime est le même que celui des affections chroniques; mais le vin est entièrement interdit.

ARTICLE XII.

Perte de la Mémoire.

Cette affection atteint plus particulièrement les personnes avancées en âge, à moins qu'elle ne survienne à
la suite d'une contusion, d'une maladie grave traitée,
comme cela arrive souvent, par des moyens irrationnels
ou des remèdes contraires. Elle n'est accompagnée d'autres symptômes que de la diminution plus ou moins considérable des facultés de l'entendement, avec incohérence
des idées et des actions, qui, le plus souvent paraissent
n'avoir aucun but déterminé.

Si la personne est d'un âge trop avancé, il est inutile
de chercher à y remédier; mais, dans la supposition qu'elle
ne le soit pas, il suffira pour recouvrer la faculté perdue
de se soumettre au traitement suivant. On prendra d'a-
bord, pendant huit jours, tous les soirs, deux heures
après souper, les poudres rafraîchissantes n° 8, de plus
tous les matins pendant le même espace de temps, l'éva-
vacuant n° 1, à dose qui provoque quatre ou cinq selles.
Dès que ce résultat est obtenu, on place sur la tête des
compresses imbibées d'eau fortement salée. On entretiendra à la jambe une mouche de Milan, et on aspirera par
le nez l'infusion de mauves acidulée avec du vinaigre,
toutes les fois qu'on aura de la difficulté de moucher. La
première huitaine expirée, si le malade se sent soulagé,
il ne prendre plus l'huile de ricin que de deux matins l'un.

Le régime est celui des affections chroniques.

M. Pianet, receveur de la douane aux Pargots (Doubs), vint me trouver en 1842. Après les compliments d'usage, il garda le silence qu'il rompit enfin pour me dire qu'il ne se rappelait plus le sujet de sa visite. Alors prenant la parole, je lui répondis en riant qu'il voulait probablement me consulter pour une *perte de la mémoire*. Il convint que c'était pour ce motif qu'il s'était présenté chez moi. Pendant une semaine il suivit le traitement que je lui indiquai et la mémoire lui revint si fidèle, qu'il se rappelait des circonstances et des particularités de sa vie, dont il avait perdu depuis longtemps le souvenir.

ARTICLE XIII.

Observations sur le Crétinisme et l'Idiotisme.

Il est des êtres dont le développement physique et intellectuel semble incomplet. Parmi ces créatures qui représentent l'espèce humaine au dernier degré de la dégradation, il y en a qui se distinguent par des caractères essentiels et des particularités extérieures, d'après lesquels on les a désignés sous le nom de *crétins*. Ces individus ont la tête grosse, le visage aplati et quelquefois ridé, le nez gros, court et large, la bouche grande, les lèvres épaisses, la lèvre inférieure pendante, la langue large et épaisse sortant un peu de la bouche, les oreilles charnues et allongées, les *glandes parotides* ordinairement engorgées, un goître plus ou moins volumineux, les mains et les doigts très longs de même que les pieds, les membres à demi-paralysés et souvent amaigris, la respiration

difficile, un sifflement aigu pendant l'aspiration, et, lorsqu'ils veulent essayer d'articuler quelques mots, c'est
pour ainsi dire par une espèce de hurlement qu'ils s'é-
noncent. Leur taille dépasse rarement un mètre trente-
cinq centimètres. Le tempérament *lymphatique* prédomine toujours chez le *crétin*, avec la co-existence d'un
principe *scrofuleux*.

Cette affection, si on peut lui donner ce nom, se rencontre plus particulièrement en certaines contrées, et,
tout en excitant chez l'homme une pitié stérile, elle ne l'a
point conduit jusqu'à présent à rechercher les moyens de
la combattre. Mais nul effet n'a lieu sans cause ; celle
dont le *crétinisme* est le résultat, ne saurait raisonnablement être attribuée qu'au tempérament lymphatique, avec
lequel il existe un principe *scrofuleux*. Qu'on jette les
regards sur tous les désordres que peut occasionner dans
l'organisme ce principe morbide, et l'on remarquera
qu'il atteint jusqu'aux os et qu'il fait naître chez certains
individus des *exostoses* (excroissances des os), la carie, etc.
Ne peut-on pas affirmer d'après cela que la tuméfaction
de la langue, l'engorgement des glandes, la difformité
des membres, etc. , sont autant d'effets produits chez le
crétin par le virus scrofuleux et qu'ils sont par conséquent susceptibles de guérison ? Mais jusqu'à ce jour les
systèmes qui ont dominé en médecine, sont plus propres
à propager cette affection qu'à la détruire. On peut dire
que beaucoup de créatures deviennent, déjà dans le sein
de leurs mères, les victimes de l'ignorance et de l'erreur.
Combien ne voit-on pas de femmes enceintes, d'un tempérament lymphatique et atteintes de *scrofules*, auxquelles les médecins prescrivent plusieurs saignées pen-

dant leur grossesse? Au lieu que si l'on employait les
moyens indiqués par ma méthode, en les réitérant aussi
longtemps que le réclame la position de ces femmes, non-
seulement elles recouvreraient la santé, mais encore
leurs enfants n'offriraient pas l'affligeant tableau que présentent ces êtres, à charge à eux-mêmes et à la société.

ARTICLE XIV.

Alopécie ou Chute des cheveux.

Les cheveux sont la coiffure que la nature nous a donnée, pour nous garantir de l'influence que les changements
de la température exerceraient sans cela sur les organes
de la tête et en même temps pour nous servir de parure,
principalement aux personnes du sexe. Un homme chauve
offre aux yeux un aspect pénible. Si la chute des cheveux
ne peut être considérée comme un principe de maladie,
il est cependant vrai de dire qu'elle en accuse un effet des
plus palpables, qui vient confirmer ce que j'ai avancé au
sujet de l'utilité et de l'agrément de la chevelure.

C'est en vain que l'art de la parfumerie ne cesse de
vanter les nouvelles découvertes qu'elle croit propres à
faire repousser les cheveux. Tous ces moyens tant prô-
nés ne sont presque jamais justifiés par le succès.

La manière la plus sûre et la meilleure pour faire re-
croître les cheveux, que leur chute soit due à la violence
d'une fièvre cérébrale, d'une fièvre inflammatoire, ou à
des préparations mercurielles prises antérieurement comme remèdes, c'est de recourir à la méthode évacuante.

Car, en détruisant la cause du dépérissement des cheveux, on détruit aussi les effets qui en sont la chute. Ceci est avoué par une multitude de personnes qui, après avoir fait usage de mon système dans des maladies chroniques, ont été très surprises de voir repousser leurs cheveux quand les symptômes du mal avaient cessé.

Si celui qui aura perdu ses cheveux est bien aise de les voir repousser, qu'il prenne tous les soirs une dose des poudres n° 8, deux heures après souper, et de deux matins l'un l'évacuant n° 1, à dose qui provoque quatre ou cinq selles. Quand on éprouve de la difficulté pour moucher on aspire par le nez, plusieurs fois par jour, l'infusion de mauves acidulée avec du vinaigre. La première huitaine écoulée, qu'on fasse usage, sans interrompre le traitement précédent, tous les jours avant dîner, d'une cuillerée à bouche du vin tonique n° 9, en continuant ainsi jusqu'à ce qu'on vienne à s'apercevoir des heureux effets de la médication.

Même régime que pour les affections chroniques, sans aucune restriction.

M. Maître, instituteur à Saint-Ferjeux, près Besançon, que je guéris d'une *hypocondrie* en 1846, fut tout étonné, après que cette maladie l'eut quitté, de voir ses cheveux, dont la *chute* lui causait des inquiétudes, repousser aussi beaux et aussi épais qu'ils étaient auparavant, sans qu'il eût fait usage d'aucun remède extérieur.

ARTICLE XV.

Affections des Yeux.

Les yeux sont sujets à beaucoup d'affections, telles que le *larmoiement* qui, dans certains cas, précède la *fistule lacrymale*, laquelle est susceptible d'être guérie par l'application de ma méthode, quoique je n'en fasse pas un article séparé dans cet ouvrage, le renversement des paupières, leur rapprochement qui les fait paraître comme collées au point de rendre nécessaire l'art chirurgical pour en opérer la séparation ; la *diplopie* qui fait voir les objets doubles, la *myopie* qui oblige à les regarder de près, le *presbytisme* qui les fait mieux distinguer lorsqu'ils sont éloignés, l'*ophtalmie* ou inflammation de l'œil, qui entraîne souvent après elle non-seulement des taies ou taches qui obscurcissent la cornée, mais encore occasionne quelquefois la fonte de l'œil; l'*amaurose* ou goutte-sereine qui s'annonce par la perte de la vue, sans autre vice apparent que la dilatation ou le rétrécissement de la pupille, enfin la *cataracte* ou opacité du *cristallin* qui réclame la main de l'oculiste.

Toutes ces affections, excepté la *myopie* et le *presbytisme*, exigent impérieusement l'emploi de la méthode évacuante; car la *cataracte*, dont l'individu croit être délivré pour toujours après l'opération, n'en revient pas moins plus tard jusqu'à deux et même trois fois, ainsi qu'on peut s'en assurer par l'exemple de plusieurs personnes auxquelles cela est arrivé, ce qui démontre la rigoureuse nécessité d'attaquer, au moyen des purgatifs, la cause qui a produit la cataracte avant l'opération. On n'aurait pas été obligé d'en venir à cette extrémité, si l'on avait pris cette précaution dès l'apparition des premiers symptômes de cette maladie. Mais les médecins sont encore, à l'égard de la cataracte et d'une foule d'autres affections d'un autre genre, dans la plus grande erreur pour ce qui concerne le traitement qu'il faut suivre. Que d'aveugles qui ne le seraient pas si ma méthode était mieux appréciée!

Le traitement est le même pour toutes les maladies des yeux, à l'exception de quelques moyens extérieurs qu'il convient d'employer suivant le cas.

Lorsqu'il existe une grande *inflammation* sans perte de la vue, on doit placer une mouche de Milan à la jambe et l'y entretenir jusqu'à guérison complète.

S'il y a *Amaurose* ou *perte de la vue*, comme cette affection provient toujours d'un principe de gale existant dans nos fluides, il faut provoquer une éruption en plaçant entre les épaules l'emplâtre stimulant n° 13 que l'on panse suivant les indications données dans la Pharmacopée. Il est rare dans ce cas, surtout si l'on s'y est pris à temps, que le malade ne recouvre pas la vue après une huitaine.

Pour l'*inflammation*, la *perte de la vue*, les *taches* ou *taies*, on lotionnera les yeux sept à huit fois par jour avec l'huile camphrée n° 11, en se servant du bout du doigt ou de la barbe d'une plume. Ce remède cause une cuisson assez vive qui cesse promptement et à laquelle succède une grande fraîcheur.

On aspire par le nez, au moins sept ou huit fois par jour, l'infusion de mauves acidulée avec une cuillerée à bouche de vinaigre par bol de la contenance d'un demi-litre à peu près. Ce moyen si simple aide les sécrétions nasales et débarrasse le cerveau.

Indépendamment de tout ce qui vient d'être expliqué et détaillé, on commencera le traitement en faisant usage tous les soirs, deux heures après souper, d'une dose des poudres n° 8, et tous les matins à jeun de l'évacuant n° 1, à dose qui occasionne au moins quatre ou cinq selles. Dès qu'on a obtenu une amélioration sensible, on ne prend plus l'huile de ricin que de deux matins l'un, mais les poudres rafraîchissantes tous les soirs.

Si le malade atteint d'*inflammation des yeux* n'est pas complètement guéri après huit jours de traitement, s'il continuait à éprouver de vives douleurs aux yeux, à la tête, il lui faudrait, indépendamment des remèdes conseillés ci-dessus, prendre l'émétique tous les trois ou quatre jours, comme il est indiqué à l'article 7 de la Pharmacopée, et si, lorsque l'inflammation aura cessé entièrement, il existait encore des taies ou taches sur les yeux, on les ferait disparaître en les lotionnant trois ou quatre fois par jour avec un pinceau trempé dans l'eau n° 10, ainsi qu'il est prescrit à la Pharmacopée.

Toutes les fois que ces affections sont accompagnées de maux de tête, on applique sur cette partie des compresses imbibées d'eau fortement salée.

Le régime est celui des affections chroniques. Le vin est interdit.

En 1843, M. Sandoulin, âgé de 62 ans, cafetier en face la rue des Chambrettes, à Besançon, vint me consulter pour des *maux de tête* dont il souffrait depuis longtemps. Quoique dès le principe cette affection eût été traitée par des médecins, loin de perdre de sa gravité, elle venait de se compliquer, il y avait quelques mois, d'une *ophtalmie* (inflammation des yeux) qui avait aussi été rebelle à la médication des hommes de l'art. Le malade éprouvait des inquiétudes d'autant plus sérieuses, qu'il avait déjà perdu l'œil droit, en 1820, d'un coup de fleuret reçu en donnant une leçon d'escrime, qu'il craignait de perdre le seul qui lui restait et de devenir complètement aveugle. Le choc de l'arme sur le globe de l'œil droit avait occasionné une *distorsion* de cet organe si grande que la pupille (prunelle) se trouvait tout à fait cachée sous la paupière supérieure et remontée jusqu'au haut de celle-ci. Après un assez long entretien, je promis à mon client la guérison de ses maux de tête et de l'œil gauche. C'était là tout ce qu'il désirait, pensant depuis vingt-trois ans que son œil droit était à jamais perdu. Ce fut donc plein de confiance qu'il se mit à son traitement. Le résultat qu'il obtint dans huit jours parle bien haut en faveur de la *Médecine populaire,* puisque dans ce court espace de temps, non seulement les *maux de tête* et l'*inflammation de l'œil* gauche avaient cessé, mais encore l'œil droit, contre mon attente et la sienne, avait repris sa position naturelle et lui laissait apercevoir clairement et distinctement tous les objets. Cet exemple, plus que tout autre, devrait, à mon avis, convaincre bien des incrédules et les rallier à un système qui, lorsqu'il est appliqué, opère des effets plus satisfaisants que ceux que l'on en attendait d'abord, marche entièrement opposée à celle de la *médecine scolastique* dont la coutume, dans ces cas-là et dans une foule d'autres, est de promettre merveille et de ne rien tenir, au grand préjudice de la société. Ne serait-il pas de l'intérêt de ceux qui souffrent de comparer les avantages de l'une et de l'autre pratique, pour adopter, par une conséquence nécessaire, celle qui offre le moins de risques et qui présente le plus de chances de succès?

ARTICLE XVI.

Maladies du Nez.

Les maladies qui atteignent ordinairement le nez sont : de petits abcès à l'intérieur; le *polype* (excroissance charnue qui naît à la membrane *pituitaire*) ; le *cancer* ou *chancre*, espèce d'ulcère rongeant qui, après avoir détruit le nez, finit par s'étendre encore aux parties voisines; le saignement, les enfants plus que les autres personnes y sont sujets, cependant on a coutume d'y attacher trop peu d'importance. On voit même des pères et des mères qui croient que la fréquence de ces émissions sanguines naturelles est plus salutaire que nuisible à leurs enfants, tant il est vrai que l'esprit humain accueille avec plus d'empressement l'erreur que la vérité. Si ces personnes voulaient se convaincre des funestes conséquences du saignement du nez, elles n'auraient qu'à réfléchir qu'il ne diffère de l'*hémorragie*, dont la mort est souvent la suite, que par le manque d'intensité du principe morbide. Une fois dans cette persuasion, elles se hâteraient d'en arrêter le cours pour éviter des suites souvent dangereuses.

Lorsqu'il ne s'agit que du saignement par le nez, on parvient à le faire cesser en prenant tous les soirs, pendant huit jours, les poudres n° 8 et tous les matins à jeun l'évacuant n° 1, à dose qui provoque quatre ou cinq selles. Une fois ce résultat obtenu, on applique sur la tête des compresses imbibées d'eau fortement salée.

Ceux qui sont affectés d'un *polype* doivent faire usage des mêmes remèdes que ci-dessus; mais outre cela il faut qu'ils injectent dans le nez, plusieurs fois pendant le jour, de l'eau salée au moyen d'une petite seringue, et qu'ils s'appliquent aussi sur la tête des compresses imbibées d'eau fortement salée.

Ce traitement doit être suivi jusqu'à guérison, sans que l'on soit obligé de faire l'extirpation du polype, comme le font les médecins qui détruisent par cette opération l'effet et non la cause, puisque ces excroissances ainsi traitées ne tardent pas à reparaître.

Pour ce qui est du *chancre* ou *ulcère rongeant*, il faut prendre tous les soirs les poudres n° 8 et tous les matins à jeun le purgatif n° 1, à dose qui provoque quatre ou cinq selles. Une fois ce résultat obtenu, on applique sur la tête des compresses imbibées d'eau fortement salée. On lavera la plaie deux ou trois fois par jour avec de l'eau salée, et ensuite on la saupoudrera avec quantité égale de quinquina en poudre et de charbon pilé.

Le régime est celui des affections chroniques ; mais quand il existe un *polype* ou un *ulcère* le vin est interdit.

ARTICLE XVII.

Affections des Oreilles.

Les oreilles, comme les autres parties du corps, deviennent le siége de diverses affections, tels que l'*écoulement continuel d'humeurs*, qui a lieu surtout chez les enfants; des *tumeurs* tant à l'intérieur qu'à l'extérieur du canal auditif, dont la douleur se fait ressentir jusqu'à la gorge; le *bourdonnement*, le *tintement* et enfin la *surdité* qui atteint plus particulièrement les personnes avancées en âge : elle est quelquefois occasionnée par une chute ou une forte commotion, mais le plus souvent elle est la suite d'une maladie grave soumise à des traitements mal dirigés.

Lorsqu'on éprouve une douleur aiguë, on doit, jusqu'à ce qu'elle ait cessé, faire usage tous les soirs d'une dose des poudres n° 8 et tous les matins à jeun de l'évacuant n° 1, à dose qui provoque quatre ou cinq selles. Quelques injections composées d'une décoction de mauves et de graine de lin deviennent alors très utiles. Mais s'il y a écoulement d'humeurs, il est nécessaire de prendre en outre tous les soirs une pilule n° 2. Si c'est un enfant auquel il soit difficile de faire avaler cette pilule, on lui donne le quart d'une dose des poudres n° 3 le matin à jeun, et le lendemain le purgatif n° 1, à dose qui provoque quatre ou cinq selles, en alternant ainsi avec les poudres et l'huile de ricin jusqu'au rétablissement du malade.

Quand il y a surdité, il convient, avant d'employer les remèdes internes, de s'assurer si cette affection ne provient pas, comme il arrive parfois, d'une surabondance de *cérumen* (cire) qui obstrue le conduit auditif, car il suffirait d'enlever cet obstacle pour rendre l'ouïe. Mais lorsqu'on est convaincu que cet amas n'est pas la cause de la surdité, il faut prendre tous les soirs une dose des poudres n° 8, et tous les deux jours, le matin à jeun, l'huile de ricin n° 1, à dose qui occasionne quatre ou cinq selles, et le soir avant de se coucher d'une à trois pilules n° 2. Cependant si c'est un enfant, on lui donne, en place des pilules, le quart d'une dose des poudres n° 3 un matin, et l'autre l'évacuant n° 1, à dose capable de faire aller quatre ou cinq fois sur selle, en continuant ainsi pendant huit jours.

Ce temps écoulé, si on n'a pas recouvré l'ouïe, il faut appliquer l'emplâtre stimulant n° 13 entre les épaules, en se conformant, pour cet objet, aux instructions données dans la Pharmacopée. Il est bon d'observer que si la surdité datait de trop loin, ce traitement deviendrait presque inutile. Dans le cas contraire, on prendra l'émétique tous les trois ou quatre jours, comme il est expliqué au n° 7 de la Pharmacopée et l'on injectera de plus de l'eau tiède et salée dans l'oreille, que l'on aura soin de reboucher ensuite avec un petit tampon de laine ou de coton.

Toutes les fois qu'il y aura surdité, on appliquera sur la tête des compresses imbibées d'eau fortement salée.

Le régime est celui des maladies aiguës, lorsqu'il y a inflammation ou douleur intense; et celui des affections chroniques, quand la surdité existe sans douleur.

CHAPITRE II.

-⟨⟩-

ARTICLE I.

Rhume.

Le *rhume de la poitrine* est précédé du *corysa,* nommé vulgairement *rhume de cerveau* ; il s'annonce par une gêne et une sécheresse dans les fosses nasales. Le malade éprouve une espèce de chatouillement, de l'enchifrène-ment, des éternuements et finit par perdre l'odorat. Il ressent de la pesanteur à la tête et quelques douleurs au front ; il est atteint de larmoiement et sa voix éprouve plus ou moins d'altération. Le *mucus nasal* est tout à coup supprimé pour devenir plus tard abondant, liquide, séreux et tellement âcre qu'il excorie le pourtour des narines ; c'est alors que l'inflammation paraît quitter le cerveau pour se porter sur les poumons, ce qui consti-tue le *rhume de la poitrine.*

Lorsque les enfants à la mamelle sont attaqués du *co-rysa,* la respiration par les narines devenant nulle, les met dans l'impossibilité de téter et après deux ou trois succions ils sont pris de toux ; alors leur figure devient violacée , ils paraissent suffoquer et abandonnent le sein en criant.

Puisqu'on a remarqué que passant à l'état chronique, cette affection peut être accompagnée d'ulcères dans les fosses nasales, il importe de prévenir les mères qui sont nourrices de se purger pour guérir les enfants qu'elles allaitent, et celles qui ne le sont pas de faire prendre le purgatif n° 1 à leurs enfants.

Si le corysa entraîne après lui des suites fâcheuses, pourrait-on penser qu'elles sont moins graves lorsque le rhume s'est fixé sur les poumons, et que la constitution de celui qui en est atteint n'a pas permis à la nature de l'en délivrer au bout de quelques jours? Mais alors ce n'est ni la réclusion dans une chambre chaude, ni les infusions mucilagineuses ou adoucissantes, ni les spécifiques prescrits généralement dans ces circonstances, tels que le *laudanum*, l'*assa-fœtida* ou tout autre médicament de ce genre, qui peuvent débarrasser le principal organe de la respiration.

Il convient, au contraire, de faire usage tous les soirs d'une dose des poudres n° 8 et tous les matins à jeun de l'évacuant n° 1, à dose qui provoque quatre ou cinq selles. Pour faciliter l'expectoration on prendra, pendant les vingt-quatre heures, quatre ou cinq tablettes de kermès minéral n° 4. Il est bon de boire de temps en temps une infusion de camomille romaine et tous les jours avant le dîner une cuillerée à bouche, et, si c'est un enfant, une cuillerée à café du vin tonique n° 9. On entretiendra une mouche de Milan à la jambe, si le rhume persistait encore après trois ou quatre jours, tout en continuant le traitement ci-dessus.

Le régime est celui des affections chroniques.

ARTICLE II.

De la Grippe.

La *grippe* est épidémique, ses symptômes, ainsi que ceux de beaucoup d'autres maladies, varient suivant l'altération plus ou moins grande des fluides ou humeurs de celui qui en est atteint, et c'est lorsqu'elle est parvenue au dernier degré d'intensité que l'on doit craindre les dangers qui l'accompagnent. Au reste, elle débute toujours par l'inflammation de la gorge, la difficulté de respirer et d'avaler, l'enrouement; le mal de tête, des frissons et une lassitude dans les membres.

Voici les moyens à employer pour combattre cette affection qui, lorsqu'elle est prise à temps, disparaît en quatre ou cinq heures. On fait prendre, de deux heures en deux heures, l'évacuant n° 1, à dose proportionnée à l'âge et à la constitution de la personne, jusqu'à ce que les selles aient lieu. La première selle obtenue, on applique autour du cou du malade un cataplasme de fleurs de sureau cuites dans quantité égale d'eau et de vinaigre et auxquelles on ajoute trois ou quatre pincées de sel de cuisine. On en ferait une seconde application si la personne ne se sentait pas suffisamment guérie après la première. On donnera à boire du sirop de gomme dans de l'eau tiède où l'on mêlera, en remuant, une dose des poudres n° 8. Cependant si le mal persistait malgré cette médication, on la renouvellerait les jours suivants.

Même régime que pour la convalescence des maladies aiguës.

ARTICLE III.

Asthme ou Difficulté de respirer.

L'*asthme* est une affection *spasmodique* des organes de
la respiration, qui revient par accès et quelquefois au
milieu de la nuit pendant le sommeil le plus calme. Il
débute par une toux sèche et violente, la poitrine devient
de plus en plus gênée, la respiration est sifflante, imi-
tant chez quelques personnes le roucoulement de la tour-
terelle; le malade appréhende de suffoquer; tout ce qui
l'entoure paraît être la cause qui l'empêche de respirer;
il se plaint de maux de tête, sa figure devient violacée et
ce symptôme augmente par degrés; il recherche l'air le
plus vif, quoique dans ces cas les pieds et les mains soient
toujours froids. Ces symptômes annoncent que le mal est
déjà parvenu à une grande intensité; mais, dans le principe, il se déclare sous des caractères moins prononcés.

Jusqu'à présent la science des hommes de la Faculté
a été impuissante à leur fournir les moyens de guérir
cette cruelle maladie, tandis qu'on s'en délivre presque
toujours par l'application de mon système, et si quelquefois ce n'est pas d'une manière radicale, au moins
on diminue considérablement ses souffrances.

Dès le premier accès, le malade se sentira soulagé s'il
prend d'heure en heure une cuillerée à bouche d'huile de
ricin n° 1, jusqu'à ce que les selles arrivent, ou qu'il y ait
une amélioration sensible dans son état. Pour rendre la
guérison complète, il faut s'assujettir à mettre une mouche
de Milan à une jambe et l'y entretenir jusqu'à un entier

rétablissement. De plus, on fera usage tous les soirs, pendant une semaine, deux heures après le souper, d'une dose des poudres n° 8, et tous les matins à jeun de l'évacuant n° 1, à dose qui occasionne quatre ou cinq selles. Ce temps écoulé, on continuera tous les soirs les poudres n° 8, mais seulement de deux matins l'un, l'emploi de l'huile de ricin. Tous les jours avant le dîner, on prendra une cuillerée à café du vin tonique n° 9. On se frictionnera matin et soir tout le buste avec l'huile camphrée n° 11 et on s'astreindra à porter sur la peau une camisolle de flanelle que l'on changera deux fois la semaine ; on portera aussi des chaussettes de la même étoffe et on en changera tous les jours, car il est essentiel de ne pas les remettre deux jours de suite sans qu'elles aient été lavées.

Le régime est celui des affections chroniques. On doit ne boire de vin qu'en petite quantité et coupé d'eau.

M. Mathias Jungbluth, fondeur dans les ateliers de MM. Gandillot et Roy, à la Butte, commune de Besançon, éprouvait en 1844 des suffocations difficiles à décrire et pour lesquelles il avait déjà, pendant cinq ou six mois, suivi plusieurs traitements différents, mais sans aucun succès. Au contraire, il était devenu tellement faible qu'il ne pouvait plus travailler. Sur ces entrefaites il me remit le soin de sa guérison. La nuit qui suivit le premier jour où il commença à faire usage d'huile de ricin, il put dormir. Deux jours après, il reprenait son travail, tout en continuant son traitement qui, loin de lui ôter le peu de forces qui lui restait, comme des gens sont assez bornés quelquefois pour le croire, lui rendit la vigueur avec la santé. Sa guérison, sans être radicale, ce qu'il est bien difficile d'obtenir dans ce cas, est cependant assez parfaite pour lui permettre de dormir, de respirer librement, de faire usage d'aliments sans en être incommodé et de vaquer librement à ses affaires. Je ne pense pas qu'un autre système que le mien soit capable de procurer tous ces avantages à l'*asthmatique* : aussi, chaque fois que celui de mes clients, dont je viens de parler, croit sentir des réminiscences de son ancien mal, il devient lui-même son médecin et prend l'huile de ricin jusqu'à ce que ces symptômes avant-coureurs aient disparu.

ARTICLE IV.

Coqueluche.

La *coqueluche* est une maladie propre à l'enfance, souvent épidémique et dont la durée est toujours longue: elle commence par un léger catarrhe pulmonaire qui, après une quinzaine de jours, est suivi d'une toux convulsive revenant par accès plus ou moins rapprochés et que le plus petit mouvement peut exciter.

La respiration est longue, suivie de plusieurs expirations brusques. La face devient rouge. Le malade paraît suffoquer. Des vomissements de *mucosité* ont souvent lieu après de violents efforts, qui occasionnent quelquefois le saignement du nez et des déjections involontaires qui laissent à l'enfant un moment de tranquillité et lui font oublier ses souffrances. Cette maladie, à laquelle on ne fait pas assez attention, peut dégénérer en *phthisie pulmonaire* et faire mourir l'enfant dans un état déplorable. La durée de la coqueluche, lorsqu'elle n'est sou-

mise à aucun traitement, est ordinairement de quatre
mois. Les remèdes que l'on a employés jusqu'à ce jour
contre cette affection n'ont guère été propres à en rendre
le cours moins long ; car l'*opium*, la *laitue vireuse*, la
belladone, l'*assa-fœtida*, ne peuvent dans ce cas rendre
la santé à ceux qui sont affligés de cette maladie. Au
contraire, huit jours suffisent ordinairement pour obtenir la guérison de la coqueluche, si on la traite d'après
ma méthode.

Il faut appliquer le plus tôt possible une mouche de
Milan à la jambe de l'enfant et lui placer entre les épaules
un emplâtre d'*oxycrocéum* non émétisé dont l'emploi est
destiné à fortifier les organes de la poitrine et de diminuer par là même les douleurs causées par la toux. On
fait prendre en outre tous les soirs une demi-dose des
poudres n° 8 et tous les matins le purgatif n° 1, à dose
qui provoque trois ou quatre selles. On donne encore
tous les jours trois ou quatre tablettes de kermès minéral
n° 4 : on a soin d'en faire usage plutôt avant qu'après
les repas. Huit jours écoulés, si l'enfant n'est pas entièrement guéri, on lui fait continuer ce même traitement, mais on ne lui fait plus prendre l'huile de ricin que
tous les deux jours.

Le régime des affections chroniques. Le vin est interdit.

En 1844, l'épouse de M. Agnus, aubergiste à la Butte,
commune de Besançon, m'amena deux de ses enfants,
petites filles jumelles alors âgées de près de quatre ans,
atteintes toutes les deux de la *coqueluche* depuis un mois.
Je constatai chez l'une d'elles un état de marasme complet. Cette circonstance me détermina à engager la mère
à faire appeler un médecin, afin de la mettre à l'abri de

la critique. Elle le fit aussitôt. L'homme de l'art, désespérant de la guérison, jugeant d'ailleurs inutile le traitement qu'il prescrirait et la petite trop affaiblie pour supporter aucun remède interne, se contenta d'ordonner quelques lotions avec du vinaigre coupé d'eau, dans le but de calmer la fièvre. Madame Agnus me fit part des doutes et des appréhensions du médecin et je m'empressai de donner mes soins à son enfant. On aura peine à croire que cette petite fille, qui ressemblait plutôt à un squelette qu'à une créature vivante, était, dans l'espace de huit jours, délivrée de la forte toux qui l'obsédait presque continuellement et dormait d'un sommeil paisible. Le mois suivant, à la voir, personne ne se fût douté qu'elle avait été si dangereusement malade.

ARTICLE V.

Croup.

Le *croup*, qui attaque plus particulièrement les enfants, se montre aussi parfois chez l'adulte. Il commence par une toux légère accompagnée d'une faible douleur à la gorge, ou bien il débute d'une manière brusque, souvent au milieu de la nuit pendant un sommeil paisible. Tout à coup la voix devient rauque, bientôt survient la toux, et, à mesure que l'inflammation fait des progrès, le malade éprouve une vive contraction à la gorge et porte souvent ses mains au cou. Le visage est rouge et tuméfié, la respiration devient de plus en plus difficile. Cette affection qui fait mourir un grand nombre d'enfants, faute des secours convenables, cède, lors-

qu'elle est prise à temps, en quatre heures, à l'application de mon système médical.

Il consiste à administrer l'évacuant n° 1, à la dose
d'une cuillerée à bouche, quel que soit l'âge de l'enfant
ou de l'adulte. S'il venait à la rejeter, on lui en donnerait de suite une seconde, sans appréhender de contraindre le malade ; car il vaut mieux dans ce cas lui faire
verser quelques larmes que de le voir souffrir longtemps
et peut-être mourir. Une demi-heure après qu'il aura
avalé l'huile de ricin, si l'on n'aperçoit pas une grande
amélioration, on lui en fait prendre sans hésiter une seconde dose et même une troisième, en laissant toujours
l'intervalle d'une demi-heure entre chaque dose. Il
faut alors appliquer sur une jambe le sinapisme n° 14
et donner deux ou trois petits lavements purgatifs n° 15.
Si, contrairement à ce qui arrive presque toujours en
pareille circonstance, le malade n'était pas guéri promptement, on lui ferait continuer ce traitement les jours
suivants en ayant soin de ne plus lui donner qu'une dose
du purgatif n° 1 tous les matins.

En 1841, le *croup* se déclara avec la plus grande intensité chez mon fils Adolphe, alors âgé de trois ans. Sa
figure était violacée, il avait peine à respirer. J'eus alors
recours à l'huile de ricin dont je lui administrai une
cuillerée à bouche qui fut de suite rejetée, parce que le
gosier et l'œsophage étaient trop tuméfiés et enflammés
pour livrer passage à aucun liquide. Je fus donc obligé
de récidiver une seconde et une troisième fois sans être
plus heureux dans mes tentatives. Voyant la difficulté
que j'éprouvais dans l'emploi de ce remède, mon épouse,
qui tenait les mains de son pauvre enfant dans les siennes,

fut alarmée de sa position et sur le point de laisser écla-
ter son indignation, lorsqu'elle s'aperçut que je me dis-
posais à lui donner une quatrième dose du purgatif
n° 1. Cependant j'eus lieu de m'applaudir de ma persévérance, puisque cette quatrième cuillerée parvint à
passer, résultat que j'attribuai au vide occasionné par le
mucus rejeté avec les trois premières. Dix minutes après
ce succès obtenu, l'enfant s'endormit, la rougeur de son
teint disparut pour faire place à une carnation plus naturelle, sa respiration devint entièrement libre et deux
heures plus tard il sentait le besoin d'évacuer. Dès lors
plus de symptômes dangereux, le petit malade radicalement guéri ne pensait plus qu'à ses jouets et à ses amu-
sements.

ARTICLE VI.

Pleurésie ou Fluxion de poitrine.

Cette maladie commence par des frissons, le mal de
tête, une soif ardente et principalement une douleur aiguë dans un des points de la poitrine. On la distingue
vulgairement en *vraie* et *fausse :* en *vraie*, lorsqu'il y a
péripneumonie ou inflammation dans les poumons et
que les crachats sont de la couleur de la rouille, ce qui
provient du sang qu'ils contiennent; en *fausse*, quand
la douleur ne se fait sentir que dans les muscles *inter-
costaux* de la poitrine. Comme d'un instant à l'autre le
mal acquiert de l'intensité, et que ce ne sont pas seulement les poumons qui sont atteints d'inflammation, mais
encore les autres organes, tels que le cœur, l'estomac,

le foie, les reins, etc., je juge qu'il est moins utile de
s'arrêter à une pompeuse nomenclature des périodes ou
des effets produits par cette maladie, que d'indiquer les
moyens de la guérir promptement et radicalement. Les
personnes qui ressentent les symptômes ci-dessus ne
doivent pas, comme cela arrive si souvent, recourir aux
remèdes propres à exciter la sueur. Ce moyen, quoique
provoquant une sécrétion des tissus cutanés, est rarement suivi d'heureux résultats et n'occasionne le plus
souvent qu'une perte de temps irréparable qui expose
toujours plus ou moins la vie du malade; car si la mort
n'est pas la suite d'un pareil traitement, l'individu y
gagne une affection chronique ordinairement incurable.
Dans ce cas, on ne doit jamais exciter la sueur, mais
recourir à l'huile de ricin.

La plupart des médecins s'imaginent que les principaux moyens de combattre cette maladie consistent dans
la saignée ou dans l'application des sangsues : ils croient
même ne pouvoir jamais en prescrire une assez grande
quantité. Cependant, à la vue des résultats occasionnés
par ces émissions sanguines, ils devraient, ce me semble, ouvrir les yeux à la vérité. Ne sont-ils pas à portée
d'observer tous les jours que, à la suite de pareils traitements, il survient parfois une hydropisie de poitrine,
l'œdème des extrémités, des catarrhes pulmonaires, etc.?
Ce qui prouve d'une manière certaine que le siége de la
maladie n'existe pas dans le sang et que les fluides destinés à le remplacer sont loin de lui rendre ses parties intégrantes. La *plèvre*, qui d'ailleurs est ici l'organe principalement attaqué, est une membrane séreuse qui ne contient point de sang et ne peut, dans aucun cas, nécessi-
ter une émission sanguine.

On guérit par mes procédés simples cette maladie redoutable, sans porter atteinte au sang moteur de la vie.

Lorsque le malade ressent une forte douleur dans la
poitrine et qu'il a beaucoup de peine à respirer, on doit
d'abord faire prendre une dose du purgatif n° 1 et continuer l'emploi de cet évacuant, de deux heures en deux
heures, jusqu'à ce que s'opèrent les selles ou que les
symptômes les plus graves aient disparu; dans les intervalles il faut faire usage des poudres n° 8 dans un verre
d'eau tiède et sucrée. Si le malade éprouve de la difficulté à cracher, on facilite l'expectoration en lui donnant,
pendant les vingt-quatre heures, quatre ou cinq tablettes
de kermès minéral n° 4. Il convient en outre de donner
cinq ou six lavements composés d'une décoction de
mauves et de graine de lin, mais à petit volume et dans
l'intervalle des selles. Quand il y aura délire, on appliquera le sinapisme n° 14 à une jambe.

Ce traitement fait ordinairement disparaître en vingt-
quatre heures les symptômes les plus menaçants; néanmoins il est nécessaire de le continuer les jours suivants
jusqu'à entière guérison, seulement on ne prend plus
l'huile de ricin que tous les matins à dose convenable.

Le régime à suivre est celui des maladies aiguës.

En 1841, époque où j'habitais aux Pargots (Doubs),
l'épouse de M. Rougnon, aubergiste, fut tout à coup at-
taquée au milieu de la nuit d'une *pleurésie* ou *fluxion de
poitrine* des plus violentes. Outre les symptômes particuliers à cette affection, la malade éprouvait encore de
violentes douleurs de tête. Une de ses sœurs vint en toute
hâte me demander ce qu'il y avait à faire. Je lui conseillai de faire prendre à la malade une cuillerée à bouche

d'huile de ricin et une deuxième une heure après, si les douleurs n'avaient pas cessé. Le lendemain on vint me dire que madame Rougnon une demi-heure après avoir pris la première dose du purgatif s'était endormie et que son sommeil tranquille, sa respiration facile, annonçaient que tous les symptômes alarmants de sa maladie l'avaient quittée.

Puisque la Faculté s'obstine à fermer les yeux sur les avantages inappréciables de ma méthode, les gens sensés et de bonne foi devraient au moins, à la vue des merveilleux effets qu'elle opère, ne point partager leur opinion.

ARTICLE VII.

Observations sur les maladies de la poitrine et de ses dépendances, non décrites dans cet ouvrage.

Il paraîtra sans doute surprenant à certaines personnes que je me borne à renfermer dans un cercle si étroit les maladies dont la *poitrine* et *ses dépendances* deviennent si souvent le siége. Quoi ! dira-t-on, non-seulement l'auteur de cet ouvrage n'indique pas toutes les affections des voies *aériennes*, du *médiastin*, du *diaphragme*, mais il passe encore sous silence les maladies qui atteignent le cœur, ce principal organe de la circulation. Ignore-t-il peut-être qu'à l'aide du *stéthoscope* (1) on

_____

(1) Instrument qui, placé d'un côté sur la poitrine de l'individu, correspond de l'autre à l'oreille du médecin, et au moyen duquel celui-ci prétend apprécier et la nature et le siége de la maladie de son client.

pratique une *auscultation* tellement exacte qu'on peut d'après elle constater l'existence d'une *cardite*, d'une *hydropéricarde*, de *concrétions polypeuses*, de la *dilatation des ventricules* et des *oreillettes*, d'une *hypertrophie*, etc.? Voilà ce qu'il faut connaître avant d'exercer l'art de guérir et surtout d'en donner des leçons au peuple. Je répondrai à cette interpellation que si les auteurs, qui en effet décrivent si bien toutes ces maladies, indiquaient à la suite de leurs dissertations scientifiques les moyens sûrs de guérir, je serais dans l'obligation de suivre leur exemple. Mais voyant au contraire que, lorsqu'il s'agit d'une affection trop prononcée d'un des organes de la poitrine, les médecins jugent presque toujours le mal incurable, je me demande à quoi leur sert donc d'avoir trouvé le repaire d'une bête féroce et de savoir le nom de cet animal, s'ils n'ont point d'armes pour le détruire? En supposant que chacune de nos maladies eût une cause qui lui fût particulière, il conviendrait alors de les distinguer pour les traiter d'une manière spéciale; mais comme elles ne sont toutes qu'autant d'effets résultant de la même cause interne, il suit de là qu'elles sont toutes susceptibles de guérison si l'on sait attaquer à temps le principe qui les a fait naître, et, lorsque la méthode évacuante n'obtient pas le succès désiré, je dirai avec conviction qu'il est inutile de recourir à une autre. Mais malheureusement je suis à portée d'observer tous les jours que l'on ne se sert de ce dernier moyen de salut qu'après avoir épuisé toutes les ressources de la vieille routine médicale.

Qu'une personne soit saisie de *toux sèche* ou d'*expectoration* abondante sous diverses formes et couleurs;

qu'elle aît de l'enrouement ou de la peine à respirer ; qu'elle soit obligée pendant la nuit de tenir la tête plus élevée que de coutume ou que son sommeil exige une autre position particulière ; qu'elle éprouve de l'anxiété, des défaillances, des palpitations plus fortes qu'à l'ordinaire, irrégulières ou parfois suspendues ; qu'elle ressente de l'engourdissement dans les bras, une douleur aiguë dans un des points de la poitrine ou entre les épaules ; enfin que ses lèvres soient pâles ou de couleur violacée, elle n'a pas besoin qu'on lui apprenne qu'elle est affectée d'une maladie d'un des organes de la poitrine, mais que, dès le début d'un ou de plusieurs des symptômes qui viennent d'être énumérés, elle ferait acte de justice envers son organisme en recourant aux purgatifs conseillés dans mon ouvrage pour les éloigner.

Toutes les affections chroniques de la poitrine doivent, pendant les huit premiers jours, être soumises au même traitement. On prend tous les soirs une dose des poudres n° 8 et tous les matins à jeun l'évacuant n° 1, à dose qui provoque quatre ou cinq selles. Si la personne tousse et a de la peine à cracher, elle doit, pendant les vingt-quatre heures, faire usage de quatre ou cinq tablettes de kermès minéral n° 4. Si, dès les premiers jours de ce traitement le mal n'est pas considérablement diminué, il convient alors de poser une mouche de Milan à une jambe et de l'y entretenir jusqu'à guérison. La huitaine expirée, on continuera tous les soirs les poudres n° 8, mais l'huile de ricin seulement de deux matins l'un. De plus, on prendra tous les jours, avant l'heure du dîner, une cuillerée à bouche du vin tonique n° 9.

Le régime est celui des affections chroniques.

11

En 1842, M. Tissot fils, rue d'Arènes, à Besançon, était affecté d'une *phthisie pulmonaire* qui avait résisté aux traitements des médecins et qui menaçait d'atteindre bientôt son troisième et dernier degré, quand sa mère me l'amena. Je fus tellement effrayé de l'état de dépérissement dans lequel je le voyais, que je craignis de l'en faire apercevoir et j'eus assez de prudence pour le rassurer de mon mieux. Mais lorsqu'il fut sorti, je rappelai sa mère sous prétexte de m'assurer si elle avait bien compris toutes les explications que je lui avais données. Je profitai de ce moment pour lui dire que je croyais son fils perdu, mais que l'on essaierait de le soulager. Cette dame me répondit qu'elle ne le savait que trop, et qu'elle n'exigeait pas davantage de mes conseils et de mes soins. Eh bien! malgré mes prévisions, bien naturelles et bien fondées en pareil cas, et contre l'attente de tous ceux qui connaissaient la position désespérée de ce jeune homme, la *Médecine populaire* lui rendit la santé.

CHAPITRE III.

Maladies du canal alimentaire.

-◦⬯◦-

ARTICLE I.

Aphte.

Par le mot *aphte* on entend une éruption de boutons blanchâtres qui affectent la membrane muqueuse de la bouche. Ces boutons sont remplis d'une humeur glutineuse, puriforme, faisant place fort souvent à des croûtes ou à des ulcères dont la surface est rouge ou grisâtre et qui peuvent s'étendre à l'arrière-bouche, même à l'*œsophage*, pour passer ensuite à l'état de gangrène. Cette affection est quelquefois contagieuse : elle atteint plus particulièrement les enfants en bas âge ; dans ce cas elle prend le nom de *muguet*.

Si l'enfant est à la mamelle, c'est la nourrice et non pas lui qu'il faut traiter pour obtenir la guérison. La nourrice prendra donc tous les soirs une dose des poudres n° 8 et tous les matins à jeun l'huile de ricin à dose qui provoque au moins quatre ou cinq selles. Elle suivra ce traitement pendant une huitaine de jours en faisant prendre à l'enfant qu'elle allaite cinq ou six cuillerées à café de sirop de gomme pendant la journée et en différentes fois.

Si l'enfant malade est sevré, on lui donnera pendant huit jours l'huile de ricin tous les matins, à dose qui occasionne quatre ou cinq selles. On lui fera boire cinq ou

six cuillerées à café de sirop de gomme à plusieurs re-
prises. De plus, on lui appliquera à la jambe une mouche
de Milan que l'on entretiendra jusqu'à ce qu'il soit guéri
et on lui frictionnera tout le buste, matin et soir, avec
l'huile camphrée n° 11. Le même traitement sera suivi
par les grandes personnes chez lesquelles cette maladie
viendrait à se déclarer.

Le régime est celui de la convalescence des maladies
aiguës.

ARTICLE II.

Mal de dents.

C'est ordinairement sur une dent *cariée* que le mal se
fixe, comme il atteint aussi celles qui sont saines et la
mâchoire elle-même, revenant par accès irréguliers,
mais occasionnant parfois une douleur insupportable. S'il
survient une tumeur ou une enflure, le mal diminue d'intensité et se guérit, quoique à la longue. Sans réfléchir
sur la nécessité de conserver ces agents de la mastication,
dont l'absence cause de la peine à articuler et qui outre
cela sont la parure de la bouche, beaucoup de personnes
ont l'habitude de les faire arracher aussitôt qu'elles y
éprouvent une vive douleur. Ce moyen est assurément
expéditif; mais sans parler de tous les inconvénients qui
résultent de cette extraction, je ferai seulement observer
que le mal affectant quelquefois la mâchoire tout entière,
ne tarde pas à reparaître sur les parties voisines. Si l'on
voulait se convaincre d'une vérité que j'ai tant de fois

exposée, que toutes nos affections dépendent de l'altération de nos fluides, au lieu de faire le sacrifice de ses
dents ou de se laisser séduire par l'illusion des spécifiques
que l'on croit propres à détruire ce mal, on chercherait à
débarrasser, sans causer une répercussion du principe
morbide, l'organisme des fluides ou humeurs dégénérés
dont cette affection, lorsqu'elle est fréquente, n'est pour
ainsi dire qu'un symptôme. Aussi voit-on beaucoup de
personnes qui, à la suite d'une guérison apparente obtenue à l'aide de ces remèdes si vantés, éprouvent plus
tard des maux d'estomac, de poitrine, ce qui ne prouve
que trop la vérité de mes assertions.

On commence par apaiser les plus grandes douleurs,
en prenant dans un verre d'eau sucrée une dose des poudres
n° 8, et en mettant de suite sur la dent où existe le mal
une pincée de sel de cuisine que l'on garde aussi longtemps que possible sans avaler sa salive. Si une demi-
heure après la douleur persiste encore, il faut réitérer
l'emploi des poudres n° 8 de demi-heure en demi-heure,
jusqu'à trois ou quatre doses et remettre du sel sur la
dent, comme il a été dit ci-dessus. Ordinairement le
mal cesse dès le premier jour et souvent après la première ou la seconde dose des poudres, mais s'il arrivait
qu'il reparût le lendemain, il conviendrait alors de prendre tous les soirs une dose des poudres n° 8 et tous les
matins à jeun l'évacuant n° 1, à dose qui donne lieu à
quatre ou cinq selles. Ce traitement doit être suivi jusqu'à
guérison.

Le régime est celui des affections chroniques. Le vin
est interdit.

À l'époque de la dentition, beaucoup d'enfants éprouvent de vives douleurs accompagnées de fièvre, ce qui porte encore un grand nombre de personnes à croire que la naissance des dents doit toujours être accompagnée de souffrance chez ces innocentes créatures. Elles ne supposent pas, en portant ce jugement, insulter à la puissance qui a créé et coordonné toutes choses pour notre bien-être. Mais ce qui étonne encore davantage, c'est d'entendre répéter les mêmes paroles par les hommes de la Faculté qui devraient pourtant savoir qu'il n'existe de mal chez l'enfant qui fait ses dents, pas plus que chez celui qui les perd, s'il n'y a déjà dans ses fluides un principe morbide préexistant. Il faut donc, pour ce genre de maladie, comme pour tous les autres, soumettre l'enfant au traitement évacuant, afin de le débarrasser de la cause et en même temps des mauvais effets qu'elle produit.

Il n'y aura d'autre différence entre le traitement des enfants et celui des grandes personnes que la proportion plus faible des doses. Ainsi on leur fait prendre une demi-dose des poudres rafraîchissantes n° 8, dans de la gelée de groseilles, et une cuillerée à bouche d'huile de ricin. Lorsque l'enfant est encore allaité, c'est sa nourrice, et non pas lui, qui doit prendre les remèdes indiqués plus haut.

Il pourrait se faire que la personne atteinte de cette maladie vienne à connaître mon système et à vouloir le mettre en pratique seulement lorsque le mal aurait acquis un certain caractère d'intensité. Alors il faudrait, indépendamment des moyens conseillés ci-dessus, maintenir sur la partie souffrante une compresse imbibée d'eau fortement salée et même appliquer sur la jambe une mouche de Milan.

Dans ce dernier cas le régime est celui de la convalescence des maladies aiguës.

ARTICLE III.

Scorbut.

Cette affection, qui est toujours accompagnée d'une
odeur fétide s'exhalant de la bouche du *scorbutique*,
établit son siége aux gencives où elle occasionne de la
tuméfaction, de la douleur et un saignement qui plus
tard font naître de petits ulcères rongeants; alors les
dents deviennent vacillantes et finissent par tomber.

Le tableau de ces souffrances n'annonce-t-il pas que
les humeurs de celui qui en est atteint sont parvenues
à leur plus haut degré d'altération?

Lorsque cette maladie n'est pas trop ancienne, elle
cède facilement aux poudres n° 8, prises tous les soirs,
et à l'évacuant n° 1, dont on fait usage tous les matins à
jeun, à dose qui provoque quatre ou cinq selles. Il faut
en outre se gargariser souvent dans la journée avec une
décoction de fleurs de sureau légèrement acidulée avec
du vinaigre et dans laquelle on ajoute, par chaque verre,
une ou deux pincées de sel de cuisine. De plus on appliquera à la jambe une mouche de Milan que l'on entretiendra jusqu'à entière guérison. Lorsqu'il y aura une
grande amélioration dans l'état du malade, il ne prendra
plus l'huile de ricin que de deux matins l'un, sans cesser
le reste du traitement.

Le régime est celui des affections chroniques. Le vin
est interdit.

ARTICLE IV.

Angine ou Esquinancie.

Quels que soient les noms qu'on donne aux diverses *angines*, du nombre desquelles est l'*esquinancie*, elles ne peuvent différer les unes des autres que par l'intensité du principe morbide ou par la partie qui est devenue le siége de l'inflammation ; mais le caractère commun à toutes est de s'opposer plus ou moins au passage des aliments et d'occasionner quelquefois le serrement *spasmodique* de la mâchoire. Il arrive souvent que l'inflammation n'a lieu qu'aux amygdales, à la luette, au voile du palais, ou qu'elle s'étend aussi sur le *pharynx*, le *larynx*, l'*œsophage*, la *trachée-artère, etc.*, et y détermine des ulcères susceptibles de gangrène.

Si, dès les premières douleurs ressenties à la gorge, on prenait l'huile de ricin de deux heures en deux heures, à la dose de deux cuillerées à bouche jusqu'à ce que les selles s'opèrent, les symptômes les plus graves cesseraient en quatre ou cinq heures. Dans la supposition qu'on ne sache pas profiter de cet avis, que le mal acquière de l'intensité et que la fièvre soit forte, il faudrait appliquer à une jambe le sinapisme nº 14, continuer tous les matins l'évacuant nº 1, à dose qui provoque quatre ou cinq selles et faire usage pour boisson d'eau tiède et sucrée dans laquelle on mêlera deux doses des poudres nº 8 par litre. Quand les selles auront eu lieu, on mettra autour du cou du malade un cataplasme de fleurs de sureau cuites dans

quantité égale d'eau et de vinaigre, en y ajoutant 30
grammes de sel de cuisine. On aura soin de le changer
assez souvent et de le tenir toujours suffisamment chaud.
Le malade se gargarisera plusieurs fois par jour avec de
l'eau tiède et salée.

Le régime est celui des maladies aigües.

En 1841, M. Guilgot, employé à la douane des Pargots (Doubs), vint me consulter pour une *esquinancie*
qui le fesait souffrir depuis deux jours, au point qu'il ne
pouvait qu'avec peine avaler quelques cuillerées de sirop
de gomme. Il était aussi très inquiet sur les suites de
cette affection à laquelle il était sujet et dont il n'avait
jamais été délivré avant un mois et plus. Je lui affirmai
que s'il était venu me trouver dès le principe de la maladie,
il en aurait été quitte promptement, mais que j'espérais
cependant le guérir en deux jours. Comme la pharmacie
était éloignée d'une demi-lieue de l'endroit et que le mal
n'admettait point de retard dans les secours, je lui fis
avaler deux cuillerées à bouche d'huile de ricin, ce qu'il
eut beaucoup de peine à faire et je lui dis d'en envoyer
chercher pour en prendre encore une pareille dose, si
deux heures après les symptômes existaient toujours.
Il était alors une heure de l'après-midi; il se rendit auprès de son frère, employé au bureau de la douane et
qui dînait ordinairement à quatre heures. Le malade
s'impatientait de voir approcher le moment du repas auquel il croyait ne pouvoir prendre part; et pourtant le
purgatif que je lui avais administré avait produit un si
bon effet sur lui, qu'il put se mettre à table et manger de
tout ce que l'on servit sans en être incommodé le plus légèrement.

ARTICLE V.

Observations sur les maladies de l'estomac.

L'*estomac*, comme principal agent de l'appareil digestif, est exposé à une foule de maladies dont l'origine peut être due à la mauvaise qnalité des aliments, aux excès, aux privations et enfin à la présence des vers qui dans cet organe jouent un si grand rôle relativement aux causes qui viennent s'opposer à ses fonctions normales. On peut encore ajouter qu'un obstacle à la trituration et à l'action dissolvante des fluides digestifs chez les personnes du sexe, c'est l'esclavage insensé de la mode qui leur fait contracter la dangereuse habitude de se comprimer trop étroitement la taille par les mortelles étreintes du corset, sans réfléchir qu'elles sacrifient au désir de captiver un instant l'attention, non seulement leur santé de toute la vie, mais encore celle des enfants qu'elles mettront au jour. De chacune de ces causes en particulier résultent les plus grands désordres, tels que : indigestions, crampes, tiraillements, gastrite aiguë (inflammation), squirrhe, cancer, amincicement ou perforation des parois, etc.

Toutes ces affections qui se présentent sous tant de symptômes divers, comme l'éructation (acte de roter), les aigreurs, le hoquet fréquent, les digestions difficiles, le vomissement d'humeurs de divers genres, des aliments et même du sang, sont autant de preuves convaincantes que l'estomac est affecté d'une manière plus ou moins grave. La douleur de cet organe augmente alors par degrés et finit par être sensible à la plus légère pression. Je ne vois pas trop quelle importance il y aurait à décrire séparément chacune de ces maladies. Le malade, qui ne demande que sa guérison ou du moins un changement notable, sacrifierait-il ces avantages réels à une description futile? Je ne le pense pas.

Dans le nombre des personnes qui seront contraintes de recourir aux moyens indiqués dans ma méthode, comme à la dernière resource qui leur soit offerte pour les maladies de l'estomac, combien s'en trouvera-t-il qui ont déjà entendu prononcer en vain des termes techniques souvent inintelligibles et suivis, selon le cas, de la prescription de remèdes absorbants, antispasmodiques, toniques ou d'émissions sanguines, mais qui, loin de leur avoir procuré quelque soulagement, n'ont au contraire servi qu'à aggraver leurs souffrances!

Pour traiter avec succès les maladies de l'estomac, il ne faut recourir ni à la *moutarde*, ni au *vin de Bordeaux*, comme le pensent encore aujourd'hui nombre de médecins. On ne peut et on ne doit jamais tonifier un organe souffrant; agir ainsi, c'est vouloir forcer les lois de la nature, puisqu'il est impossible de fortifier cet organe avant d'en avoir ôté l'inflammation, que l'on ne fait qu'augmenter en suivant une marche contraire. Deux choses seulement seront donc à observer, le plus et le moins d'intensité dans les douleurs.

Lorsqu'elles seront vives, la langue du malade très rouge, principalement sur les bords, qu'elle paraîtra effilée, il faudra donner l'huile de ricin de deux heures en deux heures, à la dose d'une cuillerée à bouche, en cas de vomissement, et de deux dans le cas contraire, jusqu'à ce que les selles aient lieu. Si le malade est atteint de vomissements, on commence par lui donner quelques lavements purgatifs n° 15, afin de débarrasser les gros intestins, ce qui occasionne un point d'irritation et arrête fort souvent les vomissements. On profite de cette occasion pour administrer l'évacuant n° 1. Si la personne venait à le vomir, il faudrait, une demi-heure après lui en donner une autre dose. Dans les intervalles des doses purgatives, on fait prendre une demi-dose seulement des poudres n° 8, dans un quart de verre d'eau tiède et sucrée. On applique ensuite le sinapisme n° 14 à une jambe. Plusieurs fois par jour on frictionne tout le buste avec l'huile camphrée n° 11, et l'on donne cinq ou six lavements composés d'une décoction de mauves et de graine de lin, dans chacun desquels on ajoute une cuillerée à bouche d'huile camphrée.

Le régime sera celui des maladies aiguës.

Mais lorsqu'il s'agit d'une affection chronique, on applique à la jambe une mouche de Milan que l'on a soin d'entretenir jusqu'à un entier rétablissement. Tous les soirs après souper, on prend les poudres n° 8, et tous les matins à jeun l'évacuant n° 1, à dose qui provoque quatre ou cinq selles. On continue ainsi pendant une semaine, en se frottant de plus matin et soir tout le buste avec l'huile camphrée n° 11. On prend ensuite jusqu'à guérison les poudres n° 8 tous les soirs, de deux matins l'un seulement l'huile de ricin et on fait usage tous les jours avant dîner d'une cuillerée à café du vin tonique n° 9. Un ou deux lavements, composés d'une décoction de mauves et de graine de lin, dans chacun desquels on ajoute une cuillerée à bouche d'huile camphrée, sont très utiles sur la fin de la journée.

Le régime est celui des affections chroniques. On ne boira de vin qu'avec modération.

En 1844, M. Deharbe, alors cafetier, actuellement employé dans les ateliers de MM. Gandillot et Roy, à la Butte, commune de Besançon, se trouvait affecté d'un *squirrhe* au pylore (orifice inférieur de l'estomac) : cette tumeur était très saillante et très dure. Le malade vomissait le peu d'aliments qu'il prenait et il était devenu d'une maigreur qui faisait désespérer de le sauver. Je l'entrepris cependant, quoique sans espoir de le guérir, et, en moins de quinze jours de traitement, le *squirrhe* avait diminué en volume et en dureté ; six semaines après il avait entièrement disparu. M. Deharbe, parfaitement rétabli, n'a cessé depuis de se livrer à ses occupations.

ARTiCLE VI.

Diarrhée et Lienterie.

La *diarrhée* est visiblement causée par les humeurs dégénérées du canal alimentaire qui, selon leur degré d'altération, excitent le mouvement *péristaltique* des intestins ; d'où résultent des évacuations extraordinaires en plus ou moins grand nombre.

La *lienterie* diffère de la diarrhée en ce que les aliments sont évacués sans avoir, pour ainsi dire, éprouvé de changement. Cette différence ne peut être attribuée qu'aux humeurs qui, en tapissant le tube alimentaire, paralysent les fonctions digestives ; ce qui occasionne un désordre général dans l'organisme, en le privant tout à

coup des sucs destinés à nutrifier toutes les parties de
l'économie animale. Aussi voit-on dépérir à vue d'œil les
personnes atteintes de cette maladie.

Je ne comprends pas quelle est la raison qui engage la
plupart des médecins à ne pas vouloir reconnaître la vérité d'un principe qu'ils savent reposer sur l'évidence,
et à opposer des *astringents*, des *calmants*, etc,, à ce
genre de maladie, au lieu de le combattre par les purgatifs,
qui en détruisant la cause du mal en font cesser par là
même les effets.

Le traitement de ces deux maladies consiste à prendre
tous les soirs une dose des poudres n° 8, et tous les matins à jeun le purgatif n° 1, à petite dose. Mais dans le
cas de lienterie, on fera usage tous les jours avant dîner
et avant souper d'une cuillerée à bouche du vin tonique
n° 9. Si c'était un enfant, on ne lui en donnerait qu'une
cuillerée à café. Pour l'une ou l'autre de ces deux maladies, on se frictionne tous les jours trois ou quatre fois le
buste avec l'huile camphrée n° 11. On fait usage pendant
la journée de quelques lavements composés d'une décoction de mauves et de graine de lin, dans chacun desquels on ajoute une cuillerée à bouche d'huile camphrée.
On suit ce traitement jusqu'à guérison; elle ne se fait
ordinairement attendre que deux ou trois jours au plus,
ce qui ne laisse pas d'étonner beaucoup de personnes
qui ne peuvent s'imaginer qu'avec l'emploi d'un purgatif
on puisse faire cesser ces espèces de purgations naturelles.

Le régime est celui des affections chroniques.

ARTICLE VII.

Dyssenterie.

Cette maladie ne diffère des dernières que parce qu'elle est accompagnée de fièvre, de tranchées et de déjections sanguinolentes, qui annoncent que les humeurs du malade sont portées à un plus haut degré d'altération.

Les hommes de la Faculté qui s'appliquent toujours à détruire les effets plutôt que la cause, s'empressent de prescrire dans le cas de dyssenterie, comme pour la diarrhée, des remèdes calmants, astringents, mais ce traitement est encore plus nuisible que dans les maladies précédentes. Par ce moyen ils arrêtent ou ils suspendent le mal qui cependant ne tarde pas à reparaître de nouveau avec plus de violence, et ce qui le rend quelquefois incurable c'est que les humeurs dégénérées, en se fixant sur les intestins, peuvent y déterminer des lésions et même la gangrène.

On ne doit recourir à autre chose qu'à l'évacuant n° 1, réitéré plusieurs fois pendant le jour, à la dose d'une cuillerée à café, et aux lavements mucilagineux composés de mauves et de graine lin, dans chacun desquels on ajoute une cuillerée à bouche d'huile camphrée n° 11 : on doit les prendre cinq ou six fois par jour. On fait usage pour boisson d'eau sucrée dans un litre de laquelle on met deux doses des poudres n° 8. On se frictionne matin et soir ou même plusieurs fois encore pendant le jour, tout le buste avec l'huile camphrée. On continue ce traitement jusqu'à guérison.

Le régime est celui des affections chroniques, mais le vin est interdit.

En 1844, M. Bovet, jardinier à Canot, commune de Besançon, âgé de soixante-huit ans environ, était atteint depuis plusieurs jours d'une forte *dyssenterie* qui l'obligeait de se relever jusqu'à quinze fois pendant la nuit. Il avait déjà mis en usage, mais infructueusement, certains remèdes conseillés dans ce cas. Son épouse lui ayant demandé si elle devait venir me consulter sur son état, il lui répondit qu'il y consentait, mais que si j'ordonnais l'huile de ricin dans cette circonstance, il ne pouvait pas s'imaginer comment un *purgatif* était capable d'arrêter les *purgations* naturelles qui le tourmentaient. Cette dame me fit part des doutes de son mari sur l'efficacité de mes moyens, ce qui ne m'empêcha pas de prescrire l'huile de ricin, prise de deux heures en deux heures, à la simple dose d'une cuillerée à café. L'effet ne s'en fit pas attendre longtemps, puisque dès la nuit suivante il put reposer tranquillement et sans aucune interruption.

De tels résultats obtenus avec l'évacuant n° 1, valent bien ceux qu'on doit aux *toniques*, aux *astringents*, aux *narcotiques*, etc.

ARTICLE VIII.

Colique

Cette maladie est une douleur plus ou moins vivement sentie dans le tube intestinal, souvent autour de l'ombilic, selon l'intestin qui en devient le siége.

Cette affection a reçu, comme tant d'autres, des noms différents, non-seulement par rapport à l'intestin que le mal occupe, mais encore suivant la cause occasionnelle à laquelle on doit l'attribuer. Cependant ces dernières dénominations qui sont celles de *venteuse, nerveuse, catarrhale, vermineuse, etc.*, ne sont propres, comme les premières, qu'à accuser des effets. C'est donc à tort qu'on cherche à appliquer un remède spécifique, dans lequel l'opium est rarement oublié, et que l'on néglige d'attaquer la cause qui plus tard produira les mêmes effets ou des effets pires. Au lieu d'assoupir le malade et le mal par des palliatifs, si on avait recours aux évacuants, ces moyens feraient cesser la douleur avec des succès plus marquants.

Lorsque la colique n'est pas accompagnée de vomissements, on fait prendre toutes les deux heures une cuillerée à bouche d'huile de ricin, jusqu'à ce que les selles s'opèrent ou que les souffrances diminuent. On donne dans l'intervalle des doses purgatives, les poudres n° 8, dans un verre d'eau tiède et sucrée. Après l'évacuant n° 1, on fait prendre des lavements composés d'une décoction de mauves et de graine de lin, dans chacun desquels on ajoute une cuillerée à bouche d'huile camphrée n° 11 : on les continue de quart-d'heure en quart-d'heure, et on frictionne souvent le buste avec l'huile camphrée.

Si le malade éprouve des vomissements, on commence par lui appliquer à une jambe le sinapisme n° 14 et on lui donne, avant l'huile de ricin, les mêmes lavements que ci-dessus de quart-d'heure en quart-d'heure. Dès que les vomissements ont cessé, on administre le purgatif n° 1,

12

à la dose d'une cuillerée à café d'heure en heure; mais quand les vomissements viennent à reparaître, on ne discontinue pas de donner l'huile de ricin, toujours à la même dose, ce qui fait ordinairement arrêter les vomissements. On frictionne de temps en temps tout le buste avec l'huile camphrée n° 11.

Si le lendemain le malade ressentait encore quelques douleurs, il est nécessaire de suivre le même traitement, mais en donnant les doses de l'évacuant n° 1, à des intervalles moins rapprochés.

Le régime est celui de la convalescence des maladies aiguës.

M. Dantzer, ferblantier-lampiste, rue Battant, à Besançon, fut atteint, en 1842, de violentes *coliques*. Un homme de l'art est aussitôt appelé. Il ordonne des cataplasmes émollients, l'application des sangsues, et veut pratiquer une saignée à laquelle on refuse de se soumettre. Quinze jours se passèrent ainsi sans que le mal perdît de sa violence. Lassé de ce traitement inutile, M. Dantzer qui, heureusement pour lui, possédait un exemplaire de la *Médecine populaire*, le consulta à l'article concernant sa maladie et manifesta l'intention de prendre de l'*huile de ricin*. Son médecin, homme prudent, y consentit, mais comme par manière d'essai et en recommandant de ne faire usage du remède qu'à faible dose, bien différent d'opinion en ce point avec ceux qui administrent en une seule fois 45 grammes (une once et demie) de ce purgatif, et encore à des personnes presque à la veille de mourir. Le malade prit donc d'abord une cuillerée à bouche de l'évacuant n° 1, et celle-là n'étant pas suffisante, on lui en donna une nouvelle deux heures après.

C'était le soir : il eut une nuit très agitée ; mais le lendemain il se levait, déjeûnait comme avant ses coliques, au grand étonnement du médecin qui entra juste à ce moment et à qui il avoua qu'il était délivré de ses souffrances. Pourquoi les autres docteurs n'ont-ils pas le bon esprit de recourir à l'*huile de ricin*, lorsqu'ils ont épuisé toutes les ressources de leur vaine science? Ils seraient surpris des effets qu'ils en obtiendraient, si le remède ne venait pas trop tard, et en droit de conclure que, dans des cas semblables, il faut commencer par là pour ne pas déroger aux lois de la raison. Pourquoi ceux qui souffrent et qui ont été témoins de faits aussi capables de convaincre, n'ont-ils pas assez de force et de bon sens pour se servir du même moyen? Ils feraient cesser en quelques heures les maux qui les torturent des semaines, des mois entiers.

ARTICLE IX.

Choléra.

Cette maladie débute brusquement par le mal de tête, des vomissements et des déjections d'humeurs verdâtres, noirâtres, etc. Le malade éprouve de violentes douleurs dans l'estomac et les intestins, des crampes dans les membres et particulièrement dans les mollets ; les extrémités sont froides, le malade est en proie à l'anxiété et aux syncopes ; les yeux paraissent enfoncés, les traits sont altérés et tous ces différents symptômes sont accompagnés d'une extrême prostration des forces.

Le choléra est ordinairement *épidémique*, mais il peut aussi se montrer à toute époque chez un individu quelconque : dans ce cas on le nomme *sporadique*. Ayant les mêmes caractères et les mêmes suites que le premier, il réclame par conséquent le même genre de secours. La nature des humeurs, repoussées de l'intérieur du corps tant par les vomissements que par les selles, demande impérieusement un traitement semblable à celui des autres maladies. N'a-t-on pas remarqué d'ailleurs que, dans le nombre des remèdes administrés aux personnes atteintes du choléra, ce sont les purgatifs qui ont toujours obtenu le plus de succès, bien qu'on n'eût pas choisi celui qui, dans cette circonstance, était le plus convenable, c'est-à-dire, l'huile de ricin ? Des faits aussi notoires ne sauraient être réfutés.

Mon traitement consiste à appliquer de suite à une jambe le sinapisme n° 14', à donner, de quart-d'heure en quart-d'heure, des lavements mucilagineux composés d'une décoction de mauves et de graine de lin, dans chacun desquels on ajoute une cuillerée à bouche d'huile camphrée n° 11 ; à frictionner très souvent le malade sur la poitrine, l'estomac et le ventre avec la même huile ; à faire prendre, jusqu'à trois ou quatre fois, toutes les demi-heures, qu'il y ait vomissement ou non, une cuillerée à bouche d'huile de ricin, et, dans le cas où l'on viendrait à vomir ce purgatif, à en redonner une pareille dose un instant après ; enfin, à faire prendre, entre chaque intervalle, des doses de l'évacuant n° 1, quelques cuillerées d'un verre d'eau tiède et sucrée dans lequel on aura mis une dose des poudres n° 8. Lorsque les symptômes ont disparu, si le malade a soif on lui fait boire une légère infusion de camomille romaine.

Il est rare que le mal ne cède pas dans quatre ou cinq heures. Mais, dans la supposition où la personne atteinte du choléra serait en outre affectée d'une maladie antérieure qui viendrait compliquer le cas et retarder la guérison, il faudrait, les jours suivants, lui faire continuer tous les soirs les poudres n° 8, tous les matins l'huile de ricin à dose qui provoque seulement trois ou quatre selles, les lavements comme ci-dessus, au nombre de deux ou trois par jour, et enfin les frictions à l'huile camphrée matin et soir, jusqu'à ce qu'on aperçoive une grande amélioration : alors on ne fait plus prendre l'huile de ricin que de deux jours l'un.

Pour le premier jour, régime des maladies aiguës ; pour les jours suivants, régime des affections chroniques.

Je n'ai jamais été à portée de traiter le choléra *épidémique* ; mais plusieurs fois mes conseils ont été réclamés dans des cas de choléra *sporadique* dont les symptômes sont les mêmes et par conséquent aussi funestes dans leurs suites. Je suis donc en droit d'en conclure que les résultats, obtenus par le secours de ma médication, seraient aussi satisfaisants pour la première que pour la seconde de ces maladies.

Pendant mon séjour aux Pargots (Doubs), en 1841, un maître-charpentier, habitant des Villers, dont le nom m'a échappé (ce qui ne m'empêche pas de rapporter la guérison de son ouvrier, puisqu'elle est connue de la commune entière), vint un soir avec précipitation me demander ce qu'il fallait faire à un de ses ouvriers chez lequel le choléra *sporadique* s'était déclaré, accompagné de symptômes qui faisaient craindre à tout instant pour sa vie. J'entrai dans tous les détails que nécessitait la posi-

tion critique du malade et priai instamment le maître-
charpentier de revenir, dans la nuit même, me rendre
compte des effets du traitement que j'avais prescrit. La
nuit se passa et je ne vis personne. Dans la matinée du
lendemain, M. Chagroz, alors vicaire de la paroisse
des Villers, me fit une visite, et je me plaignis à lui
de l'insouciance du charpentier à l'égard de son ouvrier. Il est vrai, me répondit ce digne ecclésiastique,
que l'on aurait dû vous adresser des remercîments pour
avoir indiqué des moyens de guérison aussi prompts
qu'efficaces, puisque j'ai vu en passant le *cholérique*
d'hier, parfaitement rétabli aujourd'hui, travailler comme
de coutume à son chantier.

Je doute que la médecine *scolastique*, dans l'état ac-
tuel de ses connaissances, puisse arriver à une cure
aussi belle, avec des procédés aussi simples.

ARTICLE X.

Inflammation d'entrailles.

L'*inflammation d'entrailles*, maladie grave, s'annonce quelquefois subitement par des nausées, des
vomissements, des déjections d'humeurs, comme elle
peut survenir d'autres fois à la suite d'un rhume, en
faisant ressentir une chaleur inaccoutumée qui augmente
surtout après le repas. On éprouve comme une pesanteur à l'estomac, quelques douleurs vagues qui acquièrent de l'intensité et s'étendent au ventre à tel point que
le plus léger attouchement sur cette partie occasionne

des douleurs aiguës. La gorge est chaude et sèche ; le malade est très altéré et ne désire que des boissons froides ; son teint est pâle et même jaunâtre ; la langue est recouverte d'un enduit blanc ou jaune et plus tard elle devient rouge et appointie ; le mal de tête est en général continu ; les yeux sont rouges, ternes ou abattus ; la peau est presque toujours sèche et aride, avec une chaleur plus ou moins vive sur toutes les parties du corps ou seulement sur la poitrine et le ventre.

Le traitement de cette maladie et le régime à suivre sont les mêmes que ceux du choléra, page 183.

ARTICLE XI.

Constipation.

Lorsqu'on éprouve de la difficulté à aller sur selle ou que les déjections ne s'effectuent pas régulièrement tous les jours, il y a *constipation*, et quand ce besoin n'est satisfait que tous les huit ou dix jours, comme cela arrive à bien des personnes, on court le plus grand danger, vu que les excréments se durcissent par leur séjour trop prolongé dans les gros intestins et que, parcourant dans cet état les circonvolutions intestinales, ils acquièrent de plus en plus une dureté qui finit par s'opposer à leur évacuation en occasionnant des souffrances et parfois le déchirement des parois intestinales, d'où il résulte des déjections mêlées de sang. C'est à tort que les personnes chez lesquelles il y a constipation attribuent à une force de constitution ce qui n'annonce qu'un désordre dans les fonctions organiques. Ceux qui sont atteints de cette affection éprouvent souvent des maux de tête ou de dents, ils sont sujets à l'ennui, à la mauvaise humeur; leur jugement se trouve souvent en défaut; ils sont aussi très irritables. Cet état, auquel on fait d'abord peu attention, devient plus tard la cause d'un grand nombre de maladies qui résistent parfois aux traitements les mieux dirigés. Les personnes qui sont dans ce cas, trouvent, il est vrai, du soulagement dans l'usage de quelques lavements; mais ce moyen ne détruit point la cause du mal qui ne tarde pas à reparaître.

Voici le traitement auquel je leur conseille de se soumettre : c'est de prendre tous les soirs une dose des poudres n° 8 et, de deux matins l'un, le purgatif n° 1, à dose qui occasionne quatre ou cinq selles. Il faut de plus employer tous les soirs les lavements mucilagineux, composés de mauves et de graine de lin, dans chacun desquels on fait entrer une cuillerée à bouche d'huile campbrée n° 11.

Le régime est celui des affections chroniques.

ARTICLE XII.

Flatuosités ou Vents et Tympanite.

Les *flatuosités* ou les *vents*, dont tant de personnes se trouvent incommodées, peuvent, en rencontrant un obstacle qui s'oppose à leur essor soit par les voies supérieures soit par les voies basses, occasionner la *tympanite* qui est toujours le résultat d'un grand amas d'air ou de gaz dans les différentes parties du tronc, ce qui donne lieu à des souffrances aiguës et produit dans le ventre une tension si forte qu'elle le fait paraître d'une grosseur démesurée. De grandes études ne sont pas nécessaires pour connaître cette maladie et la cause qui la produit, car l'air ou le gaz qui causent ce redoutable effet ne peuvent résulter que de la décomposition des humeurs qui séjournent dans le canal alimentaire, ainsi que de l'excès de fermentation qu'y subissent les aliments, à cause du désordre des organes digestifs qui empêche leurs fonctions normales.

On attaque directement la cause qui produit les vents en prenant, deux heures après souper, une dose des poudres n° 8, une pilule n° 2 tous les soirs, et, de deux matins l'un, une dose de l'évacuant n° 1, capable de faire aller quatre ou cinq fois sur selle.

Mais, lorsque la tympanite est déclarée, il faut faire prendre, jusqu'à trois ou quatre fois, d'heure en heure, une cuillerée à bouche d'huile de ricin, frictionner le ventre avec le liniment n° 12 très souvent, et donner, de quart-d'heure en quart-d'heure, un lavement composé d'une décoction de mauves et de graine de lin, dans lequel on ajoute une cuillerée à bouche d'huile camphrée n° 11.

La maladie cède dès le premier jour.

Lorsqu'il ne s'agit que du traitement des vents, le régime est celui des affections chroniques, et dans le cas de tympanite, celui des maladies aiguës.

ARTICLE XIII.

Vers ou Maladie vermineuse.

Quoi que l'on puisse penser de la formation des nombreuses espèces de *vers* dans l'estomac et les intestins, quoi que l'on puisse supposer encore sur les désordres que l'invasion de ces insectes peut occasionner dans les autres organes de notre corps, il n'en est pas moins vrai qu'ils n'existent jamais en plus grand nombre que chez ceux dont les fluides ou humeurs ont passé à l'état de dégénérescence. Ce qui vient confirmer cette vérité, c'est que les déjections d'une personne atteinte de fièvre typhoïde, de choléra, etc., offrent, soit à l'œil nu soit au microscope, une innombrable quantité de vers expulsés avec ces matières. Je conclus d'après ces faits évidents que tout médecin intelligent et de bonne foi doit recourir aux purgatifs pour chasser et ces parasites et les fluides viciés dans lesquels ils se propagent.

Je laisse à d'autres la gloire d'avoir découvert les métamorphoses ou transformations, produites par la procréation du ténia ou ver solitaire et d'où proviennent, disent-ils, les hydatides du cerveau, attendu que je crois en avoir dit suffisamment pour que le lecteur sache profiter dans cette occasion, ainsi que dans toutes les autres, de l'application de mon système.

Voici à peu près les symptômes qui se font remarquer chez les personnes en proie au parasitisme des insectes dont il vient d'être parlé. La pâleur du visage, la teinte

noirâtre autour des yeux, les maux de tête, les palpitations, les lassitudes, l'irrégularité de l'appétit et des
selles, les grincements de dents pendant le sommeil qui
parfois est agité et interrompu par des soubresauts, les
tiraillements d'estomac, les convulsions et même la folie,
sont autant de signes certains que la personne est malade, que la cause du désordre qui règne dans son économie est animée et qu'elle ne parviendrait pas à un si
haut degré d'intensité, si les fluides ou humeurs n'étaient
pas altérés. Il est donc non-seulement inutile, mais encore préjudiciable, de recourir à l'emploi des vermifuges
qui tendent à faire périr les vers sans débarrasser l'organisme des matières corrompues qui les ont fait naître.

Toutes les espèces de vers qui existent dans le canal
alimentaire, y compris le ténia ou ver solitaire, sortent
de notre économie sans l'emploi d'autres remèdes que
l'huile de ricin. Je proscris donc tous les autres vermifuges de la médecine scolastique, sans en excepter même
la *racine de fougère mâle* et l'*écorce de grenadier*, tant
préconisés encore tout récemment.

Quand on veut se délivrer des parasites dangereux qui
vivent aux dépens de nos fluides et de nos solides, on
prend tous les soirs, deux heures après souper, une dose
des poudres n° 8 et, tous les matins à jeun, l'évacuant
n° 1, à dose qui provoque quatre ou cinq selles : on frictionne, matin et soir, tout le buste avec l'huile camphrée
n° 11. On suit ce traitement jusqu'à cessation des symptômes : si elle tardait plus de huit jours à avoir lieu, on
continuerait tous les soirs les poudres n° 8 et, de deux
matins l'un seulement, le purgatif n° 1, en ajoutant, tous
les jours avant dîner, l'usage d'une cuillerée à bouche
du vin tonique n° 9.

Mais quand on est sûr de la présence du ténia ou ver solitaire, le traitement doit différer en quelques points. La personne doit rester au lit, couchée sur le dos, et prendre deux cuillerées à bouche d'huile de ricin, de deux heures en deux heures, jusqu'à ce que les selles aient lieu. Lorsque le besoin d'évacuer se fera sentir, on le retiendra autant que possible et l'on n'ira à la garde-robe que quand la nécessité sera trop pressante. Il est rare, en prenant cette précaution, que le ver solitaire ne sorte pas entièrement le premier jour. Cependant il pourrait arriver que le malade, faute d'avoir observé exactement ce qui vient d'être prescrit, n'eût rendu que quelques fragments du ver solitaire; dans ce cas, il ne devra recommencer le traitement que huit ou dix jours après. Mais quand bien même il aurait rendu complètement le ténia, il devra continuer, de deux jours l'un seulement, l'usage de l'huile de ricin, à dose qui provoque quatre ou cinq selles, et les poudres n° 8 tous les soirs.

Le régime est celui des affections chroniques.

L'exemple suivant prouve combien de désordres les vers peuvent causer dans notre organisme, et les heureux résultats obtenus par ma méthode feront ouvrir enfin les yeux sur la vérité qui lui sert de base.

En 1838, me fut amené un jeune homme de vingt et un ans; il habitait la commune de Fourchet (dans le canton de Vaud), en Suisse, et était atteint de *folie* depuis deux ans. Cette hideuse maladie offrait encore chez lui des caractères tout particuliers. Quand ses accès le prenaient, il aboyait comme un chien, courait çà et là sans but déterminé et cherchait à mordre les personnes

qu'il rencontrait sur son passage. Il avait été traité
pendant dix mois, mais inutilement, dans une maison
d'aliénés. Je ne donnai à sa mère qui l'accompagnait,
d'autres conseils que ceux indiqués à l'article *Folie*. Cette
femme revint cinq jours après, avec un visage gai et
riant, me dire que son fils avait évacué dans l'espace de
quatre jours plus de *trois cents gros vers* et qu'à dater
de cette époque la raison lui était revenue. En effet,
quinze jours plus tard le malade venait lui-même et je
pus m'assurer qu'il était aussi calme que s'il n'eût jamais
été fou.

ARTICLE XIV.

Hémorrhoïdes.

Les *hémorrhoïdes* sont un engorgement des vaisseaux
qui avoisinent l'anus ou l'intérieur de l'intestin rectum,
ce qui leur a fait donner le nom d'*internes* et d'*externes*,
selon le siége qu'elles occupent. Ces tumeurs variqueuses,
d'où résulte ordinairement une évacuation de sang noir
et même spumeux, peuvent dégénérer en ulcères,
s'étendre encore plus avant dans le tube intestinal et y
devenir incurables. La personne atteinte de cette maladie
éprouve des maux de tête, de la fièvre, parfois des vertiges et surtout une grande douleur pour aller sur selle,
ce qui occasionne chez divers individus la chute du fondement. Beaucoup d'auteurs qui ont décrit cette maladie
et les funestes conséquences qui peuvent en résulter
quand elle abandonne son siége, conseillent de rappeler
par tous les moyens l'affection hémorrhoïdale, comme

si la personne était irrévocablement condamnée par la nature à conserver pour le reste de ses jours une semblable maladie. Le bon sens ne permet pas d'accréditer de telles erreurs. Puisqu'il est reconnu qu'elle peut changer de siége, de symptômes, et se porter sur d'autres organes, elle se rattache donc au même principe que toutes celles dont nous pouvons être atteints. Il serait fort inutile d'employer pour elle d'autres médicaments que ceux qui sont indiqués dans ma méthode.

Si, au lieu de l'application de topiques de tous genres ou de sangsues, on se traitait d'après la prescription qui suit, on aurait lieu de se convaincre des salutaires effets qui en résultent.

Le malade doit prendre tous les soirs, deux heures après souper, une dose des poudres n° 8 et, de deux matins l'un, l'évacuant n°1, à dose qui occasionne quatre ou cinq selles. On suit ce traitement pendant une huitaine, après quoi on ajoute une pilule n° 2, prise tous les soirs avant les poudres rafraîchissantes. De plus, on maintient sur l'anus un cataplasme de farine de lin dans lequel on a versé une ou deux cuillerées d'huile camphrée n° 11. On continue ainsi jusqu'à guérison.

Le régime est celui des affections chroniques.

ARTICLE XV.

Chute du fondement.

Cette affection, à laquelle les enfants sont sujets, à raison des efforts qu'ils font en criant et qui provoquent la

chute du fondement, peut aussi avoir lieu chez les grandes personnes, soit à la suite de la dyssenterie ou des
hémorrhoïdes, soit aussi, chez les personnes du sexe,
à la suite d'un accouchement laborieux. Mais quelle que
soit la cause occasionnelle qui ait donné lieu à la descente du rectum, elle est toujours produite par le relâchement des muscles qui lui servent d'attaches et dont
il convient, sous tous les rapports, de rappeler les fonctions à leur état naturel. Si, par négligence ou par une
pudeur déplacée, la personne atteinte de cette maladie
n'avait pas assez tôt remis à sa place cet intestin, il peut
alors survenir de l'inflammation qui opposerait un nouvel
obstacle à sa rentrée.

On prendra tous les soirs, deux heures après souper
une dose des poudres n° 8 et, de deux matins l'un les
pilules n° 2. Si c'est une grande personne, elle commencera par prendre trois de ces pilules. Lorsque ce nombre
n'aura pas suffi pour lui occasionner le lendemain trois
ou quatre selles, le surlendemain elle fera usage de quatre
et même de cinq. On continue ainsi jusqu'à guérison, en
ayant soin de replacer le fondement quand on est allé à
la garde-robe et de le tenir comprimé au moyen d'une
compresse imbibée d'eau fortement salée.

Si c'est un enfant auquel on ne puisse faire avaler les
pilules, on lui donnera tous les soirs une dose des poudres
n° 8 et, de deux matins l'un, une dose des poudres n° 3,
en se conformant pour la proportion des doses à l'article
concernant ces poudres, et pour le reste à ce qui est indiqué ci-dessus.

Le régime est celui des affections chroniques.

ARTICLE XVI.

Observations sur les maladies du foie et de la rate.

Il est moins important de décrire les maladies auxquelles le *foie* et la *rate* sont sujets, que de conseiller d'y
porter remède dès les premiers désordres aperçus dans
l'un ou dans l'autre de ces organes.

Tout le monde sait que le foie est placé dans l'hypocondre droit et la rate dans l'hypocondre gauche près
des fausses-côtes. Il est constant que toutes les fois que
l'on ressent de la douleur dans un de ces côtés, que l'on
éprouve de la difficulté à se coucher sur l'un ou sur
l'autre, ou encore, ce qui arrive de temps en temps,
que le volume de l'un des deux augmente au point de devenir appréciable à la vue et au toucher, et enfin que la
peau extérieure qui couvre ces organes offre une teinte
jaunâtre, il est constant, disons-nous, qu'ils sont affectés
de maladies du foie ou de la rate. Que ce soit une *hépa-
tite* (inflammation du foie), un *cancer*, une *hydropisie*,
une *hydropisie enkistée*, des *concrétions biliaires*, une
splénite (inflammation de la rate) ou toute autre affection,
la personne qui s'aperçoit du plus léger dérangement dans
ces organes, doit sans délai recourir aux moyens suivants.

Si les douleurs sont aigües, il faut prendre, de deux
heures en deux heures, une dose de l'évacuant n° 1, et
dans les intervalles une dose des poudres n° 8, jusqu'à
ce que le malade aille sur selle ou qu'il se sente soulagé. Pendant les vingt-quatre heures on donnera cinq

ou six lavements composés d'une décoction de mauves et de graine de lin, avec une cuillerée à bouche d'huile camphrée n° 11 dans chacun. De plus on frictionne souvent la partie malade avec la même huile.

Si dès le premier jour les douleurs n'ont pas cessé, on continue le même traitement les jours suivants jusqu'à ce qu'elles disparaissent. Dans le cas où elles auraient diminué, on fera usage tous les soirs d'une dose des poudres n° 8 et tous les matins de l'évacuant n° 1, à dose qui provoque quatre ou cinq selles. Les lavements peuvent se réduire au nombre de deux. Lorsqu'il n'existe que peu ou plus de douleur, il convient, pour obtenir une guérison radicale, de prendre tous les soirs une dose des poudres n° 8, une pilule n° 2, et, de deux matins l'un le purgatif n° 1, à dose qui occasionne quatre ou cinq selles. On continue ainsi jusqu'à parfaite guérison.

Dans le cas de fortes douleurs, on suivra le régime des maladies aiguës, et dans l'autre cas celui des affections chroniques.

Sur la fin de l'année 1842, madame Henriette Vuille, ouvrière en horlogerie, Grande rue, à Besançon, souffrait depuis longtemps d'*obstructions du foie et de la rate*, qui lui faisaient ressentir de violentes douleurs. Le ventre était d'une grosseur extraordinaire, à peine la malade pouvait-elle marcher. Elle avait déjà suivi des traitements qui n'avaient produit aucune amélioration dans son état. Elle n'eut pas plutôt fait usage d'*huile de ricin* pendant quelques jours, que les souffrances perdirent de leur intensité, le volume du ventre diminua et la continuation des remèdes que je lui avais conseillé lui faisait obtenir une guérison qui s'est constamment soutenue jusqu'à présent.

13

CHAPITRE IV.

Maladies des voies urinaires.

‑‑◦⬤◦‑‑

ARTICLE I.

Néphrite ou Inflammation des Reins.

Cette maladie, dont la durée peut donner lieu au cal‑
cul ou formation de la pierre, s'annonce par une pesan‑
teur plus ou moins douloureuse qui se fait sentir dans
un des côtés de la région des *lombes* (reins). Bientôt la
douleur devient tensive, profonde, lancinante, augmen‑
tée par la plus légère pression. Les urines, deviennent
rares, rouges, même sanguinolentes et parfois se sup‑
priment tout‑à‑fait : néanmoins, quand cette émission a
lieu, ce n'est qu'avec beaucoup de peine. La douleur des
lombes se propage jusqu'à la vessie, au canal de l'urêtre
et à l'aine ; elle est accompagnée de tremblement et d'en‑
gourdissement dans la cuisse. Le malade a de la fièvre,
des maux de cœur qui quelquefois excitent des vomisse‑
ments. La néphrite est ordinairement traitée par la plu‑
part des médecins au moyen de la saignée et de l'appli‑
cation des sangsues. Par là ils n'obtiennent jamais qu'un
faux soulagement, puisqu'ils n'attaquent pas la cause qui
produit le mal.

Voici le traitement que je prescris pour la *néphrite,*
et au moyen duquel on obtient les succès les plus satisfai‑
sants :

1° Quand le malade est atteint de vomissements, on lui applique d'abord à une jambe le sinapisme n° 14 et on lui donne l'huile de ricin n° 1, d'heure en heure, à la simple dose d'une cuillerée à café, jusqu'à ce que les vomissements cessent et que les selles s'opèrent. Lorsque · la maladie est prise à temps et que les vomissements ne se sont pas déclarés, il faut également placer à une jambe le sinapisme n° 14 et faire prendre le purgatif, aussi d'heure en heure, mais par cuillerée à bouche. Dans l'un ou l'autre cas, on frictionne en outre, quatre ou cinq fois pendant la journée, tout le buste avec l'huile camphrée n° 11 et l'on fait usage de quatre ou cinq lavements peu volumineux, composés d'une décoction de mauves et de graine de lin, dans chacun desquels on ajoute une cuillerée à bouche d'huile camphrée. Le malade boira le moins possible : sa boisson sera de l'eau dans laquelle on aura versé quelques gouttes de sirop de gomme : il la prendra par cuillerée seulement.

Dès le premier jour les douleurs diminuent beaucoup d'intensité. Cependant il faut encore, pendant deux ou trois jours, employer l'huile de ricin, à dose qui provoque quatre ou cinq selles, continuer les frictions à l'huile camphrée et les mêmes lavements que ci-dessus. Le malade pourra alors boire à sa soif, en usant des boissons conseillées au régime des maladies aiguës.

2° Si, après quatre ou cinq jours de ce traitement, on éprouvait encore des douleurs de reins, ce qui annoncerait des dispositions à la *gravelle* et même à la *pierre* (formation d'un calcul dans les reins), on devrait, pour faire disparaître ces symptômes, continuer jusqu'à leur entière cessation l'évacuant n° 1, de deux jours l'un, à dose qui provoque quatre ou cinq selles et, dans les jours d'intervalle, le matin à jeun, de quart-d'heure en quart-d'heure, prendre un verre de l'eau siliceuse n° 5 jusqu'à épuisement du litre. On se frictionne également tout le buste avec l'huile camphrée n° 11, et l'on fait usage d'un ou deux lavements tous les soirs.

Le régime est celui de la convalescence des maladies aiguës.

Dans le mois de juillet de l'année 1846, M. Guibert, dessinateur attaché à l'établissement de M. Guillemin, à Casamène, commune de Besançon, était atteint d'une *néphrite* des plus graves, puisque le docteur qui le traitait avait engagé ceux qui le soignaient à lui faire administrer les derniers sacrements. Mais ayant appris que la personne chez qui ce jeune homme demeurait était un partisan zélé de mon système, il lui prescrivit en dernier lieu, plutôt par une espèce de condescendance que par conviction, 45 grammes (une once et demie) d'huile de ricin, à prendre en *une seule fois*, sans réfléchir qu'une dose pareille de ce purgatif, vu l'état de faiblesse du malade et ses vomissements fréquents, était plus propre à hâter qu'à retarder son dernier soupir. Aussitôt on vint me demander mon avis sur cette ordonnance. Je conseillai aussi l'huile de ricin, mais prise d'heure en heure et par cuillerée à café seulement. De cette manière, le remède eut pour résultat de sauver la vie au malade qui, en le continuant encore quelques jours, à des intervalles moins rapprochés, recouvra la santé.

ARTICLE II.

Gravelle et Pierre.

Les urines de la personne atteinte de la *gravelle* laissent déposer très promptement un gravier plus ou moins fin, dur, résistant à la pression du doigt. Cette maladie est toujours accompagnée de chaleur et de pesanteur dans la région des lombes (reins), et de difficulté à uriner.

Celui qui est atteint de la *pierre* n'éprouve de la douleur qu'au moment où le besoin d'uriner se fait sentir, parce qu'alors la pierre qui vient se placer au col de la vessie, s'oppose non-seulement à l'émission du fluide, mais occasionne encore, par son frottement réitéré sur la membrane, des souffrances aiguës. Cette affection réclame nécessairement les secours du chirurgien, afin de briser ce corps étranger à l'aide d'un instrument. On appelle cette opération *lithotritie :* les détails n'en appartiennent pas à cet ouvrage; mais je puis me permettre de faire remarquer que, malgré la différence de la *pierre* avec la *gravelle*, tant par son volume que par les matières qui la constituent et paraissent plus légères, elle ne saurait avoir été formée par une autre cause.

Que le malade soit atteint de la *gravelle* ou de la *pierre*, ou qu'il ait été délivré de cette dernière au moyen d'une opération, le traitement consiste simplement à prendre, de deux matins l'un, l'huile de ricin, à dose qui procure quatre ou cinq selles; à faire usage dans les jours d'intervalle de l'eau siliceuse n° 5, dont on boit un verre de quart-d'heure en quart-d'heure, jusqu'à ce que le litre soit achevé. On frictionne matin et soir tout le buste avec l'huile camphrée n° 11, et l'on prend le soir un ou deux lavements composés d'une décoction de mauves et de graine de lin, dans chacun desquels on ajoute une cuillerée à bouche d'huile camphrée. On continue ce traitement pendant une dizaine de jours et on le prolonge même au-delà si les symptômes n'ont pas cessé; mais il est rare qu'après ce terme le mal persiste.

Le régime est celui des affections chroniques; mais le vin est entièrement interdit.

ARTICLE III.

Rétention d'urine.

La *rétention d'urine*, dont le col et le sphincter de la vessie, de même que le canal de l'urêtre deviennent le siége, a reçu, ainsi que beaucoup d'autres maladies, des noms différents d'après ses degrés d'intensité. Mais qu'on la nomme *dysurie*, lorsque l'urine coule avec peine et que, pour peu que la vessie soit déchargée, le besoin d'uriner et les souffrances cessent aussitôt; *strangurie*, quand l'urine sort goutte à goutte en faisant éprouver des douleurs sans qu'on puisse entièrement satisfaire le besoin d'uriner; *ischurie*, si, la maladie présentant un caractère plus grave, l'écoulement de l'urine se trouve supprimé complètement, il n'en est pas moins vrai que ces trois affections réclament le même genre de traitement. La seule différence qui existe entre elles,

provient du retard plus ou moins long que le malade a
mis à se procurer du soulagement. Dans ce cas, il ne
doit pas être étonné que la vessie, au fur et à mesure
qu'elle se remplit, occasionne en se distendant des douleurs insupportables dans la région *hypogastrique* (de la
vessie) qui devient parfois saillante, et que ces symptômes soient accompagnés de pesanteur ainsi que de tension au périnée. S'il a attendu jusqu'à cette extrémité
avant de recourir aux moyens de ma méthode, alors l'u-
sage de la sonde lui devient indispensable pour se procurer un prompt soulagement. Mais dans le cas contraire, c'est-à-dire si les douleurs ne sont point aussi
vives, il doit appliquer d'abord à une jambe le sinapisme
n° 14 et prendre deux cuillerées à bouche d'huile de ricin, d'heure en heure, jusqu'à ce que les selles aient
lieu ou qu'il puisse uriner. Si c'est un enfant, une personne âgée ou d'une constitution faible et délicate, une
cuillerée de cet évacuant, donnée aussi d'heure en heure
et jusqu'à ce qu'il opère, est suffisante. Trois ou quatre
lavements peu volumineux, composés d'une décoction
de mauves et de graine de lin avec une cuillerée à bouche
d'huile camphrée n° 11 dans chacun, sont indispensables
pendant la journée. Ordinairement dès le premier jour
le mal cède, l'urine sort sans difficulté et l'on n'est plus
obligé d'employer la sonde.

Que le malade ait été sondé ou non, il faut qu'il continue, pendant trois ou quatre jours, le même purgatif
que ci-dessus, mais seulement le matin et à dose qui lui
occasionne quatre ou cinq selles. Il doit en outre se frictionner, plusieurs fois par jour, le ventre et les reins
avec l'huile camphrée. Les lavements ne seront plus pris
que le soir, au nombre de deux.

Le malade guéri de la rétention d'urine, qui ressenti-rait encore des douleurs dans les reins, devrait, pour les faire cesser, suivre le traitement prescrit à l'article précédent, *gravelle* et *pierre*, page 201.

Le régime est celui des affections chroniques : le vin est interdit.

Parmi les nombreux exemples de guérison de cette maladie que je pourrais citer, j'en choisis un qui a été inséré dans l'*Impartial* de Besançon, le samedi 23 août 1845, Nº 115, afin de donner une nouvelle idée de la supériorité de ma thérapeutique sur celle des autres, puisque, la sonde ayant irrité et déchiré les parois du canal de l'*urêtre*, nouvel obstacle à la sécrétion de l'urine, le malade ne laissa pas d'être guéri contre toute attente.

RÉTENTION D'URINE.

Je soussigné déclare qu'en exposant les faits suivants, mon unique but est de me rendre utile au public, sans blesser aucune bienséance.

Voici de quoi il s'agit :

Dans la soirée du 26 juillet dernier, je fus atteint d'une rétention des plus rebelles. Le médecin appelé se servit aussitôt de la sonde, mais sans aucune apparence d'urine. Le 27, les mêmes opérations furent réitérées et n'obtinrent autre chose que du sang. Je restai dans cette pénible position jusqu'au 28 dans l'après-midi. C'est alors seulement, qu'après avoir eu recours au remède indiqué dans la *Médecine populaire*, j'eus l'inexprimable bonheur d'uriner librement, et que, depuis cette époque, je n'ai ressenti aucune incommodité.   Signé BREUCHAUD.

ARTICLE IV.

Incontinence d'urine.

L'écoulement involontaire de l'urine ne peut avoir lieu qu'en raison de la faiblesse, du relâchement du col de la vessie ou de son sphincter. Cette maladie survient quelquefois à la suite de l'inflammation qui a existé dans ces organes pendant le cours des maladies mentionnées à l'article précédent. Elle peut également se manifester indépendamment de cette cause; c'est ce qu'on peut observer chez les personnes avancées en âge et chez les enfants. Si les parents voulaient se pénétrer de cette vérité, que les enfants n'urinent au lit que pour cause de maladie, au lieu de les punir quand cet accident leur arrive (et il leur survient même au milieu d'un profond sommeil), ils chercheraient à opposer à cette affection le remède qu'elle nécessite. Si d'ailleurs ils examinaient attentivement le visage de celui qui urine au lit, ils verraient que sa santé réclame de la manière la plus impérieuse les secours de l'art, et que ce n'est ni par paresse ni par plaisir que ces pauvres enfants s'exposent à rester mouillés pendant une partie de la nuit et infectés par l'odeur désagréable de l'urine. Cette affection disparaît chez eux (et les personnes d'un âge avancé peuvent aussi en être guéries ou du moins considérablement soulagées) par les moyens suivants.

Le malade prendra tous les soirs une pilule n° 2 et tous les matins, pendant cinq ou six jours de suite, l'évacuant n° 1, à dose qui provoque quatre ou cinq selles. Si après ce temps, il ne se trouvait pas guéri, il ferait usage, jusqu'à son entier rétablissement, tous les soirs d'une pilule n° 2 et, de deux matins l'un seulement, d'huile de ricin, à dose qui lui occasionne quatre ou cinq selles.

Lorsque c'est un enfant auquel on ne peut faire avaler les pilules, on lui donne un matin le quart d'une dose des poudres n° 3, et le matin suivant une dose d'huile de ricin qui lui procure quatre ou cinq selles. On continue ainsi, pendant cinq ou six jours. Ce temps écoulé, si l'enfant n'était pas guéri, on prolongerait le traitement jusqu'à la cessation de la maladie. Il est encore à observer que quand un enfant est sujet à l'incontinence d'urine, il faut éviter de lui donner de la soupe le soir ou de le laisser trop boire.

Le régime est celui des affections chroniques.

En 1842, M. C....., de Besançon, était, depuis plusieurs années, affecté non-seulement d'une *incontinence d'urine*, mais encore d'une *incontinence de matières fécales*, si je puis m'exprimer ainsi. Il était allé à Paris et s'était mis entre les mains des docteurs les plus renommés; mais six mois s'étant passés sans apporter aucune amélioration dans son état, il demeura convaincu que là, comme en province, la médecine offre peu de ressources. Enfin il eut recours à moi et *quinze jours* m'ont suffi pour le délivrer à jamais d'une incommodité qui faisait son supplice.

ARTICLE V.

Diabétès.

On nomme *diabétès* une évacuation excessive d'urine, c'est-à-dire sans proportion avec la quantité de liquide dont on a fait usage. Cette urine n'est pas comme elle doit être ordinairement : elle présente entre autre changement celui d'un goût fade et sucré. On peut dire que cette affection est aux voies urinaires ce que la diarrhée est au tube intestinal. Il pourrait se faire que ce désordre dans l'organisme ne fût suivi d'aucune conséquence funeste ; néanmoins quand on s'en aperçoit, il est urgent de recourir à la méthode évacuante, surtout si l'on remarque chez celui qui en est atteint qu'il y a maigreur ou dépérissement, symptômes particuliers à cette maladie.

On prend, de deux matins l'un, l'évacuant n° 1, à dose qui provoque quatre ou cinq selles. Tous les jours on fera usage, si c'est un enfant, d'une cuillerée à café du vin tonique n° 9 et, si c'est une grande personne, d'une cuillerée à bouche prise avant dîner. On frictionne tous les jours, matin et soir, tout le buste avec l'huile camphrée n° 11. On continue ce traitement jusqu'à guérison.

Cette maladie nécessite une nourriture très substantielle. Le régime est celui des affections chroniques.

ARTICLE VI.

Hématurie ou Pissement de sang.

Cette *hémorragie* peut avoir son siége dans les reins, les uretères, la vessie ou le canal de l'urêtre. Lorsqu'elle part des reins, elle est accompagnée de souffrance et de chaleur aux *lombes* (reins) et quelquefois d'un refroidissement des extrémités. Lorsque l'hémorragie provient des uretères, on ressent une douleur et une tension le long de ces conduits. Si son siége est dans la vessie, elle est ordinairement précédée de fréquents besoins d'uriner et de douleur au-dessus de l'os pubis, douleur qui se fait même ressentir aux aines, au périnée et à l'anus. Mais quel que soit le siége de cette maladie, il importe bien plus de la guérir que de s'arrêter à fixer son point de départ, attendu que le traitement à lui opposer consiste dans l'emploi des mêmes moyens pour tous les cas.

On prend jusqu'à disparition des symptômes l'évacuant n° 1, de deux en deux heures, jusqu'à ce qu'il opère, et dans l'intervalle des selles on fait usage d'un lavement peu volumineux, composé de mauves et de graine de lin, dans lequel on ajoute une cuillerée à bouche d'huile camphrée n° 11. On frictionne plusieurs fois pendant le jour le ventre et les reins avec l'huile camphrée. Si, dès le premier jour le sang ne s'arrête pas, on recommence le lendemain de la même manière. Dans le cas où le mal aurait cessé, on ne donnera plus le purgatif que de deux jours l'un et le matin seulement, à dose qui provoque quatre ou cinq selles. Les lavements ne sont de rigueur que sur le soir, au nombre de deux. On continue ainsi jusqu'à parfaite guérison.

Le régime est celui de la convalescence des maladies aiguës.

CHAPITRE V.

Maladies du sexe.

-<⬯>-

ARTICLE I.

Age de puberté chez les filles.

Il n'est pas rare d'entendre dire, lorsque les jeunes filles sont malades vers l'*âge de puberté*, que cet état vient du flux menstruel qui éprouve de la peine à se manifester. Mais si l'on devait considérer les règles comme une maladie, toutes les filles ressentiraient plus ou moins de souffrance, tandis qu'on en voit qui n'en éprouvent aucune. On doit donc conclure de là que, si cette émission naturelle du sexe rencontre des obstacles chez une fille, c'est qu'elle est malade. Qu'on rétablisse sa santé, et les règles arriveront sans peine. Mais les moyens qu'on emploie dans cette circonstance sont bien loin de faire obtenir ce résultat.

Pendant qu'on fait prendre les *emménagogues* dans le but de provoquer le flux menstruel, et qu'on applique les sangsues, on laisse les organes de la jeune fille envahies d'humeurs putréfiées, qui s'opposent toujours davantage à l'accomplissement des fonctions naturelles. Qu'ils sont pernicieux ces contes que l'on fait si souvent et d'après lesquels on suppose que l'apparition des règles doit guérir la jeune fille, et qu'il faut attendre cette époque en toute sécurité! Pendant ce temps la jeune per-

sonne tombe dans un état de langueur suivi quelquefois
de difformités de la tallle , nouveaux effets résultants
toujours du même désordre , auxquels on n'oppose souvent qu'un corset, appareil garni de fer ou de plomb ,
dans le but de comprimer ces tumeurs osseuses ou dis-
torsions, sans penser à attaquer le principe morbide qui
les produit. Aussi voit-on que tous ces moyens, s'ils ne
sont aidés de la méthode évacuante, restent toujours in-
fructueux et laissent la personne dans le même état.
Qu'on ne prenne donc pas toujours l'effet pour la cause.
Qu'on se persuade bien que la cause qui fait obstacle à
l'émission du flux menstruel, est la même que celle de
toutes les autres maladies.

La jeune personne sera bientôt rétablie si elle prend
tous les soirs, deux heures après son souper, une pilule
n° 2, au même instant une dose des poudres n° 8 et, de
deux matins l'un, l'évacuant n° 1, à dose qui lui occasionne quatre ou cinq selles. Il est encore nécessaire
qu'elle fasse usage tous les soirs, d'un bain de siége d'eau
chaude dans lequel elle restera une demi-heure. Ce traitement sera continué jusqu'à ce que les règles suivent
leur cours ordinaire.

Le régime est celui des affections chroniques.

ARTICLE II.

Règles immodérées et Ecoulements suspects. Flueurs (fleurs) ou Pertes blanches.

La trop grande quantité ou la trop longue durée du flux
menstruel annonce toujours un désordre dans les fonc-

tions organiques de la femme. J'en dirai autant de ces *écoulements*, qu'on désigne vulgairement sous le nom de *fleurs* (au lieu de flueurs) ou *pertes blanches*, qui dans beaucoup de cas sont de couleur jaune, rousse, verdâtre, etc., et parfois accompagnés d'un principe tellement âcre, que les parties sur lesquelles ils reposent en sont excoriées. Qu'on donne les noms de *leucorrhée*, *gonorrhée bénigne*, à ces sortes d'affections ; qu'elles partent de la membrane vaginale ou directement de l'*utérus* (matrice), elles n'en sont pas moins susceptibles, dans bien des cas, ainsi que le font observer divers auteurs, d'acquérir par la suite toute la malignité d'une gonorrhée proprement dite, à laquelle peuvent se rattacher les conséquences les plus graves. Les médecins, en employant les remèdes astringents qu'ils croient propres à suspendre ces sortes d'écoulements, ne réfléchissent pas qu'une semblable affection n'aurait jamais lieu, si l'organisme de la femme qui en est atteinte ne régorgeait d'un principe morbide qu'il convient d'évacuer, plutôt que de le contraindre par des traitements à se reporter sur tel ou tel organe.

Si la femme est atteinte d'une perte de sang ou que la durée de ses règles soit trop longue, il faut qu'elle se fasse appliquer de suite sur les reins un large emplâtre d'oxycrocéum non émétisé qu'elle portera au moins pendant un mois, et qu'elle remplacera s'il venait à tomber : durant ce temps, elle doit prendre tous les soirs, deux heures après souper, une dose des poudres n° 8, tous les deux jours, le matin à jeun, une dose de l'évacuant n° 1 qui lui provoque quatre ou cinq selles, et tous les jours avant son dîner une cuillerée à bouche du vin tonique n° 9.

Elle se frictionnera de plus tout le buste , matin et soir ,
avec l'huile camphrée n° 11.

Quand il s'agit de *pertes blanches* , l'emplâtre n'est
plus nécessaire ; mais la malade fait usage tous les soirs
d'une pilule n° 2 , ensuite d'une dose des poudres n° 8 ,
de deux matins l'un , d'une dose d'huile de ricin qui lui
procure quatre ou cinq selles , enfin tous les jours avant
dîner d'une cuillerée à bouche du vin tonique n° 9. Elle
se frictionne aussi tout le buste matin et soir avec l'huile
camphrée et prend en outre un bain de siége d'eau chaude dans lequel elle ajoute 60 grammes (deux onces) de
sel de cuisine par litre d'eau.

On ne doit point s'étonner si dès les premiers jours
du traitement les pertes semblent augmenter , en continuant on les verra bientôt s'arrêter.

Le régime de ces maladies est celui des affections
chroniques. Le vin et le café ne doivent être pris qu'avec
une grande modération.

ARTICLE III.

Règles supprimées.

La *suppression des règles,* qu'il importe de ne pas
confondre avec celle qui a eu lieu soit à l'époque de l'âge
critique , soit encore dans le temps d'une grossesse ,
annonce que la femme est malade et qu'elle doit , sous
tous les rapports, recourir aux moyens propres à rappeler cet écoulement naturel. J'en dis autant de la personne
chez laquelle le flux menstruel pourrait être interrompu

sur-le-champ par des causes occasionnelles, telles que
le froid, l'humidité, le chagrin, la colère, etc., auxquelles on a coutume d'attribuer cette suspension, tandis qu'elle n'aurait pas eu lieu sans l'existence d'un principe morbide dans l'économie de la femme, principe
qui l'exposait à l'influence de ces causes accidentelles.

Celle qui se trouvera dans ce cas devra recourir aux
remèdes suivants.

Elle prendra tous les soirs, deux heures après souper,
une pilule n° 2, au même instant une dose des poudres
n° 8, et, tous les deux jours le matin à jeun, une dose
de l'évacuant n° 1 qui la fasse aller quatre ou cinq fois
sur selle. De plus elle fera usage tous les soirs avant
souper d'un bain de siége d'eau chaude, dans lequel elle
restera une demi-heure.

Le régime est celui des affections chroniques.

ARTICLE IV.

Femmes enceintes.

Lorsque la femme *enceinte* éprouve quelques souffrances, on croit toujours que c'est à son état de grossesse qu'il faut les attribuer, sans réfléchir que pour rai-
sonner de cette manière, il faudrait premièrement constater que toutes les personnes du sexe, pendant la durée
de la gestation, sont non-seulement malades, mais encore
assujetties au même genre de maux ; tandis qu'on observe
au contraire chez celles qui souffrent, qu'elles n'éprouvent
pas toutes les mêmes indispositions et que d'autres ne

jouissent jamais d'une aussi bonne santé que lorsqu'elles
sont enceintes. On ne peut donc raisonnablement attribuer les malaises de la femme grosse qu'à la présence
des fluides dégénérés dont l'écoulement s'effectuait avec
les règles et qui, étant renfermés dans l'organisme, y
occasionnent tous les désordres que l'on remarque alors.
Je conviens que l'organe dans lequel se trouve l'enfant
peut, tant par son déplacement que par l'augmentation
de son volume, comprimer les organes qui l'entourent
et par là même en gêner les fonctions, ce qui nécessite
dans certains cas un vide pour en faciliter le jeu. Ce vide
doit s'effectuer dans le canal alimentaire et non dans les
vaisseaux sanguins, car en agissant plus directement sur
les organes comprimés, il débarrasse l'économie animale
des humeurs dégénérées, sans porter atteinte aux fluides
nécessaires à la nutrition de l'enfant.

Si l'instinct médical n'était pas si souvent en défaut
chez les hommes de l'art, il est très probable qu'ils ne
se serviraient jamais de la saignée pour soulager une
femme enceinte qui se plaint de maux de tête, d'engourdissement dans les membres, de pesanteur au ventre, de
difficulté à respirer, d'enflure aux jambes, etc. S'ils
comprenaient combien la confiance qu'on leur accorde
doit être sacrée pour eux, ils chercheraient à se persuader de cette vérité si importante : que de l'intégrité des
parties qui composent le sang de la mère, dépendent
l'accroissement et la force de l'enfant, et que ce n'est jamais à une surabondance de ce fluide que la femme enceinte doit attribuer ses souffrances. S'il en était autrement, la femme chez laquelle une perte de sang se déclare durant sa grossesse, ne devrait alors jamais être

malade; tandis que c'est précisément parce qu'elle l'est que cette perte a lieu; ce qui le prouve, c'est qu'il est fort rare que l'accouchement n'arrive pas avant le temps, ou que si l'enfant vient à terme, il soit d'une bonne constitution.

Une autre erreur non moins impardonnable est celle de beaucoup de femmes enceintes qui attribuent à leur état de grossesse les *varices* dont elles sont affectées aux jambes, tandis qu'il n'en est que la cause accidentelle; car, s'il en était ainsi, il n'y aurait que les femmes qui font des enfants qui y seraient sujettes, au lieu que non-seulement celles qui n'en font pas, mais encore les hommes peuvent être affectés d'humeurs variqueuses.

La femme atteinte de varices ne peut espérer que du soulagement tant que dure sa grossesse. Lorsqu'elle é-prouvera un ou plusieurs des symptômes décrits plus haut, elle prendra tous les soirs, deux heures après souper, une dose des poudres n° 8 et tous les deux jours, le matin à jeun, une dose d'huile de ricin n° 1, qui lui provoque quatre ou cinq selles. Elle continuera ainsi jusqu'à ce qu'il y ait une grande amélioration dans son état. Mais si elle ressent une pesanteur au ventre ou qu'elle ait des pertes de sang, il faut qu'elle s'applique sur les reins un large emplâtre d'oxycrocéum non émétisé, qu'elle conservera jusqu'à ce qu'il tombe de lui-même; alors elle le remplacera par un autre et ainsi de suite pendant tout le temps de sa grossesse. La femme qui se trouve dans ce cas doit éviter tout travail pénible. Quelques temps après son accouchement, elle consultera l'article qui traite des varices et de la manière de les guérir. La femme enceinte, sujette à la constipation, devra avoir recours aux évacuants, afin de ne pas rester longtemps dans un état qui deviendrait dangereux pour elle et pour l'enfant qu'elle porte.

Le régime est celui des affections chroniques. Dans le cas de perte de sang, le vin est interdit.

ARTICLE V.

Accouchements.

Lorsqu'il n'existe aucun vice de conformation et que l'enfant se présente bien, la femme n'est assujettie qu'à des souffrances de courte durée. Si elle éprouve de grandes difficultés pour accoucher, on ne peut en attribuer la cause qu'à l'altération de ses humeurs, et alors il faut avoir recours aux moyens propres à attaquer cette cause.

Les habitants de la campagnes croient que pour relever les forces abattues de la femme et accélérer sa délivrance, on doit lui faire prendre des boissons spiritueuses, ce qui ne produit d'autre effet que d'aggraver le mal. J'en dis autant du *seigle ergoté* et des autres remèdes de ce genre que beaucoup de médecins sont dans l'habitude de donner pour hâter l'accouchement et qui ne font qu'en rendre les suites plus dangereuses. Une autre pratique non moins condamnable est celle des émissions sanguines, qui ne peuvent être prescrites que par des hommes sans expérience.

On parvient à délivrer promptement la malade en lui faisant prendre un bain d'eau chaude, qui ne lui viendra qu'à l'estomac et dans lequel elle restera seulement un

quart-d'heure et en lui donnant, au sortir du bain, le
purgatif n° 1 par cuillerée à bouche, d'heure en heure,
jusqu'à ce que l'accouchement ait lieu. S'il arrivait, comme
j'ai déjà eu occasion de l'observer, que la femme eût des
vomissements, il ne faudrait pas lui donner l'huile de
ricin, mais de suite un lavement purgatif n° 15, et le
réitérer de quart-d'heure en quart-d'heure jusqu'à ce
que les vomissements aient cessé. Alors si la femme n'ac-
couche pas, on lui donne l'évacuant n° 1, par cuillerée à
bouche d'heure en heure, jusqu'à ce qu'elle soit délivrée.

ARTICLE VI.

Suites de Couches.

Les *couches* n'ont jamais de mauvaises suites chez la
femme dont les humeurs sont saines, sauf le cas où elle
aurait commis quelque imprudence. Il n'y a ordinairement que le vide opéré dans son son organisme qui puisse
lui occasionner une grande faiblesse résultant du relâchement des fibres : alors quelques jours suffisent pour
son rétablissement. Mais lorsque les humeurs sont fortement altérées, elles peuvent donner lieu aux plus funestes conséquences, qui cependant s'annoncent toujours
sous l'un des deux caractères suivants tout à fait opposés, savoir : par la suppression de ses vidanges ou lochies, ou par une perte extraordinaire de sang ; deux cas
qui compromettent la vie de la femme et qui demandent
une différence dans le traitement.

1° Lorsque la *suppression des lochies* a lieu, la femme

ressent des frissons, le mal de tête, une soif ardente,
quelquefois des douleurs aiguës dans le bas-ventre, etc.

Alors on doit sans tarder donner le purgatif n° 1 , à la
dose d'une cuillerée à bouche, de deux heures en deux
heures, jusqu'à ce qu'il opère ou que la malade se sente
soulagée et, dans les heures d'intervalle, faire prendre
une dose des poudres n° 8. On applique ensuite à une
jambe le sinapisme n°14. S'il arrivait, comme on le voit
assez souvent, que le lait eût disparu, il serait nécessaire
de mettre une ventouse sèche sur un des mamelons (bout
du sein) et de la renouveler jusqu'à ce que le lait repa-
raisse. On continuera tous les matins à jeun l'évacuant
n° 1 , à dose qni provoque quatre ou cinq selles, jusqu'à
guérison radicale, et l'on donnera plusieurs fois dans
l'espace de vingt-quatre heures des lavements composés
d'une décoction de mauves et de graine de lin, dans chacun desquels on ajoutera une cuillerée à bouche d'huile
camphrée n° 11.

2° Si au contraire la femme est atteinte d'une *perte de
sang* immodérée , il faut lui appliquer de suite sur les
reins un large emplâtre d'oxycrocéum non émétisé et lui
faire prendre tous les jours l'huile de ricin n° 1, à la dose
d'une cuillerée à bouche, que l'on doublerait le lendemain et les jours suivants, si elle n'avait pas été suffisante
pour faire aller quatre ou cinq fois sur selle. Elle ne fera
de mouvements que le moins possible et, lorsqu'elle sentira le besoin d'évacuer, on aura soin de passer sous elle
un bassin, afin qu'elle ne se dérange point. Elle se frictionnera tout le buste, plusieurs fois le jour, avec l'huile
camphrée n° 11, dans l'un ou l'autre des deux cas ci-
dessus.

Une affection qui peut encore se manifester chez la femme est celle de la chute ou descente de la matrice, résultant soit d'un accouchement laborieux ou pénible, soit du manque de soins apportés dans ce cas. Le déplacement de cet organe, qui occasionne parfois à la malade de vives douleurs et une gêne continuelle, n'a pu trouver dans le traitement des hommes de la Faculté les moyens efficaces pour y remédier, puisqu'ils n'ont prescrit que des médicaments qui n'obtiennent pas de grands succès. On a lieu de croire que les essais d'injections astringentes dans l'organe affecté, de bains toniques, etc., n'ont produit aucun résultat satisfaisant, puisque plus tard on a été contraint de recourir au moyen mécanique du *pessaire* pour refouler la matrice et la contenir à sa place.

La femme qui se trouve dans cette position, doit s'appliquer de suite sur les reins une large emplâtre d'oxycrocéum non émétisé qu'elle portera jusqu'à guérison. Il faut de plus qu'elle prenne tous les soirs une dose des poudres n° 8 et tous les matins à jeun l'évacuant n° 1, à dose qui provoque quatre ou cinq selles. Elle devra faire le moins de mouvements possible et ne rien lever de lourd.

Le régime est celui des maladies aiguës lorsqu'il y a douleur intense, et celui des affections chroniques lorsque les symptômes alarmants ont disparu.

Dans le courant du mois de juillet 1846, M. B....., de Besançon, vint tout éploré chez moi un matin demander mes conseils pour son épouse qui, par *suite de couches*, éprouvait une perte de sang que l'on n'avait pu arrêter par aucun des moyens usités en pareille circonstance, quoiqu'ils eussent été presque tous employés, comme compresses d'eau froide, de vinaigre sur le ventre, etc. La malade était dans un état de faiblesse extrême. Je blâmai le mari d'avoir tardé si longtemps à me consulter et j'ordonnai qu'on appliquât de suite sur les reins un emplâtre d'oxycrocéum non émétisé. Les heureux effets s'en firent promptement sentir, les pertes cessèrent, les forces revinrent et madame B..... rendit grâce à la *Médecine populaire* qui, par des moyens si simples, fait renaître les malades à la vie et à la santé. Cet exemple peut passer pour un *avis très utile* aux médecins et aux *sages-femmes* qui, dans ce cas, ne prescrivent que des remèdes contraires.

ARTICLE VII.

Nourrices et Enfants à la mamelle.

Comme la vie, au sein même de l'opulence, loin d'offrir à l'homme quelque charme, lui devient insupportable s'il ne jouit de la santé, on peut conclure que c'est le bien le plus précieux dont les enfants puissent hériter de ceux qui leur ont donné le jour. Mais une tâche si importante est plus difficile à remplir qu'on ne le croit généralement. L'organisme du nouveau-né est si faible et par conséquent si impressionnable, que lors même qu'il n'apporterait aucun virus héréditaire en venant au monde, il n'en serait pas moins exposé à une foule de maux, si une bonne mère ou la personne qui la remplace ne veillait sans cesse, avec toute la prévoyance possible, à la conservation de cette petite créature. Il ne suffit donc point pour cela de s'assurer de la pureté du sang du père et de la mère de l'enfant, de la salubrité de l'air qu'il respire, de la propreté de ses linges, etc., il faut encore outre cela constater l'état normal des fluides destinés à lui servir de nourriture ; car si l'insalubrité de l'air, la malpropreté des linges nuisent déjà à la santé de l'enfant quoique né de parents sains, pourrait-on s'attendre à des résultats moins funestes quand la nourrice ne lui donne qu'un lait empoisonné, dont l'organisme de cette innocente créature peut rester infecté jusqu'à la fin de la vie? Aussi, les parents qui confient leurs enfants à des nourrices, ne peuvent jamais attacher trop d'importance au choix de la femme qui est appelée à servir de mère à l'objet de leur affection, afin de s'assurer qu'elle possède les qualités requises, soit sous le rapport de la santé, soit sous celui du caractère. On me dira sans doute que la plupart des personnes ne font choix d'une nourrice qu'après avoir pris conseil d'un médecin ou d'une sage-femme qui, dans cette circonstance, est souvent la pourvoyeuse; mais quelquefois le cas est pressant et la nécessité ne permet pas d'apporter à ce choix tout le discernement possible. Il y a d'ailleurs des nourrices qui sont protégées par le médecin ou par la sage-femme, dont la recommandation a beaucoup de poids auprès de certaines personnes. Cependant le temps vient bientôt donner la preuve qu'on s'est trompé et qu'une apparence de santé n'est pas toujours la santé elle-même.

Si l'on doit agir avec la plus grande précaution quand on fait choix d'une nourrice, elle, de son côté, doit se tenir en garde relativement au nourrisson qu'on lui présente ; car si l'enfant qu'elle est sur le point d'adopter pour un temps et auquel elle s'engage à donner les soins les plus affectueux, renfermait malheureusement dans ses fluides un virus héréditaire, elle se trouverait exposée à l'influence de ce principe morbide, qu'elle pourrait non-seulement contracter, mais encore transmettre à son mari et aux enfants auxquels elle donnerait le jour.

Si l'on comprenait mieux le danger qui peut résulter de cette communication des fluides d'un individu à un autre, on ne verrait pas si souvent des mères qui aban-donnent leurs enfants à la première femme venue pour les faire allaiter, et d'autres qui offrent leur sein au pre-mier enfant qu'on leur présente.

Ces observations, quoique rigoureuses, sont justifiées par des faits qui ne laissent aucun doute sur leur vérité. En effet, combien de pères et de mères ont eu à constater, chez des enfants qu'ils avaient fait allaiter par des nour-rices étrangères, l'apparition de maladies qui jusque là ne s'étaient jamais montrées dans leur famille ; et com-bien de nourrices à leur tour, ont dû à l'allaitement d'un enfant malsain des affections dont jusqu'alors elles n'a-vaient jamais ressenti les plus légères atteintes. C'est sans doute par de telles considérations que beaucoup de mères se sont décidées à élever leurs enfants sans leur faire donner le sein, lorsqu'elles ne pouvaient les allaiter elles-mêmes. Elles n'ignorent pas cependant que par là elles privent ces petits êtres de l'aliment destiné par la nature comme étant à la fois, et le plus approprié à leur con-stitution et le plus facile à leur donner, que de plus elles renoncent ainsi aux jouissances ineffables dont ces soins maternels sont toujours la source. Le système par lequel on élève les enfants sans leur donner le sein, quoique avantageux sous bien des rapports, a néanmoins, il faut l'avouer, quelque chose d'outrageant pour la nature. Mais sur qui en faire peser la responsabilité, si ce n'est encore dans ce cas sur les hommes de la Faculté? car diverses maladies ne deviennent incurables que par leur faute. Comment arrêter la transmission de tel ou tel virus par suite de l'allaitement? si ce n'est en élevant les enfants sans leur donner le sein.

Les soins que réclame le premier âge de la vie semblent pour ainsi dire occuper tout le monde; mais quand il s'agit de les mettre en pratique, on voit bien peu de personnes les donner avec discernement. Les vieilles coutumes ont de si profondes racines qu'il est bien difficile de leur en substituer de nouvelles plus conformes à la raison. Ainsi, plusieurs auteurs ont démontré que l'usage d'emmaillotter les enfants nuit à leur développement physique et intellectuel, puisque l'un est si intimement lié à l'autre, et que le libre exercice de leurs membres est de première nécessité; et c'est avec connaissance de cause qu'ils se sont élevés contre l'usage de bercer les enfants; mais leurs observations, quoique en harmonie avec le bon sens, ont trouvé peu d'écho. Les grand'mamans ont été les premières qui se soient opposées à ces changements, et, tout en fredonnant les vieux airs de leurs jeunes années, elles nous répètent que, comme elles ont été emmaillotées et bercées, il leur semble tout naturel que leurs enfants et leurs petits-enfants le soient aussi.

Cependant, qui ne gémirait en voyant ces petits êtres abandonnés quelquefois à des soins mercenaires et souvent

dépourvus de cette compassion que leur âge inspire à
tout cœur sensible ! Enveloppé et serré comme une mo-
mie, que l'enfant ait faim ou soif, qu'il ait une mauvaise position, qu'il souffre de maux de ventre on d'un
autre genre, qu'il soit trempé dans son urine ou couché
sur ses matières fécales, qu'importe, la nourrice a de
l'occupation ou elle a sommeil, l'enfant doit dormir et
l'on continue de le bercer, comme si le mouvement du
berceau devait subvenir à tout ce qui lui est nécessaire.
Si l'enfant continue de crier encore, on l'accuse de méchan-
ceté et il finit par supporter toute la mauvaise humeur de
la maison. Pauvre petite créature ! on te berce aujour-
d'hui, et, pour comble d'inconséquence, on te grondera,
on te fustigera peut-être bientôt pour te faire passer une
habitude que l'on t'a donnée ! Voilà pourtant l'affligeant
tableau que présente le plus grand nombre des enfants
élevés chez des peuples qui se disent civilisés, et qui
n'apportent pas même à la première éducation cet instinct que la nature a départi aux animaux les plus sau-
vages !

Mais si l'ignorance s'oppose au bien-être de tant d'enfants et devient pour eux une source de maux, ils ne
sont pas moins malheureux lorsque leur état nécessite
l'intervention de l'homme de l'art ; car on voit des médecins non-seulement témoigner une insouciance impardonnable à l'égard de ces petits malades, mais encore
prescrire pour eux des traitements qui leur sont tout-à-
fait contraires. C'est pourquoi j'engage les mères de famille à s'occuper elles-mêmes des moyens propres à
guérir leurs enfants, pour le plus grand nombre des
maladies auxquelles leur âge les expose. Heureux si mes

avis peuvent contribuer à améliorer le sort de tant de petites créatures !

L'enfant, pendant les quarante premiers jours de son existence, paraît être dans un état d'engourdissement; un instinct animal lui fait exprimer par des cris ses besoins et ses souffrances; quand il a pris ses aliments il s'endort, à moins que son sommeil ne soit interrompu par les maux qu'il ressent. On doit autant que possible le tenir couché pendant ces premiers temps, attendu que la faiblesse de la colonne vertébrale exige cette position. Plus tard il commence à fixer les objets qui l'entourent, et arrête principalement ses regards sur la personne qui prend soin de lui : il sourit lorsqu'elle le regarde, lui exprimant ainsi sa reconnaissance et la dédommageant par ce témoignage de son amour des soins qu'elle lui donne. Il est rare que l'enfant arrive jusqu'à cette époque sans éprouver quelques indispositions; car déjà dès le premier jour il souffre pour évacuer le *méconium*, humeur noire contenue dans les intestins; mais ces souffrances n'ont ordinairement lieu que lorsque l'enfant est élevé sans qu'on lui donne le sein ou qu'il ne prend le lait de la nourrice que huit ou dix jours après l'accouchement de celle-ci. Dans ce cas le nouveau-né se trouve privé du premier lait qu'il doit recevoir de sa mère ou de sa nourrice, lait que la nature bienfaisante qui pourvoit sagement à tout, a doué d'une vertu purgative. Il faut donc y suppléer par l'emploi des purgatifs en les faisant prendre à la nourrice et non à l'enfant qu'elle allaite, à moins cependant que le cas ne soit pressant.

La nourrice fait donc usage, dans cette circonstance, pendant deux ou trois jours, le soir, deux heures après son souper, d'une dose des poudres n° 8, et le matin à jeun de l'évacuant n° 1, à dose qui lui procure quatre ou cinq selles. Si l'enfant auquel elle donne le sein se trouve atteint de convulsions, il lui faut suivre le même traitement. Indépendamment de cela, il est bon dans ce cas de frictionner plusieurs fois par jour le buste de l'enfant avec l'huile camphrée n° 11.

Lorsque l'enfant est élevé sans qu'on lui donne le sein, qu'il ait de la peine à évacuer dès le premier jour l'humeur noire dont on a parlé ou qu'il soit atteint de convulsions, on lui donne l'huile de ricin par cuillerée à café de deux heures en deux heures, jusqu'à ce que cette humeur soit évacuée ou que les convulsions aient disparu. De plus on lui frictionne plusieurs fois par jour tout le buste avec l'huile camphrée et on lui donne deux ou trois lavements mucilagineux, à très petit volume, composés d'une décoction de mauves et de graine de lin dans chacun desquels on ajoute une cuillerée à café d'huile camphrée. On aura soin de mettre un quart-d'heure d'intervalle entre chaque lavement.

Il est étonnant que les antagonistes de la méthode évacuante qui craignent, disent-ils, d'occasionner des lésions intestinales, par l'emploi des purgatifs, chez une personne fortement constituée, reconnaissent la nécessité d'y avoir recours pour un nouveau-né, sans tenir compte de la différence de force des membranes intestinales et sans réfléchir ni au choix des purgatifs à employer, ni au cas qui en réclame l'usage. D'abord ils prescrivent indistinctement le sirop soi-disant de chicorée, qui cependant est préparé avec la rhubarbe, purgatif astringent et par conséquent échauffant, qu'on ne doit sous aucun prétexte administrer à ces petits êtres.

Quand l'enfant à la mamelle est atteint de vomissements, comme il arrive parfois, la nourrice prend pendant deux ou trois jours, le soir, deux heures après son souper, une dose des poudres n° 8 et le matin à jeun une dose de l'évacuant n° 1, capable de lui procurer quatre ou cinq selles. On donne cependant à l'enfant, dans la journée, deux ou trois lavements, à très petit volume, composés d'une décoction de mauves et de graine de lin : dans chacun on ajoute une cuillerée à café d'huile camphrée n° 11, et on frictionne le ventre, la poitrine et l'estomac avec la même huile comphrée. La nourrice suivrait le même traitement si l'enfant avait le dévoiement ou qu'au contraire il fut constipé ou encore excorié (vulgairement écuit).

Si l'enfant ne tête plus, on lui donne l'huile de ricin par cuillerée à café, de deux heures en deux heures, jusqu'à ce que les vomissements aient cessé. Si l'enfant venait à vomir l'huile de ricin, on attendrait un quart-d'heure avant de lui en faire prendre une autre cuillerée. Du reste, on lui donnerait les petits lavements mucilagineux et on lui ferait les frictions à l'huile camphrée, comme ci-dessus. On agira de même dans les cas de dévoiement, de constipation et d'excoriation.

Pendant la dentition il est des enfants qui se trouvent dans un état alarmant ; mais les symptômes les plus graves disparaissent, le mal cesse et le phénomène s'opère sans accident si, dans le principe, on les soumet au traitement suivant.

Si l'enfant est allaité, la nourrice prend, pendant trois ou quatre jours, le soir, une dose des poudres n° 8 et, le matin à jeun, l'évacuant n° 1, à dose qui lui provoque

quatre ou cinq selles. Quant à l'enfant, on pourra lui faire
prendre, pendant le même espace de temps, un bain
d'eau chaude, dans lequel il restera un quart-d'heure.
Quand il en sortira on l'enveloppera d'un linge bien
chaud, après quoi on le couchera en ayant soin de bien
le garantir du froid.

L'enfant sevré prendra, pendant deux ou trois jours,
dans la journée, deux ou trois demi-doses des poudres
n° 8 dans une cuillerée à café de confiture en gelée, et le
matin une cuillerée à bouche de l'évacuant n° 1. On lui
donnera de plus deux ou trois lavements, à petit volume,
composés d'une décoction de mauves et de graine de lin,
avec une cuillerée à café d'huile camphrée n° 11, dans
chacun.

Il se manifeste parfois au visage et à la tête des enfants
une éruption dartreuse à laquelle on donne ordinairement
le nom de *râche ou croute de lait*, que les médecins ont
l'habitude de faire disparaître avec l'emploi des seuls
moyens *répercussifs*, dont j'ai signalé plus d'une fois les
inconvénients.

Lorsque l'enfant est entre les mains d'une nourrice,
celle-ci doit prendre tous les soirs une dose des poudres
n° 8 et, de deux matins l'un à jeun, l'évacuant n° 1, à
dose qui lui provoque quatre ou cinq selles. Si après huit
jours son nourrisson n'était pas guéri, elle continuerait
ce traitement en y ajoutant une pilule n° 2, prise tous les
soirs deux heures après souper et en même temps que les
poudres n° 8.

Si l'enfant est sevré, il prendra pendant huit jours,
deux ou trois fois dans la journée, une demi-dose des
poudres n° 8 dans une cuillerée à café de confiture en

15

gelée et tous les matins une cuillerée à bouche de l'évacuant n° 1. Ce temps écoulé, on ne lui donne plus l'huile
de ricin que tous les deux jours, le matin à jeun et, dans
les jours d'intervalle, le quart d'une dose des poudres
n° 3, dans une cuillerée à café de confiture en gelée.

On soulage l'enfant des démangeaisons qu'il éprouve
en lotionnant la partie chargée de croûtes ou de boutons,
trois ou quatre fois par jour avec l'huile camphrée n° 11.
Il convient de ne pas tenir la tête de l'enfant trop au chaud,
comme on a coutume de le faire, parcequ'on y attire les
humeurs en augmentant le mal : de simples bonnets de
toile suffisent dans ce cas.

Lorsque les nourrices commencent à allaiter, elles sont
souvent atteintes de *crevasses* qui leur font endurer des
souffrances d'autant plus aiguës, que la succion continuelle de l'enfant irrite toujours davantage la partie malade, ce qui détermine parfois des ulcères d'où résultent
dans certains cas la perte du mamelon (bout du sein) :
ceci n'a pourtant lieu qu'à la suite d'un traitement mal
entendu ou d'une grande négligence. Cependant on doit
faire observer que quand ce cas se présente, il ne saurait
être considéré comme affection locale, et qu'on ne peut
l'attribuer qu'à l'altération plus ou moins grande des humeurs de la nourrice. Il serait donc préjudiciable de lui
prescrire des pommades propres à cicatriser ces crevasses,
si l'on n'y ajoutait en même temps l'emploi des purgatifs;
car, par ce dernier moyen, non-seulement elle rétablirait
sa santé, mais elle éviterait encore de donner à son nourrisson un lait capable de lui communiquer quelque maladie.

Elle doit alors cesser de donner le sein malade et le

tenir couvert d'une flanelle chaude imprégnée d'huile camphrée n° 11, qu'elle renouvellera trois ou quatre fois par jour. De plus elle prendra tous les soirs, pendant huit jours, deux heures après souper, une dose des poudres n° 8 et tous les matins à jeun l'évacuant n° 1, à dose qui lui occasionne quatre ou cinq selles. Si pendant ce traitement le lait ne coulait pas de lui-même, il faudrait qu'elle se têtât à l'aide d'une pompe à sein (instrument avec lequel une femme peut se têter elle-même), afin d'empêcher que le sein ne se durcisse et ne finisse par se tuméfier, car alors il faudrait en faire l'ouverture, ce que l'on doit éviter.

Les nourrices qui ont les nerfs irritables peuvent, par suite du chagrin, de la colère, voir la sécrétion de leur lait subitement interrompue; et, comme de violents maux de tête accompagnent ordinairement ce genre de désordre, le plus grand nombre en a conclu mal-à-propos que le lait remontait au cerveau.

Lorsqu'une femme se trouve dans ce cas, il faut lui faire prendre sans tarder une dose des poudres n° 8 et si, au bout d'un quart-d'heure le lait n'est pas revenu dans les seins, que le mal de tête n'ait pas cessé ou diminué, on lui donne une cuillerée à bouche d'huile de ricin n° 1, une heure après encore une dose des poudres n° 8, et on lui applique à une jambe le sinapisme n° 14. Les femmes sujettes à cet accident ne peuvent pas être réputées bonnes nourrices, par rapport à leur lait.

Quand une nourrice veut cesser d'allaiter, elle doit s'y préparer quelque temps à l'avance en faisant usage tous les soirs, pendant quinze jours, d'une dose des poudres n° 8, de deux soirs l'un d'une pilule n° 2 et tous les deux jours, le matin à jeun, de l'évacuant n° 4, à dose qui lui occasionne quatre ou cinq selles.

Pour tous ces différents cas le régime est celui des affections chroniques. On ne boira de vin qu'avec une grande réserve.

ARTICLE VIII.

Age critique ou de retour.

On attribue presque toujours la cause du plus grand nombre des maladies qui atteignent la femme depuis quarante-cinq à cinquante ans, à cette époque où la nature commence à lui annoncer qu'elle va bientôt cesser d'être apte à la procréation. Si l'on ne prenait pas ordinairement l'effet pour la cause, il serait facile de remarquer que c'est parce qu'elle est déjà malade que ce changement a de la peine à s'opérer. Cette assertion est d'autant mieux fondée, que beaucoup de femmes voient disparaître pour toujours le flux menstruel, sans éprouver pour cela la moindre incommodité : elle vient donc encore à l'appui de ce que j'ai observé tant de fois, qu'il ne faut attribuer la plupart des maladies du sexe, dans le moment de l'*âge critique*, qu'au défaut d'évacuation des fluides dégénérés qui s'écoulaient pendant la durée des règles. Il serait donc déraisonnable de chercher à en arrêter le cours, en employant les émissions sanguines pour secourir la malade, puisque c'est la nature qui en a décidé ainsi ; car ce n'est point une surabondance de ce fluide qui lui occasionne des maux de tête, des four-

millements dans les membres, un gonflement des paupières, de la difficulté à respirer, etc. C'est à la méthode
évacuante seule que la malade doit avoir recours, dans
ce cas comme dans tous les autres, si elle veut prolonger
ses jours ; parce que, si elle agissait autrement, les humeurs qui s'écoulaient avec le flux menstruel pourraient,
en suivant la même direction, se fixer sur les organes de
la génération et y donner lieu aux affections les plus
graves, telles que squirrhe, cancer, etc., qui après
avoir occasionné à la malade de longues et cruelles souffrances, la feraient descendre prématurément au tombeau.

Au contraire, la santé lui reviendra si elle prend tous
les soirs une dose des poudres n° 8 et de deux matins
l'un l'évacuant n° 1, à dose qui lui procure quatre ou
cinq selles. De plus elle devra faire usage tous les soirs,
au moins deux heures après souper, d'un bain de siége
d'eau chaude dans lequel il ne lui faudra rester qu'une
demi-heure. Si après une huitaine de jours de traitement,
les digestions ne s'exécutaient pas convenablement, on
devrait faire usage tous les jours, avant dîner et avant
souper, d'une cuillerée à bouche du vin tonique u° 9.

Le régime est celui des affections chroniques. Le vin
n'est interdit que dans le cas où il y aurait inflammation.

CHAPITRE VI.

Maladies des tissus musculaires et fibreux.

Maladies synoviales.

-o◀▶o-

ARTICLE I.

Convulsions.

Les *convulsions* s'annoncent par des mouvements brusques et involontaires des joues, de la bouche, des yeux
et des extrémités. Quoique les personnes de tout âge
puissent en être atteintes, les enfants y sont néanmoins
plus sujets que les adultes. On voit même des enfants qui,
le jour ou le lendemain de leur naissance, éprouvent de
fortes convulsions; ce qui provient souvent alors du défaut d'évacuation du *méconium*, humeur noirâtre qu'on
observe dans les déjections du nouveau-né et qui, résistant parfois aux efforts que fait la nature pour débarrasser les intestins de l'enfant, devient la cause de ce
genre d'affection. La présence des vers dans le canal alimentaire occasionne aussi souvent cette maladie.

Pour les enfants qui têtent encore et pour ceux qui
sont élevés sans qu'on leur donne le sein, on consultera
l'article VII, *Nourrices et Enfants à la mamelle*, p. 221.

Quoique le traitement soit le même pour les enfants
d'un âge plus avancé, je le répète encore ici pour éviter
des recherches toujours trop longues dans des cas pressants; mais je préviens qu'on ne doit avoir recours à

d'autre remède qu'à l'huile de ricin qui peut à elle seule procurer la guérison, sans qu'il soit nécessaire d'employer d'autre vermifuge.

On fait donc prendre, d'heure en heure, une cuillerée à café du purgatif n° 1 jusqu'à ce que les symptômes aient cessé, et on frictionne tout le buste de l'enfant malade trois ou quatre fois, à un quart-d'heure d'intervalle, avec l'huile camphrée n° 11. On lui donne pour boisson de l'eau sucrée dans laquelle on met par chaque verre une dose des poudres n° 8. Si l'enfant se refusait à boire cette eau sucrée, on lui donnerait une demi-dose des mêmes poudres dans une cuillerée à café de confiture de groseilles ou autre confiture en gelée. Il est rare que les convulsions ne cèdent pas à cette médication dès les premières heures ; mais dans la supposition où elles reparaîtraient le lendemain, il faudrait la réitérer de nouveau.

Le traitement pour les adultes ne diffère point de celui-ci, excepté qu'ils prendront l'huile de ricin par cuillerée à bouche.

Le régime pour les adultes est celui des affections chroniques ; mais le vin est interdit.

ARTICLE II.

Crampe.

La contraction des muscles dans diverses parties du corps occasionne une douleur vive, mais de courte durée: on lui donne le nom de *crampe*. C'est ordinairement aux doigts, aux orteils et aux mollets qu'elle se fait sentir : elle débute particulièrement pendant le sommeil. Qu'on ne la considère que comme un symptôme plutôt que comme une affection, à moins qu'elle ne se porte sur l'estomac, les personnes chez lesquelles elle se manifeste à des époques rapprochées, doivent sous tous les rapports aviser aux moyens de la faire cesser. Les femmes y sont plus sujettes que les hommes, surtout à l'époque qui précède leurs règles.

Si la crampe n'est pas provoquée par un régime irritant auquel il suffirait de renoncer pour la faire cesser, on doit prendre tous les soirs, deux heures après souper, une dose des poudres n° 8 et, de deux matins l'un, l'évacuant n° 1, à dose qui donne lieu à quatre ou cinq selles. De plus, on frictionne les parties où se fixe la crampe avec l'huile camphrée n° 11. On continue ainsi jusqu'à guérison.

Le régime est celui des affections chroniques.

ARTICLE III.

Tétanos.

Le *tétanos* s'annonce comme les convulsions : il en diffère cependant sous le rapport de l'intensité du mal qui est porté au plus haut degré, et en ce qu'il atteint plus généralement les adultes. Le malade éprouve des soubresauts, des douleurs très vives, de la difficulté à respirer, la perte de la parole et principalement le serrement des dents, symptôme qui s'oppose à l'ingestion des remèdes par la bouche. Le tétanos peut provenir de la présence des vers dans le tube digestif, d'une piqûre, de l'extraction d'une dent, etc.

Dès qu'il se manifeste, il faut appliquer de suite à une jambe le sinapisme n° 14 et sur la tête des compresses imbibées d'eau fortement salée, donner jusqu'à trois fois, de quart-d'heure en quart-d'heure un lavement purgatif n° 15, et frictionner tout le buste avec l'huile camphrée n° 11. Si après que le sinapisme a produit son effet on n'est point parvenu à faire ouvrir la bouche au malade, qu'il ne lui manque pas de dent pour faciliter l'introduction d'une ou deux cuillerées à bouche de l'évacuant n° 1, il faut lui desserrer les dents au moyen d'une lame de couteau, pour livrer passage au purgatif que l'on injectera dans la bouche à l'aide d'une seringue, d'heure en heure, à la dose prescrite, jusqu'à ce que les symptômes aient cessé, ce qui arrive ordinairement au bout de quelques heures. On donne en outre de temps en temps des petits lavements composés d'une décoction de mauves et de graine de lin, dans chacun desquels on ajoute une cuillerée à bouche d'huile camphrée. Les jours suivants, on fait usage tous les soirs d'une dose des poudres n° 8, de deux matins l'un à jeun, de l'évacuant n° 1, à dose qui provoque quatre ou cinq selles, matin et soir des frictions à l'huile camphrée et enfin tous les soirs de deux ou trois lavements composés comme ci-dessus. On continue ainsi jusqu'à une entière guérison.

Le régime est celui de la convalescence des maladies aiguës.

M. Amoureux, ouvrier dans les ateliers de MM. Gandillot et Roy, à la Butte, commune de Besançon, éprou-

va en 1845 , à la suite d'une légère égratignure , tous les
symptômes du *tétanos.* Je savais qu'il paraissait douter
de l'efficacité de mes moyens et je fus surpris , lorsque
je le vis entrer pour me consulter , que ses antipathies
pour la *Médecine populaire* l'eussent quitté si vîte. Il
fallait sans doute qu'il fût condamné par la maladie à
mettre mon système en pratique sur lui-même , pour en
juger plus sainement à l'avenir. J'ajouterai qu'il fut heureux dans son essai , car il ne fallut qu'un jour de traitement pour faire cesser les violentes douleurs qu'il ressentait à la tête , le serrement des mâchoires, les
mouvements convulsifs, etc. , et que, trois jours après ,
le bras et la main n'offraient plus aucune trace d'enflure
ni d'inflammation.

ARTICLE IV.

Rhumatisme.

On donne le nom de *rhumatisme* à une douleur plus
ou moins vivement ressentie , dont le siége principal occupe les extrémités du corps. Il est cependant susceptible
de se déplacer et de se transporter brusquement sur un
des organes essentiels. Chez certaines personnes cette
affection disparaît et revient à des époques irrégulières et
chez d'autres elle est permanente. Elle occasionne parfois des douleurs insupportables à l'égard desquelles la
plupart des médecins ne savent conseiller aux malades
que des moyens *prophylactiques* et surtout une patience
à toute épreuve. Les auteurs qui ont décrit les carac-

tères anatomiques de ce genre de maladie, en observant
les lésions qu'ils apercevaient dans les diverses parties
du corps atteintes de rhumatisme, ont découvert qu'il
existait du pus qui, dans certains cas, est infiltré entre
les fibres des muscles et d'autres fois se présente sous la
forme d'un dépôt; que fort souvent aussi le tissu affecté
est ramolli, de couleur rougeâtre ou brunâtre, très facile à
déchirer, imprégné d'une sérosité sanguinolente, etc.,
et enfin que tous ces désordres étaient souvent produits
par la présence des insectes.

Pourquoi, après avoir reconnu que ces lésions doivent
être attribuées à un principe morbide que la force vitale
n'ayant pu expulser de l'organisme, a déposé sur le point
où l'on remarque ces sortes d'altérations, pourquoi,
dis-je, ne conviennent-ils pas de la nécessité des moyens
évacuants et de l'obligation d'abandonner tout autre
système? Ainsi donc, il serait inutile pour guérir le rhumatisme d'employer une autre méthode que la mienne.
On peut citer, à l'appui de ce que j'avance ici, que les
personnes atteintes de rhumatisme, principalement
celles qui travaillent à la campagne, n'éprouvent jamais
en été d'aussi grandes souffrances qu'en hiver, parceque
l'organisme profite de la sueur comme d'une purgation
naturelle à l'aide de laquelle il se débarrasse en partie du
principe de ces douleurs.

On distingue encore le rhumatisme *aigu* ou *inflammatoire* qui se présente sous des symptômes très apparents, tels que l'enflure, la rougeur des articulations.
C'est à proprement parler la même affection que la pré-
cédente, à l'exception qu'elle est portée à un plus haut
degré d'intensité et que les caractères en sont différents.

Le traitement de ces deux espèces d'affections doit être le même, à part la célérité qu'il faut apporter dans l'application des remèdes à opposer au *rhumatisme inflammatoire*. Il est bon cependant de prévenir le lecteur de se tenir en garde contre les vésicatoires, sangsues, ventouses, etc., et que c'est aux purgatifs que je conseille qu'il doit avoir entièrement confiance, s'il veut obtenir une guérison prompte et radicale; car dès le premier jour du traitement suivant, on a vu des malades éprouver une amélioration des plus sensibles dans leur état.

Le malade prendra deux cuillerées à bouche de l'évacuant nº 1 (s'il était d'une constitution faible ou d'un âge avancé il n'en prendrait qu'une), de deux heures en deux heures; mais, dans tous les cas, il fera usage, dans l'intervalle des cuillerées d'huile de ricin, d'une dose des poudres nº 8 dans un verre d'eau tiède et sucrée. De plus il se frictionnera avec le liniment nº 12, matin et soir et prendra sur la fin de la journée deux ou trois lavements composés d'une décoction de mauves et de graine de lin, dans chacun desquels il ajoutera une cuillerée à bouche d'huile camphrée nº 11. On suit ce traitement pendant trois jours consécutifs, on se repose le quatrième, après quoi on le recommence, en ayant soin de ne plus employer le purgatif nº 1 que de deux matins l'un, à dose qui provoque quatre ou cinq selles.

Le régime est celui des affections chroniques, et quand il y a rhumatisme inflammatoire, celui de la convalescence des maladies aiguës; mais pour l'une et pour l'autre de ces maladies le vin est interdit.

En 1842, une voiture venant de Sône, village situé à dix kilomètres (deux lieues) de Besançon, s'arrêta un jour à ma porte. Elle contenait cinq malades. Quatre en descendirent sans le secours de personne, mais il fallut aider au cinquième, M. Mercier, cantonnier demeurant audit Sône, qui se trouvait affecté de violentes douleurs *rhumatismales* se faisant ressentir dans tous les membres. Lorsque j'eus indiqué à chacun le traitement qu'il devait suivre pendant huit jours, je leur observai qu'il suffisait que l'un d'eux revînt après ce temps., rendre compte de l'état des autres. Alors M. Mercier prenant la parole dit qu'assurément ce ne serait pas lui, que les secousses de la voiture avaient trop augmenté ses souffrances et qu'il n'avait pas envie de s'y exposer une seconde fois. Je lui répondis que pour éviter cet inconvénient, il ferait le voyage *à pied.* Sur quoi cet homme me jeta un regard de mécontentement sans me répliquer un seul mot. Quoi qu'il en soit, de retour chez lui, il suit exactement le traitement prescrit, en moins de cinq jours dépose ses béquilles et revient *à pied* après le délai fixé, plus content, plus heureux qu'au moment de notre première entrevue. Il convint avec moi qu'il lui semblait tellement impossible que mon système opérât une guérison aussi prompte que la sienne, qu'il m'en avait voulu d'abord de l'avoir engagé à faire *à pied*, dans cette circonstance, le trajet de Sône à Besançon.

En 1841, le fils de M. Jacquemot de la Combe-de-la-Motte, près Morteau (Doubs), vint me consulter pour son père qui était affecté d'un *rhumatisme aigu* ou *inflammatoire*, siégeant dans presque toutes les articulations. Le malade était depuis trente jours en proie à des douleurs insupportables et livré à la torture de tous les moyens imaginés par la Faculté. Saignées, sangsues,

ventouses, vésicatoires, sudorifiques, tout avait été mis
en usage sans résultat avantageux. Je frémissais au récit
que m'en faisait ce jeune homme. Je lui donnai les instructions nécessaires en pareil cas, et, à son arrivée
chez lui, il les fit mettre en pratique à son père. Le surlendemain, je recevais une lettre de M. le Curé de la
Combe, qui m'exprimait pour le malade sa vive reconnaissance et me témoignait son étonnement des effets
merveilleux obtenus par ma méthode, si simple dans son
application et si féconde en heureux résultats. « M. Jac-
» quemot, me disait-il, qui pendant trente nuits n'avait
» pu reposer une heure, a dormi presque toute la nuit
» qui suivit le jour où il commença à faire usage des re-
» mèdes que vous lui avez ordonnés. » J'ajouterai que
quinze jours ont suffi pour le rétablir parfaitement, mais
que l'*huile de ricin* avait combattu si efficacement le mal,
qu'après en avoir pris pendant trois jours, le malade put
se lever et marcher, lui qui auparavant était perclus de
tous ses membres.

ARTICLE V.

Goutte.

On donne le nom de *goutte* à une inflammation très
aiguë, qui fixe ordinairement son siége aux petites arti-
lations : les doigts et les orteils en sont plus particulièrement atteints. Les grandes souffrances ne durent que
quelques jours ; mais elles laissent une rougeur et un
gonflement à la partie affectée. Les accès reviennent à

des époques indéterminées, et l'individu qui y est sujet paraît jouir de la santé dans les intervalles qu'ils laissent entre eux.

Les auteurs qui ont fait des observations physiologiques sur les caractères de cette maladie, assurent qu'elle est ordinairement liée avec un désordre dans le tube gastrique. Ceci prouve que, sans le vouloir, ils abondent encore ici dans les principes de ma méthode. Pourquoi, dans ce cas comme dans tant d'autres, ne veulent-ils pas ad - mettre la validité de son application ? Puisqu'ils reconnaissent que le canal alimentaire est affecté, pourquoi ne disent-ils pas s'il l'est à cause de la goutte, ou si la goutte n'est pas plutôt la suite du désordre qui existe dans l'appareil digestif ?

Pour le traitement on se conformera exactement à celui de l'article précédent *Rhumatisme,* page 238.

Le régime est celui de la convalescence des maladies aiguës. Le vin est entièrement interdit.

ARTICLE VI.

Irritabilité des nerfs.

L'*irritabilité des nerfs,* nommée *tempérament nerveux* par quelques auteurs, rentre, à mon avis, dans la classe des maladies qui affligent l'espèce humaine. Elle est quelquefois héréditaire ou occasionnée par des excès, mais le plus souvent le résultat de maladies antérieures, telles que la *syphilis,* la *gale, etc.,* dont le traitement mal dirigé n'a produit d'autre effet que de transformer un mal en un autre. Combien n'y a-t-il pas de personnes qui, avant les maladies que je viens de nommer, n'avaient jamais ressenti aucun symptôme d'irritabilité nerveuse, et qui s'en sont trouvées atteintes après avoir mis en usage les préparations mercurielles, arsenicales, etc. Que doit penser l'homme de l'art en voyant les résultats déplorables de pareils traitements? Si du moins il cherchait les moyens de réparer ses torts à l'aide des remèdes convenables! Mais le plus souvent il n'ordonne alors que les *antispasmodiques* qui ne sont que des palliatifs incapables de ramener à leur état normal les nerfs en état d'irritation. Ce n'est ni l'*assa-fœtida*, ni la *valériane* ou autres remèdes de ce genre qui parviendront à délivrer le malade de la cause de ses souffrances. C'est s'abuser étrangement que de vouloir fortifier le système nerveux, avant d'avoir débarrassé l'organisme du principe qui l'affaiblit et l'irrite en même temps.

Les personnes qui ont le genre nerveux irritable sont plus sujettes que les autres à la colère, à des défauts de jugement : le chagrin et les contrariétés influent aussi plus fortement sur elles. Comme l'effet réagit à son tour sur la cause, on ne doit point être étonné que le mal empire, car les organes de la digestion sont les premiers affectés. Qui pourrait assigner des bornes au désordre intellectuel ou moral, lorsqu'il est excité par un aussi grand désordre physique? La cause première de tant d'actes criminels que la nature réprouve et que la société punit, n'en serait-elle pas encore une funeste conséquence?

Quand l'irritabilité nerveuse est héréditaire, on ne peut guère espérer que du soulagement; si elle est la suite d'excès, il faut d'abord renoncer à la cause qui la produit, et alors on pourra s'attendre à une guérison complète.

· Le traitement consiste à prendre tous les soirs, pendant huit jours, une dose des poudres n° 8 et, tous les matins, le purgatif n° 1 , à dose qui occasionne quatre ou cinq selles. De plus, on se frictionne, matin et soir, tout le buste avec l'huile camphrée n° 11. Deux ou trois lavements pris sur le soir, sans être de rigueur, sont cependant utiles : on les compose d'une décoction de mauves et de graine de lin et l'on ajoute dans chacun une cuillerée à bouche d'huile camphrée. Si la personne a eu la gale ou que le virus lui en ait été communiqué par la transmission des fluides des auteurs de ses jours, après cette première huitaine de traitement, elle se fera appliquer entre les épaules l'emplâtre stimulant n° 13 qu'elle entretiendra comme il est expliqué dans la Pharmacopée, à l'article concernant cet emplâtre. On continuera jusqu'à guérison l'usage des poudres n° 8 tous les soirs et, de deux matins l'un, de l'évacuant n° 1, à dose qui provoque quatre ou cinq selles. Quand les digestions ne s'exécutent que difficilement, on prend tous les jours avant dîner et avant souper une cuillerée à café pour commencer et ensuite une cuillerée à bouche du vin tonique n° 9.

Même régime que pour les affections chroniques ; mais le vin est interdit.

Sur la fin de l'année 1844, l'épouse de M. B....., de Besançon, me consulta pour une *irritabilité des nerfs* qui produisait chez elle des effets tout particuliers. Ainsi elle me raconta qu'elle se couchait à dix heures du soir et dormait jusqu'à minuit d'un sommeil calme et paisible;

16

mais qu'alors s'éveillant brusquement sans pouvoir s'endormir de nouveau, elle se levait dans une agitation extraordinaire et allait chercher querelle à toutes les personnes composant l'intérieur de sa maison; enfin, qu'à six heures du matin, exténuée de fatigue, ne pouvant plus articuler une parole, elle se recouchait, dormait quelque temps et, en s'éveillant, se plaignait d'une lassitude générale. Cette respectable dame, qui n'ignorait pas que le désordre de ses facultés intellectuelles faisait le malheur de sa famille, gémissait de voir cet état se prolonger pour elle et résister depuis deux ans à tous les traitements des médecins. Ce fut en versant des larmes qu'elle me fit le tableau que je viens de tracer de sa triste position et en m'exprimant les craintes qu'elle avait de ne pouvoir se guérir. Tout avait échoué contre cette maladie affreuse qui la torturait, même les *narcotiques* qu'on lui prodiguait avec excès. Je relevai son moral abattu et lui promis plus de succès de ma médication, si elle consentait à s'y soumettre. Elle le fit avec confiance et deux jours plus tard elle m'assurait avec une joie inexprimable que dans cet espace de temps l'huile de ricin lui avait procuré plus de soulagement que tous les remèdes dont elle avait fait usage pendant deux ans. La suite du traitement lui rendit complètement la tranquillité qu'elle avait perdue.

ARTICLE VII.

Névralgie ou Affection des Nerfs.

Quoique les douleurs occasionnées par la *névralgie*

soient souvent confondues par la plupart des médecins
avec celles qui résultent du *rhumatisme*, je ne me crois
pas pour cela dispensé de les distinguer par rapport à leurs
caractères anatomiques; puisqu'il est reconnu que le
principe morbide des premières agit spécialement sur les
nerfs, tandis que le rhumatisme se fixe sur les muscles.
D'ailleurs les douleurs névralgiques augmentent lorsqu'on
se donne du mouvement, sont moins vives dans l'état
de repos, et le contraire a lieu dans les affections rhumatismales.

Mais, relativement au traitement de la névralgie, je ferai observer qu'il ne peut sortir de l'application générale de ma méthode, par la raison que j'ai exposée tant
de fois, qu'un tissu n'est en souffrance qu'autant que les
fluides qui servent à le nutrifier se trouvent dans un état
d'altération ; donc la névralgie ne saurait être distincte
du rhumatisme que par le point douloureux , sans qu'on
puisse assigner un autre siége à la cause qui l'a produite.

Le malade qui ne demande que sa guérison, ne s'in-
quiète pas de la place que doit occuper dans la nomenclature le genre d'affection dont il est atteint. Que le
principe morbide qui existe dans son organisme soit fixé
sur les muscles, les nerfs, les tendons, les cartilages,
etc. ; que la névralgie dont il est affecté porte le nom de
faciale, *cubito-digitale*, *sciatique*, *crurale*, *iléoscro-
tale*, c'est-à-dire qu'elle siège à la face, au bras, à la
hanche, etc. , il n'en souffre pas moins et ne peut raisonnablement espérer sa guérison que de l'emploi des
moyens évacuants.

Comme les douleurs névralgiques sont parfois très
aiguës, il convient d'apporter la plus grande célérité

dans les secours. La personne d'une forte constitution prendra deux cuillerées à bouche d'huile de ricin (si elle était d'une constitution faible ou d'un âge avancé elle n'en prendrait qu'une), de deux en deux heures, et, dans les intervalles, une dose des poudres n° 8. On applique de plus une mouche de Milan à la jambe et l'on fait usage dans la journée de cinq ou six lavements composés d'une décoction de mauves et de graine de lin, dans chacun desquels on ajoute une cuillerée à bouche d'huile camphrée n° 11, et on frictionne tout le corps avec la même huile. Il faudra continuer ce traitement jusqu'à ce que les douleurs aient presque entièrement cessé.

Le malade se soumettra au régime des maladies aiguës.

Quand la personne n'éprouve plus d'aussi vives douleurs, elle prend les poudres n° 8 tous les soirs et, de deux matins l'un, l'évacuant n° 1, à dose qui provoque quatre ou cinq selles. De plus, elle fait usage tous les jours avant son dîner d'une cuillerée à café du vin tonique n° 9 et entretient à la jambe une mouche de Milan. Matin et soir, elle se frictionne tout le corps avec l'huile camphrée n° 11 et fait usage sur le soir de deux lavements composés comme ci-dessus.

C'est à cette dernière prescription que devront se conformer les personnes dont les affections névralgiques ne seront point portées à un haut degré d'intensité.

Le régime est celui des affections chroniques; mais le vin est interdit.

En 1842, M. Gill, marchand de grains, rue de l'Abreuvoir, à Besançon, souffrant depuis plus de trois mois d'une *névralgie* qui s'étendait des deux côtés depuis les pieds jusqu'aux hanches, mit près d'une heure

et demie pour gagner mon domicile, où il ne fallait guère
que dix minutes pour se rendre de chez lui. Cependant
les sangsues, les ventouses, les lotions et frictions ne lui
avaient pas été épargnées par les médecins. Je prescrivis
le traitement qu'il fallait suivre et le priai de revenir dans
trois jours. Il n'y manqua pas, mais cette fois, il me dit
avoir fait le trajet dans moins d'un quart-d'heure. Quoique sa guérison fût dès cet instant hors de doute, je lui
conseillai néanmoins de ne pas suspendre entièrement
l'usage des remèdes et de les continuer encore pendant quelques jours, mais d'une manière moins active.
Il le fit, et à partir de cette époque, il a toujours joui
d'une santé parfaite.

CHAPITRE VII.

Maladies caractérisées par un état de maigreur.

–◦⬲◦–

ARTICLE I.

Enfants rachitiques ou noués.

Le *rachitisme* est une maladie propre à l'enfance. Elle s'annonce par le gonflement des os près de leurs articulations ; et, pendant que les poignets, les genoux, les chevilles sont beaucoup plus gros qu'ils ne devraient être, le milieu des membres paraît amaigri. Les côtes sont ordinairement aplaties, offrant parfois sur divers points de petites tuméfactions. Le *sternum*, c'est-à-dire la partie osseuse qui forme le milieu de la poitrine, est alors élevé et difforme, le ventre est gros ; l'enfant a de la peine à marcher ; la courbure de la colonne vertébrale accompagne souvent ce genre d'affection ; les dents ne paraissent que fort tard et tout annonce le plus grand désordre dans les fonctions animales de l'enfant. Cependant les facultés intellectuelles n'offrent pas de trouble dans le principe de la maladie. Ce qui prouve que la science n'a pas fait beaucoup de progrès chez les médecins qui ne sont point partisans de mes principes, c'est qu'ils laissent ordinairement à la nature le soin de guérir ces petits êtres. Rien cependant ne serait plus facile que de les délivrer du rachitisme, surtout si on s'y prenait assez tôt.

Il faut purger l'enfant tous les deux jours, pendant une quinzaine, avec l'huile de ricin. Ce temps écoulé, on continue les purgations, en donnant un jour, le matin à jeun, l'évacuant n° 1, à dose qui occasione quatre ou cinq selles et, deux jours après, le matin à jeun la dose convenable des poudres n° 3. De plus on fait prendre tous les soirs une dose des poudres n° 8 et on continue ainsi jusqu'à guérison, en ayant soin de frictionner encore matin et soir tout le corps avec l'huile camphrée n° 11. Il convient aussi, après la première huitaine de traitement, de mettre tous les soirs l'enfant dans un bain d'eau chaude, où l'on aura fait dissoudre 30 grammes (une once) de sel de cuisine par litre d'eau : on l'y laisse une demi-heure, après quoi on l'en fait sortir, en l'enveloppant de linges bien chauds et on le couche. Ordinairement la guérison a lieu au bout de cinq ou six semaines.

Le régime est celui des affections chroniques.

En 1846, M. Beaup, de Vannes (Doubs), avait un petit garçon de trois ans et demi, chez lequel le *rachitisme* avait atteint le dernier degré. Lorsque je vis cet enfant, je conçus peu d'espoir de le sauver. Cependant après deux mois de traitement, il était radicalement guéri.

ARTICLE II.

Carreau.

Le *carreau* est aussi une maladie propre à l'enfance. Les ganglions *mésentériques* sont tuméfiés, ils finissent quelquefois par s'ulcérer et la mort en est une suite inévitable. L'enfant atteint de cette affection a le ventre dur et plus gros qu'à l'ordinaire; ses membres sont amaigris; son teint est pâle, l'appétit irrégulier : il est parfois sujet à la constipation ou à une forte diarrhée qui paraît suspendre ses souffrances pendant quelques jours.

Si l'on ne porte un secours convenable à ce genre de maladie, les pieds de l'enfant deviennent *œdémateux*, ce qui annonce une fin prochaine.

Combien de petites créatures sont victimes de l'erreur dans laquelle se trouvent encore tant de médecins pour ce qui concerne le traitement du carreau, puisqu'ils le jugent incurable comme le rachitisme, et qu'ils ne donnent dans ce cas que des conseils contraires à ceux que réclame la position de l'enfant?

Pour le traitement et le régime, se conformer à ceux des *Enfants rachitiques* ou *noués*, pag. 250.

En 1843, M. Anuce, menuisier à St.-Ferjeux, commune de Besançon, m'apporta sa petite fille, âgée de trois ans, sur laquelle le *carreau* avait fait des progrès si rapides, qu'ils ne laissaient presque plus d'espoir de la sauver. Le ventre était très gros et très dur; la malade ne pouvait plus se soutenir sur ses jambes qui, ainsi que les membres supérieurs, ne laissaient plus voir, comme on le dit communément, que *la peau collée sur les os*. Des médecins avaient été consultés : voyant que leurs remèdes étaient sans effet, ils avaient fini par déclarer que l'enfant était perdue. Malgré le peu de chances de guérison que m'offrait son état, je ne me refusai pas à lui donner mes soins et, dans trois semaines, le ventre avait beaucoup diminué de grosseur, les chairs commençaient à revenir, les jambes reprenaient de la force, la malade

marchait. Il fallut encore le même espace de temps pour
que le rétablissement fût complet,

ARTICLE III.

Marasme ou Consomption.

Sous le nom de *marasme* ou *consomption* je comprends
toutes les maladies dont le symptôme le plus général est
un état de maigreur qui annonce la triste position de celui
qu'il affecte. Les causes principales auxquelles on peut
l'attribuer sont les excès, les privations, les traitements
mal dirigés dans des maladies précédentes pour lesquelles
on a employé les émissions sanguines et ordonné une
diète trop sévère, les préparations mercurielles, etc.,
ce qui rend la guérison très douteuse.

Cependant si l'on peut conserver quelque espoir de
rétablissement, il ne doit être fondé que sur l'usage des
remèdes évacuants. On fait prendre tous les soirs une
dose des poudres n° 8 et de deux matins l'un à jeun une
dose du purgatif n° 1, qui provoque quatre ou cinq selles.
Si le malade tousse on lui donne, pendant les vingt-quatre
heures, quatre ou cinq tablettes de kermès minéral, n° 4.
Après une semaine on ajoute à ce premier traitement,
que l'on fait continuer jusqu'à guérison, tous les jours
avant dîner une cuillerée à bouche du vin tonique n° 9
et tous les soirs, avant les poudres n° 8, une pilule n° 2.
Si le malade n'était affecté ni de toux, ni d'œdème ou
enflure aux jambes, il pourrait prendre, tous les deux
jours avant souper, un bain d'eau chaude dans lequel il

entrerait 60 grammes (2 onces) de sel de cuisine par litre :
il y resterait une demi-heure, après quoi il se mettrait dans
un lit bien bassiné.

Le régime est celui des affections chroniques.

L'épouse de M. Hébert, membre de la légion-d'honneur, demeurant à St.-Ferjeux, commune de Besançon,
m'amena en 1842 son petit-fils, M. Louis Boichot, alors
âgé de treize ans, après que plusieurs médecins eurent
déclaré que toutes les ressources de l'art étaient impuis-
santes pour le guérir, parce que le *marasme* (maigreur
excessive) avait atteint chez lui son plus haut degré. Je
conviens qu'au premier abord je jugeai moi-même,
comme ils l'avaient fait, l'enfant dans un état désespéré
et que j'exprimai clairement à sa grand' mère ma façon
de penser à cet égard. Je considérai cependant qu'il était
de mon devoir de conseiller à cette dame ce que je croyais
plutôt capable de soulager que de guérir le malade. Elle
me quitta en m'assurant qu'elle suivrait ponctuellement
mes avis. Trois jours après je la vis revenir conduisant
avec elle son petit-fils qui me parut dans un état moins
alarmant qu'auparavant. Dès-lors j'eus bon espoir de sa
guérison que deux mois de persévérance dans le traitement
rendirent en effet complète.

CHAPITRE VIII.

Fièvres éruptives.

-c⊂⊃o-

ARTICLE I.

Fièvre scarlatine ou rouge.

Cette maladie est contagieuse ; elle s'annonce par des maux de tête et des envies de vomir ; quelquefois même des vomissements accompagnés de douleurs vives à la gorge ont lieu. Le second ou le troisième jour, la peau présente une éruption de petites taches isolées, peu saillantes d'abord, d'un rouge pâle, puis d'une couleur écarlate ; après s'être étendues et rapprochées les unes des autres, elles deviennent confluentes et forment de grandes plaques qui donnent à la peau la même teinte que celle que l'on obtient avec le suc des framboises. Ces taches durent huit jours environ ; elles se montrent au visage, au cou, à la poitrine, au ventre, aux membres, et finissent par laisser après elles en disparaissant une *desquamation* de l'épiderme.

Si dès les premiers symptômes de cette maladie on recourait à la prescription si fréquemment indiquée dans ma méthode, le malade ne serait pas exposé à tant de souffrances et se trouverait bientôt hors de danger. Mais si, par négligence dans l'emploi des remèdes, le mal avait fait des progrès, que l'éruption ne se fût pas effectuée convenablement, qu'il y eût du délire, de violentes

douleurs à la gorge, il faudrait aussitôt appliquer à une
jambe le sinapisme n° 14, faire prendre, de deux heures
en deux heures, une dose de l'évacuant n° 1, et dans les
intervalles une dose des poudres n° 8, jusqu'à ce que les
selles s'opèrent ou que les douleurs aient beaucoup perdu
de leur intensité. On place autour du cou une compresse
imbibée d'eau tiède fortement salée dans laquelle on a-
joute quelques cuillerées de vinaigre.

De temps en temps on fait aspirer par le nez avec force
l'infusion de mauves acidulée avec du vinaigre. Il est bon
de faire prendre aussi plusieurs fois pendant la journée
une cuillerée à café de sirop de gomme pur, afin de soulager les douleurs causées par l'inflammation du gosier.
Dans l'intervalle des selles on donnera des lavements,
mais peu volumineux, composés d'une décoction de
mauves et de graine de lin, dans chacun desquels on a-
joute une cuillerée à bouche d'huile camphrée n° 11.
Dès le premier jour tous les symptômes graves disparaissent. Les jours suivants on ne fait plus prendre qu'une
dose des poudres n° 8 tous les soirs, et tous les matins
l'évacuant n° 1, à dose qui provoque quatre ou cinq
selles. On continue les lavements au nombre de deux
seulement, sur le soir.

Le régime est celui des maladies aiguës.

ARTICLE II.

Rougeole.

La *rougeole* est aussi contagieuse. Elle peut dès son
début être facilement confondue avec la fièvre scarlatine

dont les symptômes sont les mêmes ; ce qui l'en fait distinguer, c'est que les taches de la peau sont lenticulaires, d'un rouge vermeil, d'où s'élèvent de petits boutons plus sensibles au toucher qu'à la vue, lesquels sont séparés par des intervalles non colorés.

Cette maladie peut avoir des suites graves chez divers individus ; mais quels que soient les caractères qui servent à la faire reconnaître, on devra mettre en usage le traitement et le régime de la *fièvre scarlatine*, page 255.

Alors la rougeole ne laissera pas après elle ce qu'on nomme vulgairement des dépôts, qui témoignent de l'ignorance des personnes qui ont été appelées à donner leurs conseils pour cette maladie.

ARTICLE III.

Varicelle ou Petite vérole volante.

Cette maladie ne se présente jamais sous des caractères dangereux ; elle serait souvent inaperçue, s'il ne se manifestait pas une éruption de petits boutons remplis d'un liquide blanchâtre, seul symptôme qui la fasse observer.

Cette maladie n'exige aucun remède, à moins que l'enfant ne soit déjà atteint d'une autre affection d'où la petite vérole volante pourrait alors acquérir une espèce de malignité qui ne saurait cependant lui être attribuée. Dans ce cas, il convient de n'envisager que la maladie antérieure pour lui appliquer le genre de traitement que ses symptômes réclament.

ARTICLE IV.

Variole ou Petite vérole.

La *petite vérole* est une maladie contagieuse et épidémique. Elle attaque plus particulièrement l'enfance, et ne s'observe en général qu'une fois dans la vie. Elle débute par le mal de tête, des vomissements, des maux de reins, l'inflammation du gosier. Après deux ou trois jours de fièvre, apparaissent à la face, au cou, à la poitrine et sur le reste du corps des boutons lenticulaires, d'abord très petits et rouges qui, au bout de quatre ou cinq jours, s'étendent, deviennent blancs et se remplissent d'un liquide séreux qui plus tard est purulent. Au neuvième jour, les boutons se dessèchent pour former des croûtes qui, lorsqu'elles tombent, laissent très souvent des cicatrices qui ne s'effacent jamais.

Les hommes de l'art ont donné à cette maladie, d'après l'intensité que le principe morbide est susceptible d'acquérir chez certains individus, les noms de *discrète, confluente, crystalline, etc.*

Mais toutes ces dénominations, qui indiquent des caractères plus ou moins effrayants, deviennent stériles, si les moyens de les faire disparaître sont encore inconnus à la plupart des médecins. Il est même au-dessus de toute probabilité que, si l'on avait toujours eu recours à la méthode évacuante au début de la petite vérole, cette maladie n'aurait jamais conduit tant de victimes à une mort prématurée ou qu'elle ne laisserait pas chez les uns la perte de la vue, chez les autres celle de l'ouïe, etc. Alors l'imagination fertile en découvertes n'aurait pas cherché des moyens propres à neutraliser ou à anéantir le principe morbide variolique, dont il est probable que la nature a placé dès les premiers temps le germe dans l'organisme humain. On serait dispensé de lire ou d'écouter une foule de dissertations et d'arguments qui, tout en invitant à se confier aveuglément en la sûreté de ces moyens, n'empêchent pas l'homme sensé de remarquer les nombreuses exceptions qui prouvent évidemment que la nature déjoue ordinairement ces précautions, puisque la petite vérole se déclare souvent chez des individus vaccinés.

On guérit en peu de jours, avec ma méthode simple mais naturelle, ceux qui sont atteints de cette maladie, qui a inspiré jusqu'à ce jour tant d'épouvante. On applique de suite à une jambe le sinapisme n° 14 et on fait prendre, de deux heures en deux heures, la dose convenable de l'évacuant n° 1, puis, dans les intervalles une dose des poudres n° 8, jusqu'à ce que le mal ait beaucoup perdu de sa gravité. Dans le cas où il y aurait inflammation du gosier, on place autour du cou une compresse imbibée d'eau tiède fortement salée, dans laquelle on verse quelques cuillerées de vinaigre. De temps en temps on fait aspirer avec force par le nez une infusion de fleurs de mauves acidulée avec du vinaigre. Il est bon de faire prendre de temps à autre une cuillerée à café de sirop de gomme pur, afin d'apaiser les douleurs causées par l'inflammation du gosier. Dans l'intervalle des selles on donnera des lavements, mais peu volumineux, composés d'une décoction de mauves et de graine de lin, dans chacun desquels on ajoute une cuillerée à bouche d'huile camphrée n° 11. Dès le premier jour tous les symptômes graves disparaissent. Les jours suivants on ne fait plus prendre qu'une dose des poudres n° 8, tous les soirs et tous les matins l'évacuant n° 1, à dose qui provoque quatre ou cinq selles. On continue les lavements au nombre de deux seulement sur le soir.

Le régime est celui des maladies aiguës.

ARTICLE V.

De la Vaccine.

Qu'un grand nombre d'hommes aient accordé leur confiance au système *vaccinique*, dans l'espérance d'en obtenir de merveilleux effets, on en comprend aisément la raison ; mais que les autorités aient accueilli avec enthousiasme cette découverte et ordonné au peuple de s'y soumettre, c'est ce qui doit étonner toute personne sensée. Divers auteurs ont cependant démontré que la vaccine, loin d'être un bienfait pour la société, lui était au contraire préjudiciable sous tous les rapports ; mais les conseils de ces hommes judicieux n'ont point été écoutés. Le prestige a continué d'éclipser la lumière qu'ils cherchaient à répandre. Ainsi l'erreur est restée triomphante. M. Jacques Morison, président du collége britannique de santé à Londres, a hautement désapprouvé ce système, sans avoir pour cela ramené les gens de l'art à une pratique plus sage. Je ne puis mieux faire que de rapporter ici littéralement un paragraphe conte-

nu dans une brochure qu'il a publiée le 20 novembre
1836, et dans laquelle il s'exprime en ces termes :

« La vaccine est un acte de stupidité digne des brutes
» dont elle provient, et qui ne peut servir qu'à éterni-
» ser un nouveau monument de la facilité avec laquelle
» les hommes ont de tout temps adopté et propagé les
» erreurs. Lorsque l'on considère jusqu'à quel point la
» raison humaine s'est dégradée pour se soumettre à un
» traitement aussi déraisonnable, on ne peut s'empêcher
» de s'écrier avec l'Ecriture-Sainte : *Comment en un*
» *vil plomb l'or pur s'est-il changé?* L'imperfection de
» la méthode inoculatrice proprement dite ayant été
» démontrée de nos jours, nous avons vu s'élever le sys-
» tème correctif de Jenner qui, enrichissant l'art de
» guérir d'un nouveau charlatanisme et d'une nouvelle
» déception, alla emprunter aux bubons des bestiaux le
» suc prétendu précieux qui devrait bien, il est vrai,
» combattre plus efficacement le venin des âcretés ré-
» pandues dans le corps de l'enfant, mais qui en réalité,
» loin de le faire disparaître, ne fait qu'ajouter à ces
» âcretés un nouveau venin qui deviendra par la suite
» une nouvelle source de maux. »

Sans prétendre que mes observations obtiennent plus
de crédit que celles de M. Morison, je dois cependant,
tout en déclarant que je partage ses vues sur les inconvénients de la vaccine, exposer les motifs qui m'ont déterminé à le faire.

Il faut pour apprécier les résultats obtenus par la vaccine, se rendre compte des effets que produit la petite vérole
dans le corps humain. Elle est une maladie contagieuse,
souvent épidémique, mais qui ne se communique de la

17

personne qui en est atteinte qu'à celle qui ne l'a pas encore été. Il est généralement reconnu qu'elle n'a lieu qu'une fois dans la vie du même individu ; ce qui prouve que tout le virus ou venin de la petite vérole cesse entièrement d'exister en lui dès qu'il a éprouvé toute l'action dont est susceptible cette éruption. L'organisme de celui qui est affecté de la petite vérole ne se trouve donc débarrassé ou purgé de ce principe morbide, que par suite d'une éruption plus ou moins forte, selon la quantité ou la malignité de ce virus. Le malade se guérit au moyen de cette expulsion cutanée et n'est exposé à succomber ou assujetti à diverses affections qui sont souvent la suite de cette maladie, qu'autant que cette éruption ne s'opère pas convenablement, soit parce que son produit provoqué par la force vitale est inférieur à celui du principe morbide, soit enfin parce qu'il existe en même temps dans les fluides de l'individu un virus d'un autre genre qui apporte un nouvel obstacle à l'accomplissement de ce phénomène.

Les partisans de la vaccine prétendraient-ils neutraliser ou anéantir le principe de la petite vérole au moyen du vaccin, qui ne provoque qu'une éruption de quelques boutons au bras de l'enfant? Mais, puisque c'est à une éruption complète qu'est due l'extinction totale du virus variolique, ce qui ne pourrait avoir lieu que chez l'enfant dont la quantité de virus n'excéderait pas cette faible éruption, ce cas est trop rare pour justifier un pareil système : aussi voit-on chaque année nombre d'enfants vaccinés qui ne sont nullement exempts de la petite vérole quand elle règne.

Les défenseurs de la vaccine se croient à l'abri de toute

objection en disant : « Que lorsqu'un enfant vacciné est
» dans la suite atteint de là petite vérole, cela ne peut
» arriver que parce qu'on s'est servi à son égard de *fausse*
» *vaccine ;* mais qu'en général tout parle en faveur de
» cette découverte, puisque dès le moment qu'elle a été
» mise en pratique, la petite vérole n'a plus fait autant
» de victimes. Ce qui atteste que si le principe vario-
» lique n'est pas entièrement détruit, il est au moins for-
» tement *dénaturé* chez le plus grand nombre des en-
» fants. » Sans m'arrêter à ce que renferme de suspect
cette *fausse vaccine,* j'en viens au mot *dénaturé* qui
m'offre encore quelque chose de plus frappant ; car si
l'on compare ce principe *dénaturé* avec celui de tant
d'autres maladies, telles que la syphilis, la gale, etc.,
que des traitements mal dirigés ont aussi dénaturées, on
verra en effet qu'elles ne se présentent plus sous les
mêmes caractères, mais que dans la suite il n'en résulte
pas moins, et très souvent même, des affections plus
graves (1). Je conclus de là que le principe variolique, à
l'expulsion duquel la nature avait assigné les tissus extérieurs pour siége, se trouvant ainsi dénaturé peut, tout
en changeant de direction, se porter sur d'autres organes et y faire naître des effets encore plus dangereux

---

(1) Combien de personnes qui, à la suite de maladies véné-
riennes, s'étaient soumises à des traitements n'ayant d'autre résultat que de dénaturer ou déplacer le mal, n'ont-elles pas été
atteintes plus tard de cancer au gosier, au nez, etc.! Ne peut-
on pas tenir le même langage à l'égard de la gale, dont le nombre des victimes est encore plus grand, puisque les remèdes répercussifs employés contre son virus n'agissent que d'une manière
superficielle?

que ceux de la petite vérole. Si la petite vérole fait moins
de victimes, et que d'autres maladies résultant de son
virus en fassent davantage, alors pourquoi remplacer un
venin par un autre venin encore plus dangereux? Serait-ce
trop s'aventurer que d'expliquer ainsi la fréquence toujours
plus grande des cas de *croup*, la gravité que la *rougeole*
a acquise, les nombreuses victimes de la *coqueluche*? N'y
verrait-on pas aussi la cause de cette multiplicité de
phthisies, de fièvres nerveuses, typhoïdes, et de tant
d'autres maladies devenues, depuis l'adoption de la vaccine, beaucoup plus communes qu'autrefois?

Si j'ajoute à ces soupçons qui ne sont malheureusement que trop fondés, ceux que font encore naître en
moi les soins que les vaccinateurs disent apporter pour se
procurer du vaccin sur des enfants bien portants, j'appré-
henderai aussi avec eux qu'un autre virus ne se joigne
au virus vaccinique et ne se communique à l'enfant. Je
demanderai aux médecins, quel est celui d'entre eux qui
est assuré de n'avoir à cet égard aucun reproche à se
faire? En supposant que le vaccin ait été emprunté au pis
de la vache, qui pourrait répondre de l'état sain de cet
animal? Combien d'enfants qui, avant d'avoir été vaccinés, jouissaient d'une santé parfaite et chez lesquels,
après la transmission de ce virus fatal, on découvre des
symptômes alarmants, tels que l'engorgement des glandes, l'inflammation des yeux, la toux, l'amaigrissement,
etc. Que doit penser de ce changement l'observateur impartial? Ne peut-il pas dire hautement qu'il eût été tout à
la fois plus avantageux pour l'espèce humaine et plus
honorable pour les hommes de la Faculté, qu'on s'oc-
cupât des moyens de guérir promptement et radicale-

ment les individus atteints de la petite vérole, que de propager la découverte de la vaccine, puisqu'elle ne laisse plus aucun doute sur ses fâcheux résultats.

Il faut espérer que, dans l'intérêt de l'humanité, on cessera de vacciner, dès que l'on aura acquis la certitude qu'en faisant au début de la maladie usage de ma thérapeutique, le malade atteint de la petite vérole se trouve hors de danger le premier jour du traitement et délivré de tous les symptômes dangereux après quatre ou cinq jours.

CHAPITRE IX.

Fièvres de divers genres.

-o⊜o-

ARTICLE I.

Observations sur les fièvres de divers genres.

Quelles que soient les dénominations qu'on assigne aux fièvres, et dans quelque classification qu'on puisse les ranger; qu'elles soient considérées comme maladies principales ou qu'elles se trouvent compliquées d'une autre maladie, elles annoncent le mouvement déréglé de la circulation, occasionné par l'altération des humeurs qui, d'après leurs divers degrés de décomposition et les différents organes sur lesquels se porte le principe morbide, donnent lieu à tant de symptômes servant à caractériser toutes les espèces de fièvres. Donc la fièvre inflammatoire, qui expose le malade au délire et aux hémorragies, ne saurait avoir une autre cause interne que celle qu'on peut attribuer à la fièvre bilieuse. Dans la première le principe morbide agit sur le cerveau; dans la seconde il agit sur l'estomac.

Il est plus important de fixer l'opinion du lecteur sur le traitement convenable auquel il doit recourir promptement dans tous les cas, que d'embrouiller ses idées par la dénomination des fièvres; et, au lieu de lui faire le tableau de tant de symptômes insignifiants, je pense qu'il vaut mieux se borner seulement à ceux dont la connoissance devient indispensablement nécessaire à la direction des moyens pratiques. Que la fièvre soit *endémique, épidémique, contagieuse;* qu'elle soit *intermittente;* qu'on la nomme *quotidienne* lorsqu'elle se fait ressentir tous les jours, *tierce* lorsqu'elle revient de deux jours l'un, *quarte* lorsqu'elle se manifeste tous les trois jours, elle n'exige pas moins l'emploi des purgatifs pour être guérie. La seule différence qu'il pourrait y avoir, c'est que les fièvres *intermittentes* ne présentent pas un danger aussi imminent, et qu'elles n'exigent pas tant de célérité dans le traitement qu'une fièvre qui pourrait en quelques jours faire descendre au tombeau.

Si, par d'anciens préjugés trop fortement enracinés, certains hommes élèvent la voix contre les principes de ma méthode qui indiquent le canal alimentaire comme siége de la cause interne de toutes les maladies, et se croient fondés à prescrire pour les divers genres de fièvres d'autres remèdes que les purgatifs, pour appui authenthique de mes assertions et afin de convaincre de la vérité qui en est la base, j'engagerai seulement à ouvrir le *Manuel de clinique médicale* de M. Louis Martinet, et on aura lieu par là de reconnaître la justesse de mon raisonnement.

On lira dans les articles suivants, page 505, *(fièvre inflammatoire)* que le malade a *la langue un peu blanchâtre* et qu'il est atteint de *constipation, etc.* Page 507, *(fièvre bilieuse) amertume de la bouche, langue couverte d'un enduit jaunâtre, dégoût pour les substances animales, désir des boissons acides, envie de vomir, nausées, vomissements bilieux, etc.* Page 508, *(fièvre muqueuse) langue humide et blanchâtre ou couverte*

d'un enduit muqueux, épais, bouche fade et pâteuse,
salivation et haleine fétides, aphtes, rapports acides et
nidoreux, vomissements de mucosité acide et blanchâtre,
diarrhée muqueuse, expulsion de vers, etc. Page 509,
(fièvre adynamique) langue pâle d'abord, puis se des-
séchant et se recouvrant, ainsi que les lèvres et les dents,
d'un enduit noirâtre et fuligineux; haleine fétide, dé-
glutition souvent impossible, déjections souvent noirâ-
tres, très fétides, etc.

Comment, à la vue de semblables symptômes, pourrait-on encore douter que le siége de la corruption des
humeurs se trouve dans le canal alimentaire, et avoir
recours à d'autres moyens curatifs que ceux qui sont indiqués dans ma méthode? Quant à moi, je suis convaincu
que si, au lieu d'employer à grande dose le sulfate de
quinine pour la plupart des fièvres, on avait recours
aux évacuants, elles ne laisseraient pas après cela d'autres affections qu'on nomme vulgairement *dépôts*, ce qui
arrive assez souvent. Que doit penser la personne qui,
avant d'avoir eu la fièvre, ne ressentait aucune douleur
dans l'organe actuellement souffrant? Et le médecin que
doit-il observer à son tour quand il est consulté pour
cette affection secondaire ou reliquat? Cela devrait, ce
me semble, les convaincre l'un et l'autre qu'il convient
pour les fièvres, comme pour les autres maladies, de faire
disparaître le principe qui les a provoquées. D'ailleurs
toutes les maladies sont accompagnées de plus ou moins
de fièvre, et par conséquent elles résultent toutes de la
même cause.

S'il se manifeste chez le malade un ou plusieurs des
symptômes suivants, mal de tête violent, délire, perte

de la parole, réponses vagues aux questions qui sont adressées, égarement des yeux, peine à supporter la lumière, difficulté de respirer, mouvements convulsifs, on peut en conclure qu'il est atteint d'une fièvre dont les caractères sont susceptibles de devenir plus graves. Il faut alors employer les moyens les plus propres à faire cesser le mal.

On y parvient en appliquant à une jambe le sinapisme n° 14 et en donnant, de deux heures en deux heures, l'évacuant n° 1, à dose convenable. Dans les intervalles on fait prendre une dose des poudres n° 8. Quand le malade éprouve de violents maux de tête, on lui fait aspirer par le nez, de temps en temps et avec force, une infusion de mauves acidulée avec du vinaigre, et on lui applique sur la tête des compresses imbibées d'eau fortement salée. On continue ainsi jusqu'à ce que les selles se soient opérées ou que les symptômes alarmants aient disparu. Dans l'intervalle des évacuations il faut donner quelques lavements peu volumineux composés d'une décoction de mauves et de graine de lin, dans chacun desquels on ajoute une cuillerée à bouche d'huile camphrée n° 11. Lorsque le malade a éprouvé de la constipation pendant plusieurs jours, il convient, aussitôt après lui avoir administré l'évacuant n° 1, de lui faire prendre quelques lavements purgatifs n° 15.

Si dès le premier jour les symptômes alarmants n'avaient pas disparu, on recommence le lendemain et les jours suivants de la même manière ; mais dès que le mal a cédé on ne fait plus prendre qu'une ou deux doses des poudres n° 8, dans les jours qui suivent, ainsi qu'une dose du purgatif n° 1, qui occasionne quatre ou cinq selles. Deux lavements mucilagineux pris chaque soir suffiront. Ce traitement sera continué jusqu'à guérison et le malade se soumettra au régime des maladies aigües.

Lorsqu'il ne s'agira que d'une fièvre *intermittente* dont le caractère ne réclame pas des remèdes aussi souvent répétés, on fera prendre pendant une huitaine tous les soirs une dose des poudres n° 8 et tous les matins à jeun l'évacuant n° 1, à dose qui provoque quatre ou cinq selles. Ce temps écoulé on continue les poudres n° 8 tous les soirs, mais l'huile de ricin de deux matins l'un seulement et l'on ajoute tous les soirs une pilule n° 2, prise avant les poudres.

Le régime est celui des affections chroniques.

Lorsque je faisais ma résidence aux Pargots (Doubs), en 1842, je fus consulté par une des demoiselles Boule de Chalson, commune des Villers, pour sa sœur atteinte depuis neuf jours d'une *fièvre typhoïde* qui, d'après la description qu'elle m'en fit, ne laissait plus d'espoir de guérison et dont voici exactement les symptômes. Les lèvres, les gencives, la langue étaient noires, la figure et le corps couverts de taches de la même couleur ; la malade avait perdu connaissance. Je crus inutile de prescrire quelque chose dans un cas aussi désespéré et je fis connaître ma décision à mademoiselle Boule ; mais cédant aux instances réitérées de cette jeune personne qui fondait en larmes, je lui dis pour la consoler que l'on ne risquait rien d'administrer l'huile de ricin à petite dose d'heure en heure, ce qui eût lieu en présence de M. Berthet, opticien, habitant de la même commune, homme très judicieux, qui voulut être lui-même témoin des effets que produirait ce remède appliqué à une femme à l'agonie. Cette circonstance me lia étroitement avec cet homme estimable, parce que charmé des résultats surprenants obtenus en cette occasion, il vint me voir et me dit qu'à la seconde cuillerée du purgatif la connaissance était revenue, la noirceur des lèvres et des autres parties du corps s'était insensiblement effacée et que cette amélioration subite et jusque là sans exemple avait encouragé à poursuivre le traitement. Dans quinze jours seulement la malade fut si parfaitement rétablie qu'elle put aller à pied au Locle où il lui fallait une heure et demie pour se rendre. Cet exemple est de nature à confirmer ce que j'ai avancé au sujet de la vertu bienfaisante de l'*huile de ricin*, que son emploi donne la consolation de pouvoir prolonger la vie des personnes qui nous sont chères et que, dans des maladies graves auxquelles les hommes de l'art ne savent rien opposer d'efficace, on est étonné de voir les symptômes les plus alarmants disparaître comme par enchantement.

ARTICLE II.

Du Typhus.

Quoique les symptômes de toutes les fièvres les plus dangereuses soient suffisamment décrits dans l'article précédent et que le traitement à employer pour les combattre victorieusement y soit indiqué de la manière la plus claire et la plus intelligible, je veux néanmoins, pour me rendre au désir de beaucoup de personnes, traiter séparément du *typhus.* Mais je fais observer que cette

maladie, cédant à l'application simple et facile des
moyens prescrits dans ma méthode, il serait inutile de
faire des articles à part pour les fièvres *typhoïde, muqueuse, nerveuse,* la *suette-miliaire, etc.*, puisque le
même traitement les fait disparaître toutes. Comme on
ne peut commettre aucune méprise désavantageuse au
malade en accélérant l'administration des remèdes, on
ne doit pas appréhender de juger d'abord le mal plus
grave qu'il ue le serait en effet, puisque, en agissant ainsi,
on rend la guérison plus prompte.

Le nom de *typhus* semble porter l'épouvante chez tous
les peuples de l'Europe. Il est vrai que cette contagion
revêt les caractères les plus effrayants de diverses fièvres;
ce qui annonce positivement que la cause d'où il provient a acquis un haut degré de malignité. Il débute ordinairement, comme beaucoup d'autre maladies aiguës,
par des frissons, le mal de tête, les yeux quelquefois in-
jectés de sang, de la peine à supporter la lumière, de la
stupeur, des vertiges, des battements de cœur, une respiration accélérée et un grand désordre dans le système
nerveux. Quelle que soit la gravité avec laquelle le typhus
se présente, je suis convaincu que, comme toutes les
autres fièvres, il cède au traitement évacuant; seulement
il faut l'appliquer avec la célérité que comporte le cas.

On place de suite à la jambe un sinapisme n° 14 et on
donne de deux heures en deux heures une dose convenable de l'évacuant n° 1 jusqn'à ce que s'opèrent les
selles; pendant les intervalles une dose des poudres n° 8
et enfin entre les évacuations quelques lavements peu volumineux, composés d'une décoction de mauves et de
graine de lin, dans chacun desquels on ajoute une cuil-

lerée à bouche d'huile camphrée n° 11. De temps en
en temps on fait aspirer par le nez une infusion de mauves acidulée avec du vinaigre et l'on frictionne tout le
buste avec l'huile camphrée. Si dès le premier jour les
symptômes alarmants n'avaient pas disparu, il faudrait
continuer le lendemain et les jours. suivants de la même
manière; mais si le mal a cédé, on ne fait plus prendre,
jusqu'à complète guérison, qu'une ou deux doses des
poudres n° 8 tous les jours, et une de l'évacuant n° 1
qui provoque quatre ou cinq selles. Deux lavements mucilagineux chaque soir suffisent.

Le régime est celui des maladies aiguës.

En 1838, pendant que le *typhus* portait l'effroi chez
les habitants du village d'Ollon dans le canton de Vaud
(Suisse), le sieur Georges Schlatter, boulanger, en fut
atteint et, après quatre jours du traitement indiqué ci-
dessus, tous les symptômes de cette maladie avaient disparu pour faire place à une légère fièvre intermittente
qui fut guérie en peu de temps. Les médecins qui ont
donné leurs soins aux autres malades de l'endroit dans
cette circonstance, ne peuvent pas se flatter d'avoir obtenu des résultats aussi satisfaisants.

CHAPITRE X.

Maladies des tissus cutané, cellulaire et muqueux.

-o⊜o-

ARTICLE I.

Éphélides ou Taches sur la peau.

Quoique les *taches sur la peau*, auxquelles les femmes paraissent plus sujettes que les hommes, ne puissent pas à la rigueur être considérées comme des affections exigeant un traitement, elles annoncent cependant une altération plus ou moins sensible des fluides de la personne sur qui elles se fixent.

Toutes les parties du corps peuvent être atteintes d'*éphélides* ; mais c'est principalement au visage et aux bras qu'elles se manifestent le plus souvent sous une forme lenticulaire, variant de couleur depuis le jaune safrané jusqu'au violet et même au brun foncé.

La femme qui dans ce cas croit devoir employer des cosmétiques pour faire disparaître ces taches devrait, plutôt que de recourir à l'art de la parfumerie, prendre pendant quinze jours et plus s'il le fallait, tous les soirs deux heures après souper, une dose des poudres n° 8 ; de deux soirs l'un une pilule n° 2, et de deux matins l'un, dans les jours d'intervalle, une dose de l'évacuant n° 1, qui lui occasionne quatre ou cinq selles.

La personne qui suivrait ce traitement verrait non-seulement disparaître les taches qui ternissent l'éclat de son teint, mais elle en ressentirait encore une amélioration réelle dans l'état de sa santé, qui se trouve dans cette circonstance plus ou moins altérée.

ARTICLE II.

Plique ou Agglutination des cheveux.

La *plique* s'annonce par l'agglutination des cheveux ou des poils, avec suintement *visqueux* à la surface de la peau; ce qui constate que les fluides de la personne ont acquis une altération particulière à ce genre d'affection dont il importe de débarrasser l'organisme.

Pour y parvenir, il faut prendre jusqu'à guérison, tous les soirs, une dose des poudres n° 8, et de deux matins l'un, une dose de l'évacuant n° 1 qui provoque quatre ou cinq selles. De plus, on fait usage tous les jours avant dîner d'une cuillerée à bouche du vin tonique n° 9.

Le régime est celui des affections chroniques.

ARTICLE III.

Démangeaisons.

Beaucoup de personnes éprouvent des *démangeaisons* qui les portent à se gratter fréquemment et quelquefois jusqu'au sang; malgré cela elles ne croient pas encore que leur santé est altérée. On parle sans cesse de sang âcre, échauffé, gâté, etc., sans réfléchir aux moyens de lui rendre son intégrité. L'erreur porte souvent à prescrire dans ces cas-là les émissions sanguines, qui semblent procurer un certain soulagement pendant quelques jours; mais plus tard, s'il n'arrive quelque chose de pire, les démangeaisons recommencent comme auparavant, parce qu'on n'a pas attaqué la cause qui les avait produites.

Les démangeaisons résultent le plus souvent d'une humeur de gale qui, n'ayant pas été traitée convenablement, est restée dans le sang. Comme la nature fait de continuels efforts pour en débarrasser l'organisme, elle porte à la peau une partie du principe qui produit soit les boutons qui s'y montrent, soit les démangeaisons qu'on y éprouve. Pendant toute leur durée, il est rare que celui qui en est incommodé ressente des maux intérieurs ; c'est seulement lorsque le principe morbide cesse par une cause quelconque de se diriger sur les tissus extérieurs, que la personne se trouve sujette à diverses affections et principalement à celles qui ont leur siége dans le tube digestif. Dans ce cas, il faut bien se garder de recourir à d'autres remèdes que ceux prescrits dans cette méthode.

On prend tous les soirs une dose des poudres n° 8 et, de deux matins l'un, une dose de l'évacuant n° 1, qui occasionne quatre ou cinq selles. On frictionne matin et soir, les parties où l'on ressent des démangeaisons, avec l'huile camphrée n° 11. Si, après quinze jours de ce traitement, on n'avait pas fait cesser cette affection, il deviendrait nécessaire d'aider la nature en provoquant une éruption au moyen de l'emplâtre stimulant n° 13 que l'on applique entre les épaules, en se conformant pour le reste à l'article de la Pharmacopée qui concerne cet emplâtre. Il faudrait en outre continuer l'usage des autres remèdes conseillés ci-dessus.

Le régime est celui des affections chroniques.

ARTICLE IV.

Erysipèle.

L'*érysipèle* s'annonce par une légère tuméfaction de la peau, accompagnée de rougeur plus ou moins foncée qui disparaît à la moindre pression du doigt, mais qui ne tarde pas à reparaître aussitôt qu'on cesse de la comprimer. Le malade éprouve une douleur très vive et une chaleur semblable à celle que peut occasionner la brûlure. Quelquefois il survient de petites vésicules que remplacent plus tard des croûtes jaunâtres.

L'*érysipèle* peut se manifester sur toute la surface du corps ; mais le plus ordinairement son siége est au visage ou au sein. Cette affection revient parfois à des périodes fixes, principalement chez la femme qui est sur le retour de l'âge.

Plusieurs auteurs font observer que l'érysipèle qui se montre fréquemment est presque toujours lié à un état de *phlegmasie* (inflammation) des voies digestives. Puisqu'ils rentrent aussi souvent dans les principes de ma méthode, pourquoi donc ne conviennent-ils pas de l'utilité de son application ? Pourquoi laisser souffrir le malade huit jours et plus, tandis qu'on peut le guérir en quarante-huit heures ? Mais ce n'est point au moyen des

18

cataplasmes qu'on y parvient. Pour obtenir d'heureux
résultats, il faut employer les évacuants dont l'action
tend à détruire une partie de la cause interne de cette
maladie.

Aussitôt que le mal paraît, il faut faire prendre, de
deux heures en deux heures, une dose convenable du
purgatif n° 1 et, dans les intervalles, une dose des poudres n° 8, jusqu'à ce que le malade aille sur selle ou
qu'il sente ses souffrances considérablement diminuées.
On donne encore après que les évacuations ont eu lieu
quelques lavements composés d'une décoction de mauves
et de graine de lin, dans chacun desquels on ajoute une
cuillerée à bouche d'huile camphrée n° 11. On frictionne
en outre la partie affectée avec l'huile camphrée. Dès le
premier jour les symptômes disparaissent, cependant il
est bon de faire usage le lendemain et le surlendemain
d'une ou deux doses des poudres n° 8 et d'une dose de
l'évacuant n° 1 qui provoque quatre ou cinq selles.

Le régime est celui des affections chroniques.

Le 16 mai 1846, le sieur Jean-François Lenoir, bate-
lier chez M. Bernaud, de Besançon, me fit consulter pour
un *érysipèle* au pied qui le faisait beaucoup souffrir et
avait fait enfler considérablement la partie sur laquelle il
s'était fixé. Forcé de suspendre son travail sur le port, il
s'était fait traiter, mais sans succès, par un médecin.
Voyant que l'*extrait de saturne* et les autres médicaments qu'on lui prescrivait ne produisaient aucun bon
effet, il eut recours à moi. Dès le premier jour les douleurs cessèrent et le quatrième il reprenait ses occupations.

ARTICLE V.

Brûlure.

Quoique la *brûlure* dépende d'une cause occasionnelle et qu'elle soit par conséquent susceptible d'un traitement local, on peut néanmoins juger que les fluides de
celui qui en est atteint sont altérés, et que cet état exige
un soin général lorsque la guérison ne s'opère pas en
vingt-quatre heures. Dans ce cas, la brûlure peut prendre
le même caractère que les affections *érysipélateuses* et
dégénérer comme elles en abcès de divers genres; mais
on ne peut prononcer ce jugement qu'après avoir es-
sayé les moyens suivants pour obtenir la guérison.

Il faut se hâter d'enduire la partie brûlée d'huile camphrée n° 11 et en réitérer l'emploi plusieurs fois, jusqu'à
ce que l'inflammation et les plus vives douleurs aient disparu, ce qui arrive après une ou deux heures, à moins
que la brûlure ne soit profonde, qu'elle ait attaqué la figure ou une autre partie du corps aussi sensible. Dans
ce cas, on se hâterait de donner, d'heure en heure, une
cuillerée à bouche d'huile de ricin n° 1 et, dans les intervalles, une demi-dose des poudres n° 8 dans un verre
d'eau sucrée, jusqu'à cessation des grandes souffrances.
Le lendemain et les jours suivants, jusqu'à guérison radicale, on ne prend plus qu'une ou deux doses des poudres n° 8 et une dose du purgatif n° 1, qui donne lieu à
quatre ou cinq selles.

Même régime que pour la convalescence des maladies
aiguës.

En 1841 , pendant que j'habitais les Pargots (Doubs) ,
le fromager de Gradoux, près Morteau, me demanda un
jour mes conseils pour une grave *brûlure* qui lui prenait
depuis la main jusqu'au-dessus du bras droit. Je lui indiquai ce qu'il avait à faire pour se guérir ; mais arrivé
chez lui, au lieu de mettre mes avis en pratique, il écouta
ceux de *compères* et de *commères* qui n'aboutirent qu'à
envenimer le mal à un tel point, que la figure de cet
homme était toute décomposée quand il revint me trouver trois jours après, L'enflure du bras avait aussi tellement augmentée, que ce membre présentait en grosseur
au moins un décimètre en plus sur toute la circonférence.
Le malade se plaignait de violentes douleurs de tête,
ses yeux étaient effarés. Celui qui l'accompagnait me
pria de lui continuer mes soins malgré ce qui s'était
passé. Je lui assurai que, si dès le principe il avait suivi
le traitement que je lui avais prescrit, il eût été guéri en
quarante-huit heures, qu'il n'avait qu'à s'y conformer,
mais que le retard qu'il avait apporté ne laissait plus
l'espoir d'un aussi prompt succès. Le fromager revint au
bout de trois jours, le contentement peint sur ses traits,
et, relevant la manche de sa blouse, il me montra son
bras où l'on n'apercevait plus ni rougeur, ni enflure, ni
aucune autre trace de brûlure qu'une légère exfoliation
de l'épiderme.

ARTICLE VI.

Engelures.

Beaucoup de personnes sont atteintes d'*engelures* pendant l'hiver. Les enfants y sont plus sujets que les adultes. Les engelures s'établissent aux doigts des mains, de même qu'aux orteils et aux talons, occasionnant une démangeaison insupportable lorsqu'on est exposé à la température d'un appartement chaud ; quelquefois elles sont accompagnées d'enflure, et chez divers individus elles finissent par se crevasser.

Si, dès les premières apparitions des engelures aux pieds, l'on a soin de garder pendant la nuit des chaussons de laine, et que l'on frotte, plusieurs fois le jour, la partie malade avec le liniment n° 12, en prenant tous les soirs, pendant une huitaine, une dose des poudres n° 8 et tous les matins l'évacuant n° 1, à dose qui provoque quatre ou cinq selles, on sera guéri en peu de temps, pourvu que les humeurs ne se trouvent pas dans un état de trop grande altération. Ces huit jours écoulés, si l'on n'était point guéri, il faudrait continuer ce traitement jusqu'à ce que les engelures aient disparu ; seulement on ne ferait plus usage de l'évacuant n° 1 que de deux matins l'un. Dans le cas où les engelures seraient crevassées, on remplacerait le liniment n° 12 par l'huile camphrée n° 11.

Le régime est celui des affections chroniques.

ARTICLE VII.

Dartres.

La différence de formes et d'aspects sous lesquels les *dartres* se présentent, a fait assigner à chacune un nom particulier ; mais quelle que soit leur dénomination relative, c'est toujours la même cause interne qui les produit. Il importe donc moins de constater les divers degrés d'altération des fluides que d'indiquer les moyens certains de guérir celui qui en est atteint. Que la *dartre* soit *furfuracée, crustacée, squammeuse, pustuleuse, rongcante, etc. ;* qu'elle n'offre qu'une légère exfoliation de l'épiderme, ressemblant aux molécules de la farine ; qu'elle ait une forme d'écaille large, humide, transparente ; qu'elle consiste en pustules renfermant un liquide dont la substance peut être comparée à celle du miel, et qui en s'écoulant forment des croûtes blanchâtres, jaunâtres, verdâtres, etc., il n'en est pas moins vrai que ces divers résultats attestent une décomposition des humeurs et que le traitement le plus convenable doit être celui des évacuants. Un grand nombre de médecins, ayant encore accoutumé de ne traiter que les effets sans s'inquiéter de la cause qui les produit, prescrivent dans ce cas des pommades *mercurielles, arsenicales, sulfureuses, etc.*, qui ne sont que des moyens répercussifs et par conséquent irrationnels quand ils ne sont pas accompagnés des évacuants. Aussi voit-on que si ce genre d'affection ne se présente pas plus tard sous le même aspect, il produit d'autres effets qui peuvent compromettre la vie de l'individu à qui l'on aurait prescrit ce genre de remèdes.

Le traitement des dartres est ordinairement long lorsqu'on veut obtenir une guérison radicale. Il faut prendre, pendant quinze jours, tous les soirs une dose des poudres n° 8 et de deux matins l'un l'évacuant n° 1, à dose qui occasionne quatre ou cinq selles. On frictionne plusieurs fois par jour au moyen d'une barbe de plume les dartres avec l'huile camphrée n° 11. Cette quinzaine écoulée, on continue le même traitement en y ajoutant de deux soirs l'un, les pilules n° 2. On commence par en prendre une ou deux et même jusqu'à six, si ce premier nombre ne suffisait pas pour provoquer le lendemain trois ou quatre selles. Enfin les personnes peu impressionnables aideront l'action de ces pilules en faisant usage le lendemain matin à jeun d'une dose du purgatif n° 1. Quelques bains d'eau chaude, pris le soir avant souper, sans être de rigueur, peuvent être utiles dans les jours qui suivent ceux où l'on a employé les pilules.

Si on devait appliquer le traitement à un enfant, on remplacerait les pilules par une dose des poudres n° 3 proportionnée à son âge, qu'on lui ferait prendre de deux matins l'un à jeun, et lorsque ces poudres n'auront point produit leur effet le jour même, on lui donnera le lendemain une dose d'huile de ricin qui lui provoque quatre ou cinq selles. Pour le reste on suivra exactement ce qui a été prescrit plus haut.

Le régime est celui des affections chroniques.

En 1843, M. Délœuve, maire d'Abbans-Dessous, département du Doubs, était depuis cinq ans affecté d'une *dartre* occupant tout le bas-ventre. Par les démangeaisons continuelles qu'elle lui faisait éprouver, elle ne lui laissait de repos ni le jour ni la nuit. Le malade âgé de soixante ans, était cependant astreint à un régime très sévère que les médecins lui avait prescrit, sans doute afin de suppléer aux connaissances qui leur manquaient pour le guérir. Il réclama mes conseils, et quatre mois de traitement s'étaient à peine écoulés qu'il était radicalement guéri.

ARTICLE VIII.

Teigne.

La *teigne* est aussi une dartre qui, au lieu de paraître sur une autre partie du corps, a fixé son siége sur le cuir chevelu. Elle atteint plus particulièrement les enfants que les adultes. On donne encore à cette affection plusieurs noms, mais qui n'indiquent tous que la même chose.

Si l'on réfléchissait à l'absurdité des moyens employés de nos jours pour guérir la *teigne*, on gémirait sur le sort des enfants soumis à ces traitements irrationnels et révoltants. Ne doit-on pas être étonné de voir des hommes de l'art donner pour de la science ce qui n'est que le produit de l'ignorance la plus stupide et de l'inhumanité la plus criante? Appliquer une calotte de poix sur la tête d'un enfant pour l'arracher ensuite avec violence, est un acte qui ne doit pas avoir de nom chez des peuples civilisés; mais réitérer ce tourment jusqu'à deux ou trois fois, c'est un traitement si odieux qu'il mérite l'exécration publique. On ne comprend pas qu'il y ait des pères.

et des mères qui puissent mettre de côté tout sentiment de tendresse, en sacrifiant les objets de leurs affections à une torture aussi horrible.

C'est pour obvier sans doute à cet inconvénient, que l'on prône depuis quelque temps le succès de la *pommade d'huile de cade* contre la teigne. L'intention est louable, j'en conviens; mais je dois avertir que c'est encore un moyen *répercussif*, qui n'est bon qu'à faire disparaître le mal pour un instant et qui ne l'empêche pas de se reproduire sur un autre organe.

La *teigne* la plus invétérée disparaît radicalement en six ou huit semaines par la méthode évacuante. Il faut se hâter de couper les cheveux du malade, et observer la plus grande propreté en le débarrassant tous les jours de la vermine qui ne manque jamais de s'engendrer autour des croûtes produites par ce genre d'affection, ce qui porte, en occasionnant de l'inflammation à la tête, l'enfant à se gratter jusqu'au sang.

Le traitement est absolument le même que celui des dartres, page 282.

ARTICLE IX.

Gale.

De toutes les maladies la *gale* est sans contredit la plus contagieuse, car non-seulement le contact avec celui qui en est atteint, mais encore l'attouchement de ses linges peuvent la communiquer. Elle s'annonce par de petits boutons arrondis, peu saillants, sans rougeur de la peau

qui les environne; ils occasionnent une démangeaison
insupportable et ne paraissent jamais au visage; c'est
dans les intervalles des doigts, aux poignets, aux aines,
aux reins, aux jarrets qu'on les remarque ordinairement.
Ces boutons sont incolores tant qu'on ne les gratte point,
leur sommet est cristallin; lorsqu'il se rompt, il répand
une sérosité limpide peu abondante, puis en se dessé-
chant il se forme une petite croûte qui offre l'aspect
d'une dartre quand les boutons sont rapprochés.

Il y a déjà longtemps qu'on a découvert un insecte,
l'*acarus* ou *sarcopte* de l'homme, dans les vésicules de
la gale ou plutôt dans une espèce de sillon qu'il se creuse
à côté. Tout porterait à croire que ce point, une fois
bien éclairci comme il l'est aujourd'hui, aurait dû faire
cesser la dissidence d'opinions des hommes de la Faculté
concernant le traitement à employer dans cette affection; cependant on ne les a pas encore trouvés d'accord entre eux sur la manière de procéder à cet égard.
En effet, les uns disent que l'acarus, existant dans les
boutons psoriques ou à côté, est l'unique cause de la
maladie et que l'on doit en conséquence n'employer pour
la guérir que des frictions ou lotions propres à faire périr cet insecte. D'autres, conduits par l'analogie qui nous
enseigne que les parasites vivant à nos dépens sont presque toujours le résultat d'une décomposition putrescente,
affirment que le sarcopte ne se montre chez le galeux
qu'autant que les fluides de celui-ci sont arrivés à un
degré d'altération lui offrant une pâture conforme à son
existence. Dans ce cas, la mort du sarcopte ne suffirait
pas pour détruire le principe psorique qui lui sert d'aliment; d'où il résulte que le traitement externe, non ac-

compagné de remèdes pris en même temps à l'intérieur et de nature à débarrasser l'organisme des fluides viciés, peut devenir inutile et même dangereux en n'occasionnant, comme des auteurs l'ont avancé et ainsi que l'expérience m'engage à le répéter, qu'une répercussion imprudente du principe psorique. Ce virus, refoulé dans l'organisme, peut non-seulement occasionner par la suite d'autres maladies à celui qui a d'abord été atteint de la gale, mais encore être transmis par la procréation à plusieurs générations.

Je suis en droit de rapporter à ce sujet un exemple cité par M. L. Odier, docteur de Genève, dans un ouvrage de médecine pratique. Il fut appelé auprès d'une demoiselle atteinte de *folie* depuis plusieurs mois. S'étant informé des parents si elle n'avait point été affectée de quelque maladie antérieure, il lui fut répondu qu'elle avait eu la *gale* et qu'on l'en avait guérie par des frictions avec une pommade soufrée. Alors M. Odier crut devoir dans cette circonstance ne donner de meilleur conseil que celui de faire coucher la malade dans un lit qui aurait déjà servi à un galeux. On suivit à la lettre ce qu'il avait prescrit, et à peine l'éruption psorique se fut-elle déclarée que la folie cessa avec tous ses symptômes. La gale fut traitée cette fois d'une manière plus rationnelle que la première et la guérison radicale de la jeune personne s'en suivit sans nouveaux accidents.

Je vais fournir moi-même une nouvelle preuve à l'appui de celle-ci. En 1837, époque où j'habitais la Suisse, un nommé Favre, marchand de chevaux, de l'Abbaye-de-l'Abondance (Sardaigne), vint me consulter pour une *amaurose* (goutte-sereine) qui le tenait privé de la vue depuis six mois, quoiqu'il eût été traité pendant tout ce temps par divers médecins et oculistes. Ma première question fut de lui demander s'il avait été malade précédemment; il me répondit qu'il n'avait eu d'autre maladie que la *gale*, il y avait trois ans, et qu'il en avait été promptement débarrassé au moyen de frictions. Cela m'engagea à lui promettre qu'il ne tarderait pas à recouvrer la vue. Je lui prescrivis pour remèdes les purgatifs de ma méthode réitérés tous les jours et l'application de l'emplâtre stimulant n° 13, dans le but de rappeler l'éruption qui reparut le sixième jour avec la vue. Le malade radicalement guéri partait le lendemain pour une foire qui se tenait à quelques lieues de son pays.

Ici les exemples abondent pour attester l'insuffisance et le danger des traitements le plus généralement employés dans cette affection. Mais avant d'arriver à une solution certaine et irrécusable, il faudrait s'assurer si la présence du *sarcopte* est réellement la cause de la gale ou si elle n'en est qu'un *effet*. L'expérience suivante tend à prouver qu'elle n'en est pas la véritable cause. Les linges d'un galeux qui, après avoir été examinés soigneusement au microscope, ne contenaient ni acarus ni œuf de cet insecte, mais seulement des exfoliations détachées du tissu dermoïde, ont communiqué la gale à ceux qui s'en sont servis. Cet essai fut répété le matin, le soir, dans la nuit, et constamment les résultats furent les mêmes.

Je ne puis m'empêcher de signaler une erreur dont plusieurs personnes et même des médecins sont encore partisans, c'est de croire qu'à la première apparition des boutons, le principe de gale n'est point encore dans le sang; tandis que c'est précisément la surabondance du principe *psorique* dans ce fluide qui détermine l'éruption, car les boutons ne paraissent jamais le jour même ou le lendemain du contact de ce virus.

Pour obtenir la guérison de cette maladie, on prend tous les soirs une dose des poudres n° 8 et, tous les matins à jeun, l'évacuant n° 1, à dose qui provoque quatre ou cinq selles. Soir et matin, on frictionne tout le corps avec l'huile camphrée n° 11. On continue ainsi pendant huit jours après lesquels, si la gale existe encore, on appliquera l'emplâtre stimulant n° 13 entre les épaules pour y porter l'éruption, et l'on ajoutera au traitement ci-dessus d'une à trois pilules n° 2 dont on fait usage tous les soirs avant les poudres n° 8. On ne prend plus l'huile de ricin que de deux jours l'un, et dans les intervalles un bain d'eau chaude, dans lequel il entre 60 grammes (deux onces) de sel de cuisine par litre. On aura soin de n'employer le bain que le soir avant souper, de n'y rester qu'une demi-heure, de ne pas laisser l'eau arriver tout-à-fait à la hauteur des boutons provoqués par l'emplâtre et de se coucher aussitôt après. On se conformera à cette prescription jusqu'à entière disparition de la gale.

Le régime est celui des affections chroniques; mais le vin est interdit.

CHAPITRE XI.

Engorgements, Intumescences et leurs suites.

-◦⬮◦-

ARTICLE I.

Observations sur les tumeurs, dépôts, abcès, ulcères, etc.

Pénétré de cette vérité, que les *tumeurs, dépôts, abcès, ulcères, etc.*, dont les tissus cutané et cellulaire deviennent si souvent le siége, nous présentent le fidèle, mais affligeant tableau de tous les désordres du même genre existant parfois dans l'organisme, lorsque le principe morbide, au lieu de prendre une direction extérieure, agit spécialement sur tel ou tel organe intérieur, je ne puis raisonnablement assigner d'autre cause interne au genre d'affections apparentes à la vue, que celle qui engendre les maladies dont les poumons, l'estomac, le foie, etc., sont si fréquemment atteints. Le traitement de ces maladies ne peut différer non plus de celui indiqué dans ma méthode.

Si, à l'apparition des premiers symptômes d'une tumeur ou engorgement, accompagnée ou non de rougeur causant des douleurs aiguës ou n'en excitant aucune, on se hâtait de recourir aux moyens évacuants, il est certain qu'on ne se verrait plus exposé à des dangers aussi imminents. Combien ne voit-on pas de personnes qui, après plusieurs années de souffrances, finissent, faute d'un traitement convenable, par se voir réduites à subir l'amputation de la partie affectée ou condamnées à descendre prématurément au tombeau.

Tant que les médecins croiront que les affections qui paraissent à l'extérieur ne réclament aucun remède interne, il faudra s'attendre à voir beaucoup de victimes d'une routine qui jure avec le sens commun. Quoi ! un abcès *fistuleux, cancéreux, gangréneux,* n'indiquerait qu'une affection locale, à laquelle on ne devrait opposer d'autre remède que celui d'un pansement consistant en tel ou tel onguent ou pommade, sans s'inquiéter des suites pernicieuses que pourrait avoir cette guérison simulée, si toutefois elle offrait quelque chance de succès !

Les différents aspects ainsi que les symptômes graduels et caractéristiques sous lesquels se présentent toutes ces affections ne démontrent-ils pas les divers degrés d'altération de nos fluides? Qu'on réfléchisse qu'il n'existe point d'abcès *naturel* sans avoir été précédé d'une tumeur qui, sans apparence de malignité dans son début peut, en suite d'un traitement contraire, devenir une maladie incurable. Que ces sortes d'affections se soient manifestées naturellement, ou qu'elles aient été produites par une cause extérieure, elles réclament l'emploi des purgatifs, lorsqu'on voit que la résolution de la tumeur, comme la guérison d'une plaie quelconque, ne s'obtient pas après quelques jours. C'est le cas de répéter ici ce que j'ai dit tant de fois, que les causes extérieures n'exercent de l'influence sur un individu qu'autant que l'altération de ses humeurs a acquis un degré de malignité susceptible d'être excitée par la plus légère atteinte.

Ne voit-on pas des personnes qui ont été guéries, en moins de huit jours, de la blessure la plus grave en ap-

parence, tandis qu'une simple égratignure a causé à
d'autres la perte d'un membre? On doit toujours tenter
la résolution de la tumeur, en maintenant constamment
dessus des compresses imbibées d'eau fortement salée, en
prenant le soir, pendant deux ou trois jours, une dose
des poudres n° 8 et le matin à jeun l'évacuant n° 1, à
dose qui occasionne quatre ou cinq selles.

Mais si l'on avait négligé d'employer à temps les
moyens usités dans ma méthode, ou si la tumeur (ce qui
arrive quelquefois) n'était pas de nature à se résoudre,
qu'elle tendît visiblement à abcéder, ce dont on est assuré lorsqu'après quelques jours du traitement ci-dessus
elle ne diminue ni en grosseur ni en inflammation et que
la douleur est continuelle, il ne faudrait pas attendre
une abcédation naturelle; car il n'y a que l'ignorance qui
puisse porter l'homme de l'art à laisser souffrir le malade pendant des semaines entières, en le berçant de
l'espérance du succès que doit obtenir un cataplasme
émollient, prescrit dans la vue de disposer les tissus sains
à se décomposer pour livrer passage au fluide dégénéré
(le pus) dont il est encore nécessaire, disent-ils, d'attendre l'entière décomposition. Pendant ce temps le malade souffre, le sommeil, l'appétit disparaissent, et les
solides, au lieu d'être nutrifiés par les ffuides, se sacrifient pour entretenir les fluides nécessaires à la circulation, parce qu'alors les fonctions digestives ne s'opèrent
que d'une manière très imparfaite. C'est ainsi qu'une
maladie qui aurait été guérie dans huit jours au plus, ne
l'est quelquefois pas dans six mois.

Il faut donc ouvrir largement la tumeur et placer dessus, pendant les deux premiers jours, un cataplasme de

farine de lin, dans lequel on versera une ou deux cuillerées à bouche d'huile camphrée n° 11. Les jours suivants, on panse la plaie trois ou quatre fois par jour avec de la charpie imbibée d'huile camphrée. De plus, on prend pendant une huitaine, le soir, une dose des poudres n° 8 et le matin à jeun l'évacuant n° 1, à dose qui provoque quatre ou cinq selles. Ce temps écoulé, si la guérison n'a pas eu lieu, on continue de faire usage, tous les soirs, d'une dose des poudres n° 8 et de deux soirs l'un des pilules n° 2, en commençant par une ou deux et en augmentant successivement leur nombre jusqu'à six, de manière à occasionner le lendemain trois ou quatre selles. Les personnes qui obtiendraient difficilement ce résultat même avec six pilules, sans aller au-delà de cette quantité, en aideraient l'action par une dose de l'évacuant n° 1, prise le jour suivant.

Le régime est celui des affections chroniques, mais le vin est interdit.

En 1844, le militaire Courtecuisse, musicien dans les Chasseurs d'Orléans, était atteint depuis plus de cinq mois, d'une *tumeur* très dure occupant toute une joue. Les soins des hommes de l'art ne lui avaient pas manqué, et pourtant son mal ne diminuait point. Il vint me consulter d'un air assez indifférent, comme s'il n'eût pas plus espéré de mes conseils que de ceux des autres. Il me fit sourire en entrant dans les détails des traitements plus ou moins contradictoires qu'on l'avait obligé de suivre. Je lui promis de la manière la plus positive qu'il serait guéri en quinze jours. Lorsque je le revis pour la seconde fois, il me dit en riant que je m'étais trompé quand je lui avais assuré qu'il faudrait quinze jours pour

19

le rétablir, puisque au bout de dix jours de traitement,
il avait pu reprendre son instrument (le clairon) sans en
être incommodé.

Dans le mois de janvier 1845, l'épouse de M. A. B...
vint m'acheter un exemplaire de mon ouvrage et me pria
de lui indiquer l'article concernant la maladie de son
mari, qui depuis un an avait le corps couvert de *plaies*.
En outre, il y avait deux mois que ses souffrances avaient
augmenté au point de ne lui laisser de repos ni le jour
ni la nuit, de lui faire perdre entièrement l'appétit et de
le rendre d'une maigreur excessive. Enfin, le médecin en
désespérait. Je répondis à cette dame que la *Médecine
populaire*, bien que supérieure à tout autre système médical, n'opérait cependant pas des miracles et que je ne
voyais guère que la possibilité de soulager dans un cas
pareil. En conséquence je lui prescrivis ce qu'il fallait
faire et lui dis de me rendre compte des résultats dans
trois jours. Ce temps écoulé, je la revis; elle m'apprit
que les douleurs étaient moins vives, que l'appétit et le
sommeil étaient revenus. Je lui donnai bon espoir, l'en-
gageai à faire continuer le traitement et à me tenir le plus
qu'elle pourrait au courant des changements qui sur-
viendraient; ce qu'elle exécuta ponctuellement. Mais
qu'on juge de ma surprise, lorsqu'au bout de quinze
jours, elle entra chez moi accompagné de M. B..., qui
se louait beaucoup d'avoir mis sa confiance en ma méthode et qui la préférait, disait-il, aux moyens extérieurs
pratiqués par les médecins pour cicatriser ses plaies, tandis que l'*huile de ricin* les avait promptement réduites
de quarante à deux seulement, qui finirent par disparaître en peu de temps.

ARTICLE II.

Furoncle ou Clou.

Le *clou* ou *furoncle* est une petite tumeur superficielle d'un rouge plus ou moins foncé, de forme conique, dont le volume varie depuis la grosseur d'une tête d'épingle jusqu'à celle d'une noix, et qui, après avoir causé des souffrances quelquefois très aiguës, se termine par la suppuration. Il est rare que le furoncle paraisse isolé; presque toujours il s'en développe d'autres successivement autour de l'endroit qu'il occupe, à moins que dès son apparition on n'ait déjà recouru aux moyens évacuants.

Toutes les parties du corps peuvent être atteintes de *furoncles*; mais on les observe plus particulièrement à la marge de l'anus, aux fesses et à la partie interne des cuisses.

Aussitôt que l'on sera atteint d'un furoncle on prendra, pendant cinq ou six jours, le soir, une dose des poudres n° 8 et le matin l'évacuant n° 1, à dose qui provoque quatre ou cinq selles. Si le furoncle faisait beaucoup souffrir, on y appliquerait un cataplasme de farine de lin pour en faciliter l'abcédation. Mais dans le cas où cette tumeur se présenterait sous un aspect noirâtre ou violacé, symptôme qui lui donnerait de l'analogie avec l'*anthrax*, on devrait en faire l'ouverture sans tarder et tenir dessus un cataplasme de farine de lin arrosé d'huile camphrée n° 11. Une fois la suppuration bien établie, on

entretiendra seulement sur la plaie de la charpie humec-
tée d'huile camphrée n° 11, que l'on renouvellera trois ou
quatre fois dans la journée.

Le régime est celui des affections chroniques, mais le
vin est interdit.

ARTICLE III.

Panaris.

Le *panaris* se fixe aux doigts, et rarement aux orteils.
Il se manifeste naturellement, ou il provient d'une piqûre, d'une contusion quelconque. Mais quelle qu'en
soit la cause, il occasionne toujours des douleurs qui
augmentent de plus en plus et qui sont souvent insupportables. Le principe morbide se porte sous le *périoste*
de l'os de la *phalange*, et y exerce des progrès si rapides
qu'en moins de quelques jours l'os est détruit et paraît
comme vermoulu, ce que l'on peut attribuer à l'action
des insectes qui existent ordinairement dans les fluides
altérés du malade.

Lorsque la douleur se fait ressentir à un doigt à la
suite d'une piqûre ou de l'une des autres causes signalées
plus haut, on applique dessus des compresses d'eau fortement salée que l'on renouvelle souvent, ou bien on le
tient, plusieurs fois dans la journée, plongé pendant un
quart-d'heure dans un vase d'eau tiède et aussi fortement
salée. Si dès le premier jour les douleurs n'ont pas entièrement cessé, le lendemain on fait usage, de deux
heures en deux heures, d'une dose convenable du pur-

gatif n° 1 et, dans les intervalles, d'une dose des poudres n° 8, jusqu'à ce que les selles s'opèrent. Dans le cas où le mal persisterait encore, on continuerait les jours suivants de la même manière jusqu'à complète guérison, sans interrompre l'emploi des compresses ou des bains d'eau tiède et salée.

Le régime est celui de la convalescence des maladies aiguës.

ARTICLE IV.

Exostose ou Gonflement des os.

L'*exostose* est une tumeur ou excroissance des os, qui provient ordinairement d'un principe scrofuleux. On en distingue de plusieurs espèces; mais quelles que soient les dénominations qu'on leur donne d'après les caractères sous lesquels elles se présentent; qu'elles offrent même plus tard l'exfoliation, la carie des os, etc., elles ne sont toutes que le résultat de l'altération des fluides.

Lorsque la personne atteinte d'*exostose* est jeune, que la tumeur est récente, ou enfin que la douleur résultant de ce mal ne date pas de trop loin, on guérit facilement par l'emploi des purgatifs, et je doute même qu'avec l'*iodure de potassium*, la *racine de garance*, la *tisane de goudron, etc.*, on puisse arriver à des résultats aussi satisfaisants que ceux que l'on obtient par le secours de ma méthode.

Elle consiste à faire usage, pendant huit jours, le soir, d'une dose des poudres n° 8 et le matin à jeun de l'évacuant n° 1, à dose qui occasionne quatre ou cinq selles. On tient constamment une compresse d'eau fortement salée sur la partie affectée. Mais quand la tumeur osseuse est ancienne et qu'après cette huitaine elle n'a point disparu, il convient de prendre jusqu'à guérison radicale, tous les soirs une dose des poudres n° 8 et, de deux soirs l'un, les pilules n° 2, d'abord au nombre d'une ou deux que l'on augmente successivement jusqu'à six; de manière à obtenir trois ou quatre selles le lendemain. Si pourtant cette dernière quantité ne suffisait pas pour opérer cet effet, on aiderait l'action des pilules en prenant le lendemain une dose d'huile de ricin. Le soir où l'on aura pris les pilules, on fera usage d'un bain d'eau chaude dans lequel il entrera 45 grammes (une once et demie) de sel de cuisine par litre. On agirait de même pour la carie et l'exfoliation; seulement il est bon de prévenir le malade de ne pas s'inquiéter de la cuisson produite par le contact de l'eau salée.

Le régime est celui des affections chroniques, mais le vin est interdit.

ARTICLE V.

Goître.

Le *goître* se manifeste par la tuméfaction ou l'engorgement des glandes *thyroïdes* (glandes du cou) dont le volume devient quelquefois si énorme qu'il gêne la respiration et la *déglutition* (action d'avaler). Les femmes y paraissent plus sujettes que les hommes. Je ne prendrai

aucune part aux discussions que l'on pourrait élever sur
la cause de ce genre de tumeur, qui chez certaines personnes finit par abcéder sans occasionner de souffrances.
Mais ce que je puis avancer sciemment, c'est qu'il n'y a
de guérison qu'autant que le goître ne se trouve ni trop
ancien, ni trop dur, ni trop volumineux. Je ferai même
observer que tous les moyens auxquels on a cru devoir
recourir jusqu'à présent dans ces cas-là pour le faire disparaître, deviennent préjudiciables à la santé.

La personne qui se trouve dans une telle position,
pourrait-elle sacrifier sa santé pour être débarrassée de
cette difformité? Ne vaut-il pas mieux qu'elle la garde
que de s'exposer à devenir, par l'usage des remèdes employés pour obtenir ce résultat, valétudinaire pour le
reste de sa vie. Qu'elle apprenne de moi que l'*iode*,
quelle qu'en soit la forme ou la préparation pour le mas-
quer, ne pourra jamais la délivrer du goître qu'en nui-
sant aux principaux organes des fonctions digestives.
Plusieurs personnes s'étonneront sans doute de mes assertions sur les fâcheux effets qui résultent de l'emploi
de l'*iode*, d'autant plus que ce remède a été approuvé
par la Faculté et qu'un docteur de Genève qui, le premier, en a conseillé l'usage, a reçu du gouvernement
français une récompense pour cette funeste découverte
qui depuis n'a cessé de faire des victimes.

Lorsque le goître n'est pas trop ancien, on parvient à
le faire disparaître en prenant le soir une dose des poudres n° 8, le matin à jeun l'évacuant n° 1, à dose qui
provoque quatre ou cinq selles et en tenant continuellement sur la tumeur un sachet de mousseline assez grand
pour la couvrir toute entière et rempli de sel de cuisine

bien pulvérisé, que l'on aura soin d'humecter de temps en temps et de maintenir chaud. On continue ainsi jusqu'à la disparition du goître, qui a lieu ordinairement dans quinze jours. Dans le cas où la tumeur résisterait plus longtemps, qu'elle soit récente ou ancienne, on fait usage le soir d'une dose des poudres n° 8, un matin à jeun de l'évacuant n° 1, à dose qui occasionne quatre ou cinq selles, et le lendemain au soir des pilules n° 2. On prend d'abord une ou deux de ces pilules. Si ce nombre ne suffit pas pour procurer le lendemain trois ou quatre selles, on l'augmente successivement jusqu'à six, et à supposer que cette dernière quantité ne produise pas l'effet qu'on en attendait, on aide l'action des pilules par une dose du purgatif n° 1 prise le lendemain. Comme ces pilules n'opèrent que le lendemain, on ne recommencera à faire usage de l'huile de ricin que deux jours après, afin de laisser un jour d'intervalle entre les purgations. On ne peut fixer aucun terme à la durée de ce traitement ; mais il faut le continuer jusqu'à entière disparition du goître, sans redouter aucune suite fâcheuse.

Même régime que pour les affections chroniques.

ARTICLE VI.

Anévrisme par dilatation ou par rupture d'un vaisseau.

L'*anévrisme* s'annonce par une tumeur sanguine, occasionnée par la dilatation ou par la rupture des tuniques d'une artère. Cette tumeur peut survenir naturellement,

comme elle est quelquefois produite par une cause extérieure. On la nomme *anévrisme vrai*, lorsqu'il n'y a que
dilatation des parois du vaisseau ; ce qui alors donne lieu
à une grosseur qui a reçu le nom vulgaire de *sac ané-
vrismal;* on l'appelle *anévrisme faux*, quand , par suite
du déchirement des tuniques de l'artère , le sang profi-
tant de cette ouverture s'extravase dans le tissu cellulaire où alors il se coagule fort souvent et finit par occasionner une abcédation susceptible d'être accompagnée
de gangrène.

Dans certaines circonstances l'*anévrisme* réclame la
main du chirurgien pour faire la ligature de l'artère rom-
pue ; mais le plus souvent on obtient la résolution de
cette tumeur en donnant au malade une dose convenable
de l'évacuant n° 1 de deux heures en deux heures et,
dans les intervalles, une dose des poudres n° 8, jusqu'à
ce qu'il aille sur selle. On tient continuellement sur le
mal une compresse d'eau fortement salée. Il est expres-
sément recommandé de rester au lit et de se servir d'un
bassin pour aller sur selle. Si dès le premier jour la tumeur n'avait pas disparu, on recommencerait les jours
suivants de la même manière. Dans le cas contraire, on
continue encore pendant une huitaine les poudres n° 8
tous les soirs, et de deux matins l'un l'huile de ricin.

Le régime est celui des affections chroniques, mais
l'usage du vin est interdit.

ARTICLE VII.

Varices.

Les *varices* sont produites par la dilatation des tuniques qui recouvrent les vaisseaux sanguins. Ces tumeurs prennent quelquefois une extension si grande qu'elles amènent la rupture des parois des vaisseaux sanguins. Elles n'occasionnent dans le principe qu'une espèce de pesanteur ou d'engourdissement dans le membre affecté ; mais plus tard elles font éprouver des douleurs à la personne qui en est atteinte, lorsqu'elle se tient longtemps debout. Les *varices* se fixent le plus communément aux jambes ; elles se présentent indifféremment chez les deux sexes. On remarque cependant que parmi les femmes, celles qui veulent devenir mères y sont plus exposées que les autres.

Jusqu'à présent la médecine scolastique n'a trouvé pour traiter cette affection de meilleur moyen que de comprimer les tumeurs variqueuses avec certains appareils, tandis qu'on peut les faire disparaître, sans crainte de les voir revenir, par l'emploi du traitement suivant : néanmoins les femmes enceintes ne doivent espérer que du soulagement pendant tout le temps de leur grossesse. Pour obtenir ce résultat, elles feront usage, au moins deux fois par semaine, des poudres n° 8 le soir deux heures après souper, et le lendemain de l'évacuant n° 1, à dose qui leur procure quatre ou cinq selles. De plus, elles maintiendront continuellement sur les varices des com-

presses imbibées d'eau fortement salée. Après leur grossesse, elles se conformeront exactement à la prescription
suivante.

Les autres personnes prendront, pendant huit jours,
une dose des poudres n° 8 le soir et, de deux matins l'un,
le purgatif n° 1, à dose qui provoque quatre ou cinq selles
et feront aussi usage des compresses d'eau salée. Cette
semaine écoulée, si les varices existent encore, on continue les poudres n° 8 tous les soirs, les compresses d'eau
salée renouvelées plusieurs fois dans la journée et l'on
prend de deux soirs l'un les pilules n° 2. On commence
par une ou deux, et si ce nombre ne suffit pas pour occasionner trois ou quatre selles le lendemain, on l'augmente successivement jusqu'à ce que l'on ait obtenu cet
effet: on aura soin cependant de ne pas employer plus de
six de ces pilules. Si cette dernière quantité était encore
insuffisante, on aiderait leur action par une dose d'huile
de ricin prise le jour suivant à jeun. On suivra ce traitement jusqu'à guérison, en prenant la précaution de se
tenir le moins possible sur ses jambes ou de s'occuper
à des travaux pénibles.

Le régime est celui des affections chroniques.

ARTICLE VIII.

Hydropisie.

Je comprends sous le nom d'*hydropisie*, quelle que
soit la partie du corps qui en devienne le siége, toute
tuméfaction uniforme, sans douleur, sans chaleur de la

peau, qui dans ce cas est pâle, d'un blanc plus ou moins
laiteux, paraissant même transparent. Cette tumeur,
peu ou point élastique, conserve l'impression du doigt.
Qu'on la nomme *ascite*, lorsqu'elle occupe le bas-ventre ;
œdème, lorsqu'elle siège aux extrémités supérieures ou
inférieures des membres ; *leucophlegmasie* ou *anasarque*,
lorsqu'elle se manifeste sur toute la surface du corps,
elle n'offre pas moins le désordre des fluides qui, au lieu
de suivre le cours ordinaire que la nature leur a assigné
pour le maintien de l'état normal de l'individu, se portent
avec excès dans les *aréoles* des tissus cellulaire, sous-
cutané et intermusculaire, les distendent de plus en plus
et finissent quelquefois par les rompre pour se procurer
un écoulement, surtout si cette affection occupe les extrémités inférieures.

Le traitement de l'*hydropisie* consiste encore, pour la
plupart des médecins, dans l'usage des remèdes *diurétiques*, tels que la *racine d'asperge*, la *scille*, la *digi-
tale, etc.*, que l'on croit propres à débarrasser, par l'é-
mission urinaire, l'organisme du malade de l'amas d'eau
qui l'incommode. Mais ces moyens sont rarement cou-
ronnés de succès ; car la personne n'aurait pas été atteinte
d'hydropisie s'il n'eût déjà pas existé en elle une cause
dont cette maladie n'est que le résultat : c'est pourquoi,
n'attaquant que l'hydropisie, on ne détruit que l'effet sans
tarir la source qui ne peut manquer de le reproduire plus
tard. D'ailleurs, les *diurétiques* n'agissent pas toujours
avec la même efficacité sur tous les hydropiques, puisque
tel remède qui fait uriner une personne avec abondance,
suspend chez une autre cette sécrétion. Ce n'est pas trop
présumer d'attribuer ce dernier résultat, que produit si

souvent l'emploi des diurétiques, à l'inflammation où se trouvent les organes sécréteurs de l'urine (les reins), ainsi que des médecins le font eux-mêmes observer ; alors pourquoi prescrire des remèdes qui tendent plutôt à augmenter le mal qu'à le détruire ? Aussi voit-on l'homme de l'art chercher en tâtonnant celui des moyens diurétiques qu'il juge convenable, et la situation du malade empirer pendant ce temps ; au lieu que si, au début du mal, on avait eu recours à l'huile de ricin, il aurait pu être guéri en peu de jours.

L'*hydropisie* est toujours précédée d'inflammation dans un organe, puisque le malade est ordinairement altéré : cette soif est excitée par la fièvre dont l'effet devient d'autant plus dangereux qu'il tend à aggraver le mal. Ainsi l'hydropique doit bien se persuader qu'il ne peut fonder l'espoir de sa guérison que sur des moyens qui contribueront à faire sortir de son organisme une plus grande quantité de liquide que celle qu'il y fait entrer journellement.

Mais les médecins s'empressent plutôt de prescrire une boisson désaltérante, que des remèdes capables de détruire l'inflammation qui amène la fièvre et le besoin de boire. Il est vrai qu'ils ne croiraient pouvoir combattre directement l'inflammation sans pratiquer une saignée ; mais comme l'état du malade s'y oppose trop visiblement dans ce cas, ils n'ont plus d'autre ressource que la ponction, qui n'agit que sur l'effet et ne soulage que pour un temps, puisqu'il faut y revenir jusqu'à ce que le malade descende enfin au tombeau, ce qui ne serait pas arrivé s'il avait fait aussitôt après usage des évacuants conseillés dans cette méthode.

Quand l'hydropisie n'est pas la suite d'hémorragies de long cours, d'émissions sanguines poussées à l'excès, d'une lésion du cœur, du foie, des reins, etc., on peut espérer de se guérir ou au moins d'être considérablement soulagé par l'application du traitement suivant. La personne d'une forte constitution prendra deux cuillerées à bouche de l'évacuant n° 1 (si elle était d'une constitution faible ou d'un âge avancé elle n'en prendrait qu'une), de deux heures en deux heures, jusqu'à ce que les selles s'opèrent. Si dès le premier jour on n'éprouve pas du soulagement, on recommence de la même manière les jours suivants; mais si, comme cela a lieu très souvent, le malade se trouve débarrassé de la moitié du volume de l'eau qui cause l'enflure, il ne prendra plus l'huile de ricin que de deux matins l'un, à dose qui lui provoque quatre ou cinq selles, en ayant soin de rester au lit autant que possible. On frictionnera les parties enflées avec le liniment n° 12, excepté celles où la peau se trouverait crevassée. Après avoir suivi exactement cette prescription pendant cinq ou six jours, on fera usage tous les jours avant dîner et avant souper d'une cuillerée à café du vin tonique n° 9.

Dès que l'enflure ne paraîtra plus, que l'on urinera sans difficulté, on prendra de deux soirs l'un, les pilules n° 2, en commençant par une ou deux. Si ce nombre ne suffisait pas pour occasionner trois ou quatre selles le lendemain, on pourrait le porter successivement jusqu'à six pour obtenir ce résultat. Enfin, les personnes chez lesquelles cette dernière quantité serait encore insuffisante, aideront l'action des pilules par une dose de l'évacuant n° 1 prise le lendemain matin à jeun. Quand on aura de la peine à respirer , on fera usage dans la journée de cinq ou six tablettes de kermès minéral n° 4.

L'hydropique qui viendrait à connaître mon système au moment trop tardif où il ne serait plus possible d'employer les évacuants pour le débarrasser de l'amas d'eau dont il serait incommodé , serait forcé de se soumettre à l'opération : il pourrait ensuite se conformer au traitement ci-dessus.

Les viandes fraîches, bouillies ou rôties seront la principale nourriture du malade ; il ne boira que fort peu et pourra faire usage chaque jour d'un verre de vin vieux , mais seulement lorsque les urines commenceront à devenir abondantes.

La guérison de l'*hydropisie* ne pouvant être constatée d'une manière certaine qu'autant qu'elle date de plusieurs années sans rechute , parce que cette maladie tend ordinairement à reparaître chez celui qui en a déjà été atteint, on ne saurait inspirer de la confiance en un système , si l'on ne cite des cures anciennes. C'est pourquoi je choisis de préférence l'exemple suivant parmi une foule d'autres.

Pendant que j'habitais la Suisse , en 1838 , le gendarme Rey , du canton du Valais , se voyant condamné par ses deux médecins à subir la *ponction* (opération par laquelle on tire , au moyen d'une ouverture, les eaux épanchées dans le ventre de l'hydropique) , qui ne laissait , de leur propre aveu , d'autre espérance que celle de prolonger sa vie pendant quelque temps , me fit appeler auprès de lui. Quand je vis que le malade ne pouvait presque plus respirer , mon avis fut aussi qu'il fallait lui faire l'opération , afin de diminuer le volume de l'*abdomen* (ventre) qui était énorme. Pour cela je me fis assister d'un autre médecin et nous lui tirâmes à peu près *vingt litres d'eau.* Aussitôt après je le traitai d'après ma méthode, et depuis aucun symptôme d'hydropisie ne se fit remarquer chez lui.

ARTICLE IX.

Jaunisse.

La *jaunisse* s'annonce par la couleur jaune de la peau et des yeux, symptôme qui lui a fait donner ce nom. Sans voir la personne qui en est atteinte, on peut reconnaître aisément cette maladie à la couleur des selles qui sont grises, et à celle des urines d'un brun foncé. Cette affection est causée par le défaut d'évacuation de la bile dont le foie est l'organe sécréteur; ce qui provient de l'engorgement des conduits *hépatique* et *cystique* ou de l'obstruction du canal *cholédoque.*

La *jaunisse,* comme tant d'autres maladies, a reçu des noms différents d'après ses degrés d'intensité; mais qu'on l'appelle *spasmodique, calculeuse, noire, etc.,* on parvient à s'en guérir par le traitement suivant.

On prend tous les soirs, pendant cinq ou six jours, une dose des poudres n° 8, et tous les matins à jeun l'évacuant n° 1, à dose qui provoque quatre ou cinq selles. On frictionne matin et soir tout le corps avec l'huile camphrée n° 11. Dans le cas où la *jaunisse* n'aurait pas cédé en aussi peu de temps, on continuerait jusqu'à guérison le même traitement, excepté qu'on ne prendrait plus l'huile de ricin que de deux matins l'un, a dose qui provoque quatre ou cinq selles, et tous les soirs une pilule n° 2 avant les poudres n° 8.

Le régime est celui des affections chroniques.

ARTICLE X.

Chutes, Contusions, Foulures.

Je répète à l'égard des *chutes, contusions* et *foulures,* ce que j'ai dit tant de fois au sujet des affections provoquées par les causes occasionnelles, que celles dont cet article fait mention ne peuvent avoir de mauvaises suites qu'autant que les fluides de la personne qui en est atteinte sont altérés. Il n'est pas question ici d'une chute qui aurait occasionné une *fracture* ou une *luxation,* car elle deviendrait maladie locale.

Hors ce cas, si les douleurs produites par les causes occasionnelles dont on vient de faire mention, se faisaient ressentir au-delà de vingt-quatre heures, sans diminuer d'intensité et après l'usage souvent réitéré et alterné du liniment n° 12 et de l'huile camphrée n° 11, il faudrait prendre, de deux heures en deux heures, une dose du purgatif n° 1 et, dans les intervalles, une dose des poudres n° 8, jusqu'à ce que s'opèrent les selles. Quand le mal n'aura pas cédé le premier jour, on continuera de la même manière les jours suivants.

On doit encore agir de même à l'égard d'une luxation, si après que l'os a été remis et que l'on a frictionné le membre malade pendant plusieurs jours, tantôt avec le liniment n° 12, tantôt avec l'huile camphrée, on ressentait encore de la douleur.

Le régime est celui des affections chroniques; mais on doit s'interdire le vin s'il y a douleur intense.

20

CHAPITRE XII.

Des scrofules et de la syphilis.

—◦⧯◦—

ARTICLE I.

Maladies scrofuleuses, autrement dites Ecrouelles ou
Humeurs froides.

Les *scrofules* ou *écrouelles*, encore désignées par nombre de personnes sous le nom d'*humeurs froides*, s'annoncent par l'engorgement des glandes des diverses parties
du corps, mais plus particulièrement des *parotides* (glandes
situées au-dessous des oreilles). Cette affection se manifeste plus fréquemment chez les enfants ; et, comme elle
ne fait que des progrès lents qui dans le principe ne
sont accompagnés d'aucune douleur ni d'aucun changement à la peau, les pères et les mères qui ignorent les
suites graves auxquelles cette maladie peut donner lieu,
paraissent dans la plus grande sécurité sur la santé de
leurs enfants.

Comme plus des neuf dixièmes de la société ne s'imaginent pas que celui qui a bon appétit doive, malgré l'engorgement des glandes, avoir recours aux remèdes, les
parents du scrofuleux, qui le voient manger comme un
enfant en santé, ne croient pas qu'il faille s'inquiéter si
les organes digestifs fonctionnent bien ou mal, quoique
tout annonce un désordre de l'économie animale ; mais
plus tard, lorsqu'ils s'aperçoivent que la peau qui couvre

les tumeurs devient d'un rouge violacé, qu'elle s'amincit et finit par abcéder, alors ils pensent qu'il faut implorer le secours de l'art.

On ne doit donc point s'étonner que cette maladie de vienne si souvent incurable, et qu'elle offre le triste spectacle de la *tuméfaction* des os, de leur *exfoliation*, etc. Il arrive cependant que, malgré les remèdes employés dès le principe de la maladie, celui qui en était atteint n'en est pas mieux guéri pour cela ; parce que la plupart des médecins traitent cette affection d'une manière locale qui consiste en un emplâtre fondant et répercussif, composé soit avec du *mercure*, soit avec de l'*iode*, qui ne produit d'autre effet que de rejeter le principe morbide sur des organes intérieurs, sur le poumon par exemple, où il occasionne des ulcères qui deviennent dans la suite le principe de la *phthisie tuberculeuse*. Ils ordonnent quelquefois, suivant le cas, des applications susceptibles d'accélérer l'abcédation de la tumeur, sans penser qu'il est indispensable d'employer les moyens évacuants toutes les fois qu'on prétendra guérir le scrofuleux. Mais, lors même qu'on y parvient, les cicatrices qui résultent des abcès produits par ce genre d'affection, sont presque toujours irrégulières, pâles, ridées et enfin d'un aspect dégoûtant.

Dès qu'on s'aperçoit de l'engorgement des glandes, il convient d'établir un point dérivatif, en appliquant à la jambe une mouche de Milan que l'on entretient jusqu'à guérison. On prend, pendant quinze jours, le soir, une dose des poudres n° 8 et, de deux matins l'un, l'évacuant n° 1, à dose qui provoque quatre ou cinq selles. On tient constamment sur les glandes des compresses d'eau fortement salée et on frictionne matin et soir tout le buste avec l'huile camphrée n° 11. Cette quinzaine écoulée, les glandes ont souvent disparu; mais dans le cas contraire on ferait usage tous les soirs, avant les poudres n° 8, des pilules n° 2, en commençant par une ou deux. Si ce nombre ne suffisait pas pour procurer le lendemain trois ou quatre selles, afin d'obtenir ce résultat, on l'augmenterait successivement jusqu'à six pilules, et si cette dernière quantité ne produisait pas l'effet voulu, on aiderait leur action par une dose d'huile de ricin prise le lendemain matin à jeun.

Lorsqu'un enfant atteint de scrofules ne pourra pas avaler les pilules n° 2, on les remplacera par les poudres n° 3 qu'on lui fera prendre dans une cuillerée à café de gelée de groseilles ou d'autres confitures en gelée. Quand les selles ne s'opèrent que difficilement au moyen de ces poudres, on donne le lendemain matin à jeun une dose du purgatif n° 1. Pour accélérer la guérison, on peut faire usage, de deux soirs l'un avant souper, d'un bain d'eau chaude, dans lequel il entre 45 grammes (une once et demie) de sel de cuisine par litre.

Il arrive quelquefois que les glandes disparaissent difficilement. Alors on fait l'ouverture de celles qui semblent prêtes à abcéder, on tient dessus un cataplasme de farine de lin que l'on arrose d'une ou deux cuillerées d'huile camphrée et, lorsque la suppuration est bien établie, on panse les plaies avec la charpie et l'onguent d'althéa trois ou quatre fois par jour. Quand la maladie est arrivée à un aussi haut degré d'intensité, il faut au moins quatre mois pour la guérir.

Le régime est celui des affections chroniques.

En 1842, M. Quency, charpentier, rue de Glères, à Besançon, conduisit auprès de moi son petit garçon âgé de cinq ans, qui avait des *boutons* à la tête. Il me dit qu'il éprouvait des inquiétudes d'autant plus vives sur cet enfant, qu'il en avait déjà perdu deux par suite d'une affection semblable. Je le rassurai sur les dangers qu'il craignait pour son fils, et lui demandai si c'était le seul qu'il eût. Après avoir laissé échappé un soupir, il me répondit qu'il en avait encore un, mais au lit, malade et abandonné des médecins. L'ayant pressé de me donner quelques détails sur l'état de ce dernier, « d'abord, me » dit-il, — ce sont ses propres expressions, — *il n'a* » *absolument que la peau sur les os;* il ne respire qu'a- » vec une grande difficulté; le genou droit est d'une » grosseur excessive et la cuisse couverte de plaies du » même côté. » Alors je lui représentai qu'il aurait dû me faire voir celui-là plutôt que l'autre. Sur quoi il balbutia quelques mots que je ne pus comprendre, salua et sortit. De retour chez lui, il dit à son épouse qu'il me croyait fou, parce que je l'avais engagé à m'amener son fils presque à l'agonie. Celle-ci ne vit pas dans la chose la même impossibilité que son mari et le fit se rendre à mes désirs. Lorsque je vis le malade qui avait environ treize ans, il est vrai que je conçus peu d'espoir de le sauver. Cependant, malgré la gravité du mal, il se trouvait guéri dans l'espace de quatre mois et, tout ce qui lui resta de son ancienne affection, ce fut une légère déviation de la colonne vertébrale qui n'aurait pas eu lieu si l'on n'avait trop tardé à recourir à ma méthode. Aujourd'hui, le jeune Quency, rendu à la vie et à la santé, grâce à l'*huile de ricin*, tant décriée par quelques sots, fait la joie et le bonheur de sa famille.

ARTICLE II.

Affection syphilitique ou Maladie vénérienne.

On peut dire hardiment que de toutes les maladies qui affligent l'espèce humaine, la *syphilis* est la plus redoutable. Si l'on réfléchissait mieux sur les suites funestes que peut avoir cette infection ou virus qui se communique d'un sexe à l'autre par l'inoculation ou le contact, nonseulement on prendrait plus de précautions pour l'éviter, mais encore, au lieu de faire de cette maladie, comme cela arrive souvent, un sujet de risée, on gémirait plutôt sur le sort affreux auquel le libertinage et les excès conduisent un si grand nombre de victimes. Le philanthrope, tout en cédant aux impulsions de son cœur qui l'excite à déplorer les souffrances auxquelles sont exposés les vénériens, ne saurait étouffer le sentiment qui le porte à leur attribuer une des principales causes de la dégradation et de l'abâtardissement du genre humain ; car il est reconnu que celui dont les fluides sont atteints du virus syphilitique, doit s'attendre à ce que ce principe infect, quel que soit le changement qu'il pourrait éprouver, se transmettra, par l'acte de la procréation, de lui à ses descendants, sans que quelqu'un puisse se flatter, ni de faire connaître les caractères sous lesquels ce virus pourra se manifester plus tard, ni de désigner la génération chez laquelle il cessera d'exercer son influence pernicieuse. Dans ce cas, le médecin qui travaille à acquérir la plus grande part à la reconnaissance publique, à la vue des désordres que produit dans l'organisme l'affection syphilitique, ne devrait-il pas employer un zèle infatigable à trouver un moyen d'obtenir la guérison radicale de cette épouvantable maladie?

Tant que l'on considérera la *syphilis* dans son début comme affection locale et que l'on n'emploiera par conséquent pour la combattre que des moyens répercussifs ou des préparations mercurielles plutôt que de recourir aux évacuants, il ne faudra pas s'étonner si plus tard le virus de cette maladie produit les effets les plus déplorables. On peut dire ouvertement que la *syphilis* à laquelle on a donné, sans doute par décence, le nom de *maladie secrète* et qui le plus souvent aussi a été traité par des *remèdes secrets*, n'a pas encore rencontré un système dont l'application détruisît radicalement son principe; car tous les moyens de guérison découverts jusqu'ici n'ont été vantés que par leurs auteurs qui seuls en avaient le bénéfice.

Celui qui voudra éviter soit à lui soit à ses descendants les dangers de l'infection *syphilitique*, ne doit pas attendre qu'elle se manifeste par l'inflammation du gosier, des ulcères à la bouche, la tuméfaction, la carie des os, etc., pour faire usage de remèdes curatifs; car alors les symptômes ci-dessus annoncent que le mal a été négligé, ou que les médecins, comme cela arrive assez souvent, l'ont traité sans discernement.

Dès que l'on s'aperçoit de cuisson, de douleurs consécutives aux parties sexuelles, de petites pustules ou ulcères, d'un écoulement (n'importe la couleur), de l'engorgement des glandes *inguinales* (bubon), il faut appliquer de suite une mouche de Milan à la jambe, l'eutretenir jusqu'à guérison et prendre, pendant les trois premiers jours, de deux heures en deux heures, une dose convenable de l'évacuant n° 1, jusqu'à ce que s'opèrent les selles. Lorsque les urines seront rares et que leur émission sera accompagnée de souffrance, on ne fera pas usage des poudres n° 8; mais dans le cas contraire, on en prendra une dose dans chaque intervalle de celles du purgatif. De plus, on frictionnera trois ou quatre fois par jour tout le corps avec l'huile camphrée n° 11.

Lorsqu'il y aura des *ulcères* (chancres) ou même de petites excroissances de chair, il convient de tenir sur la partie affectée quantité égale de poudre de quinquina et de charbon, dont on renouvelle l'application trois ou quatre fois le jour, en lavant avec de l'eau salée.

S'il existait des *bubons* ou tumeurs aux aines, on tiendrait constamment dessus des compresses imbibées d'eau fortement salée. Tous les soirs on fera usage d'un bain de siége d'eau chaude, dans lequel il entrera 45 grammes (une once et demie) de sel de cuisine par litre : on y restera autant que l'on pourra. Lorsque l'inflammation et les douleurs ont disparu, ce qui a lieu ordinairement après trois jours, on continue le traitement de la même manière, mais on ne prend plus l'huile de ricin que tous les matins à jeun et à dose qui provoque quatre ou cinq selles.

Lorsqu'on s'y est pris dès le commencement de la maladie, huit jours suffisent le plus souvent pour faire obtenir un entier rétablissement. Mais à supposer qu'une cause quelconque l'ait retardé, qu'il n'existât cependant plus de cuisson aux parties sexuelles, mais un écoulement à la place, il serait nécessaire, outre le traitement prescrit plus haut, au lieu des injections avec le *nitrate d'argent* ou d'autres préparations analogues, de prendre, de deux soirs l'un, les pilules n° 2, en commençant par une ou deux et en augmentant successivement ce nombre jusqu'à ce qu'on obtienne cinq ou six selles le lendemain matin. On aura soin cependant de ne pas employer plus de six pilules, et si cette quantité ne produisait pas l'effet voulu, on aiderait leur action par une dose d'huile de ricin prise le lendemain matin à jeun.

Le régime est celui de la convalescence des maladies aiguës quand il y a inflammation, et dans le cas contraire celui des affections chroniques ; mais le vin est interdit.

CHAPITRE XIII.

Régimes. — Conclusion générale.

-o⊂⊃o-

ARTICLE I.

Régime à observer pendant les maladies aiguës.

Le *régime* à suivre pendant une maladie aiguë ou inflammatoire offre la plus grande simplicité lorsqu'elle est soumise au traitement qui est indiqué dans ma méthode. La nature elle-même semble en avoir tracé la marche. Comme le malade, durant ses plus grandes souffrances, conçoit plutôt de l'aversion pour les aliments que le désir d'en faire usage, je ne vois pas qu'il soit bien nécessaire de les lui défendre; mais il n'en est pas de même de la boisson, car souvent il est tourmenté par une soif qu'il ne peut apaiser. Cependant il est bon qu'il boive, pour rendre au sang la fluidité que lui enlèvent les humeurs viciées qui s'opposent à sa libre circulation. La boisson la plus convenable dans ce cas est celle qu'on prépare en mettant dans un litre d'eau sucrée deux doses des poudres n° 8; on a soin d'agiter le liquide toutes les fois que le malade veut en faire usage et de ne jamais le laisser entièrement refroidir. On pourra encore se servir alternativement de petit lait, d'eau ou bouillon de jarret de veau, d'eau de gruau, de tisane d'orge ou de racine d'althéa avec sirop de gomme et enfin d'eau que beaucoup de malades et surtout les enfants préfèrent; mais il faut

qu'elle soit, ainsi que les différentes préparations qui
viennent d'être indiquées, d'une chaleur tempérée pour
qu'on puisse la donner : du reste, on ne ferait pas mal
de l'aciduler avec du vinaigre, d'autant plus qu'il faut
dans ces maladies faire rincer la bouche plusieurs fois le
jour avec cette eau. On ne laissera jamais séjourner aucun de ces liquides dans un vase de cuivre, d'étain, de
plomb, de fer. On devra respecter le sommeil, dût-il avoir
lieu dans l'intervalle des évacuations. Pour ne pas fatiguer le malade et l'exposer à prendre froid, on ne lui
permettra pas de sortir du lit pour évacuer, mais on pas-
sera sous lui un bassin pour recevoir ses selles ; et afin
qu'il ne soit point incommodé de leur mauvaise odeur,
on les ôtera de sa chambre dans laquelle l'air sera en
outre renouvelé plusieurs fois par jour, en agissant avec
précaution lorsque l'atmosphère sera froide ou humide.
On s'assurera de temps en temps s'il a chaud aux pieds,
et dans le cas contraire on les lui réchauffera par les
moyens usités. On ne le couvrira jamais trop, dans la
crainte de provoquer la sueur ; mais si, malgré cette précaution, il sue au point de mouiller ses linges, il faudra
les remplacer par d'autres qui seront chauds et aussi de
la plus grande propreté. On évitera autant que possible
de faire du bruit dans sa chambre et de l'obliger à parler ; on éloignera avec attention tout ce qui pourrait produire sur son esprit des impressions trop vives, en s'abs-
tenant de lui faire des récits pénibles à entendre ou qui
lui causeraient une trop grande joie ; parce que le malade est alors plus exposé que dans toute autre circonstance à l'influence des causes extérieures. Par conséquent, la présence de ceux qui pourraient lui susciter
quelques tracasseries doit être soigneusement évitée. Il

convient aussi de ne mettre auprès de lui pour le soigner et le servir que des personnes qui, à l'intelligence et la capacité, joignent une grande douceur dans le caractère. Lorsqu'il est dans une position qui lui plaît, on ne doit pas le fatiguer par l'arrangement des draps du lit, des couvertures, etc.; dans ce cas il vaut mieux envisager son repos que ce qui déplaît à l'œil de ceux qui l'entourent.

ARTICLE II.

Régime à observer pendant la convalescence des maladies aiguës.

Le malade pour lequel on a mis en pratique les moyens que j'indique, a la satisfaction de voir, après deux ou trois jours de traitement, cesser tous les symptômes des maladies les plus graves, qui paraissaient menacer sa vie, et la convalescence commence à lui faire oublier les maux qu'il a soufferts. Chaque organe, qui jusque-là avait éprouvé plus ou moins de désordre dans ses fonctions, concourt à ramener l'harmonie qui avait été interrompue. Le sommeil, ce bienfaisant réparateur des forces vitales, devient paisible et n'exige plus de positions particulières. La langue se débarrasse de l'enduit dégoûtant d'où s'exhalait parfois une odeur incommode au malade et à ses alentours. Les papilles nerveuses commencent à redevenir sensibles au goût pour les aliments, et les organes digestifs éprouvent le besoin d'en faire usage. Cependant on doit apporter les plus grandes précautions pour éviter une rechute, et beaucoup de prudence à l'égard de la nourriture que l'on proportionne quant à la qualité et à

la quantité à l'état du malade. Les petites soupes à la se-
moule, au vermicelle, aux gruaux cuits à l'eau avec un
peu de beurre frais et même avec du lait coupé d'eau,
les fruits cuits avec du sucre, principalement les pru-
neaux, peuvent servir de nourriture au malade pendant
les deux ou trois premiers jours de la convalescence. Il
choisira parmi ces aliments et variera selon son plaisir.
Si la digestion s'effectue facilement et sans causer de
fièvre, on pourra alors commencer les jours suivants à
lui présenter un peu de vin vieux mêlé avec trois fois autant d'eau sucrée, et à lui faire manger des viandes légères et bouillies. Il serait utile de l'engager à prendre de
l'exercice au grand air, si le temps le permet. Il conviendrait en outre qu'il fît usage tous les soirs d'une dose
des poudres n° 8, de deux matins l'un de l'évacuant n° 1,
à dose qui provoque seulement trois ou quatre selles, dans
le but d'éviter la constipation ; tous les soirs d'un lavement mucilagineux, et quand les digestions ne s'opèrent
pas convenablement, quoiqu'elles ne soient pas accompagnées de douleurs d'estomac, d'une cuillerée à café du
vin tonique n° 9 avant le dîner et avant le souper, tous
les jours.

On suit ce régime jusqu'à entier rétablissement. Le
convalescent étant plus impressionnable aux changements
de la température, doit s'assujettir à porter sur la peau
une camisolle de flanelle qu'il changera deux fois par
semaine. L'usage des chaussettes de laine pendant la
nuit est recommandé : il faut les changer tous les soirs.

ARTICLE III.

Régime à suivre pendant le traitement des affections chroniques.

Le régime que je conseille pendant le traitement des affections chroniques n'impose l'obligation de garder la chambre que quand le temps est froid ou pluvieux. On ne doit vaquer à ses affaires qu'après avoir fait usage d'aliments. Si on a pris les pilules n° 2 la veille, on déjeunera le lendemain comme à l'ordinaire; mais quand on aura fait usage de l'évacuant n° 1, une heure après on boira une tasse de petit lait, d'eau de veau, d'eau de gruau, d'eau sucrée et même de bon bouillon, à volonté. Une heure plus tard, si le malade est disposé à prendre quelque nourriture, il peut alors manger, quoique les selles n'aient pas eu lieu. Cependant il doit toujours choisir des aliments faciles à digérer, par conséquent éviter l'usage des viandes salées ou des mets fortement épicés et ne boire de vin qu'avec modération.

Si au contraire il éprouvait des symptômes tels que douleurs aiguës, soif ardente, etc., il est nécessaire qu'il s'abstienne de manger, mais qu'il mette deux doses des poudres n° 8 dans un litre d'eau sucrée dont il prendra un verre de temps en temps, jusqu'à ce que les malaises provoqués par l'action du purgatif aient cessé et que les selles se soient opérées. Malgré cela, il peut se livrer à quelques occupations dans l'intérieur de sa maison. Lorsque le temps le permet, il peut sortir et même travailler modérément aux ouvrages de la campagne, en évitant quand il a chaud les courants d'air, les ombrages frais et humides de même que l'usage de l'eau froide. Il doit s'habiller chaudement, porter sur la peau une camisolle de laine qu'il faut changer deux fois la semaine, mettre des bas de laine pendant la journée, et des chaussettes de laine pendant la nuit, en ayant soin de ne pas s'en servir deux fois de suite sans qu'elles aient été lavées. Il est bon en outre de prendre tous les soirs un ou deux lavements composés d'une décoction de mauves et de graine de lin, dans chacun desquels on ajoute une cuillerée à bouche d'huile camphrée n° 11.

ARTICLE IV.

Conclusion générale.

Je vais, en terminant cet ouvrage, exposer les motifs qui m'ont engagé à établir les principes sur lesquels repose la théorie de la *Médecine populaire*. Ces principes sont basés sur le sens commun qui me les a dictés, lorsque j'eus étudié les fonctions naturelles des organes formant l'ensemble du mécanisme humain. Comme une pratique rationnelle doit être déduite rigoureusement de la théorie qui se trouve constamment d'accord avec elle et, en cas de maladie, avec les besoins de la nature, j'ai adopté l'emploi des moyens produisant des effets analogues à ceux qu'elle offre à chaque instant aux yeux des observateurs. C'est sous ce point de vue que ma méthode est digne de fixer leur attention.

Je n'ai pas la prétention de me dire l'auteur d'un sys-

tème entièrement nouveau, puisque celui des purgations
est un des plus anciens, mais seulement d'une application plus rationnelle et d'un complément qui manquait à
la méthode évacuante pour la rendre supérieure aux
autres.

Il en est qui regretteront peut-être que cette tâche honorable et pénible en même temps n'ait pas été réservée
à un membre de la Faculté, car si un docteur avait fait
cette découverte à la place d'un homme qui n'appartient
ni à l'Ecole ni à la Faculté, l'humanité aurait déjà joui
depuis plus de trente années des avantages immenses
qu'elle présente. Au lieu d'avoir eu à lutter si longtemps
contre l'envie, elle eût été accueillie avec enthousiasme
dès son apparition et son auteur, loin d'essuyer toutes
sortes de vexations, aurait été comblé d'éloges et d'en-
couragements. Cependant, que la vérité sorte de la bouche et de la plume d'un médecin ou de celui qui ne l'est
pas, l'efficacité des moyens présentés à l'examen n'est-
elle pas toujours la même? Dans ce cas, on ne devrait pas
laisser influencer son jugement par la considération d'un
titre honorable sans doute, mais qui n'est pas toujours
une garantie pour les malades.

Mais tôt ou tard on est forcé de se rendre à l'évidence
des faits, et j'éprouve bien des fois la satisfaction de voir
celui qui était d'abord un antagoniste opiniâtre de mon
système, en devenir ensuite un partisan zélé; ce qui me
donne l'espoir qu'un jour il sera généralement adopté,
quoiqu'il doive sa perfection à un homme qui n'ambitionne d'autre titre que celui de MÉDECIN DES PAUVRES.

FIN DE LA DEUXIÈME PARTIE.

MÉDECINE POPULAIRE.

TROISIÈME PARTIE.

PHARMACOPÉE.

21

MÉDECINE POPULAIRE.

TROISIÈME PARTIE.

—

PHARMACOPÉE.

—————

AVERTISSEMENT

SUR L'EMPLOI DES PURGATIONS.

Quoique la manière de procéder avec les purgatifs paraisse déjà suffisamment démontrée dans l'*Introduction ou Guide de la médecine pratique en quelques pages,* placée en tête de la *deuxième partie,* pour me faire encore mieux comprendre, je répète ici avec de nouveaux détails le mode de leur emploi.

Le matin à jeun est sous tous les rapports le moment le plus convenable pour faire usage des purgatifs, parce que alors on est assuré que la digestion a eu le temps de s'opérer pendant la nuit. Les personnes atteintes d'affections chroniques doivent s'assujettir à cette règle pour tous les remèdes évacuants. Cependant celles qui sont peu impressionnables à l'action des pilules n° 2, les prendront le soir, comme je l'ai conseillé, quand elles voudront en faire usage à dose *dépurative,* c'est-à-dire, qui ne provoque pas les selles. Mais lorsqu'on les emploie à dose *purgative,* il est plus convenable de les prendre le matin, à jeun, afin d'éviter l'inconvénient de se relever dans la nuit. On boit ensuite un verre d'eau sucrée dans lequel on a mis une dose des poudres n° 8 et l'on déjeune une heure et demie ou deux heures après.

Mais si les affections *chroniques* permettent d'attendre le moment où l'on est à jeun pour recourir aux remèdes évacuants, il n'en est pas de même des maladies *aiguës* qui débutent subitement, quelquefois pendant, quelquefois immédiatement après le repas et qui souvent deviennent mortelles; dans ce cas on doit administrer les remèdes le plus promptement possible, à jeun ou non.

Si une personne vient à perdre l'usage de ses sens, qu'elle reste dans cet état plus d'un quart-d'heure, et qu'elle ne soit atteinte ni d'*épilepsie* (haut-mal ou mal caduc), ni de *catalepsie* ou *léthargie*, il faut de suite la déshabiller, la mettre dans un lit chaud et se conformer pour son traitement à ce qui est indiqué dans l'article *Apoplexie*, page 114.

Mais si, sans avoir perdu connaissance, elle se plaint de violentes douleurs à la tête, au gosier, à la poitrine, à l'estomac, au ventre, aux reins, on devra lui appliquer sans tarder sur une jambe le sinapisme n° 14 et lui donner, de deux heures en deux heures, l'évacuant n° 1 jusqu'à ce que s'opèrent les selles et, dans les heures d'intervalle, une dose des poudres n° 8 que l'on supprimerait cependant si la personne avait de la difficulté à uriner.

Lorsque le malade éprouve des vomissements, on doit attendre au moins une heure avant de lui donner le purgatif et commencer par lui faire prendre, de quart-d'heure en quart-d'heure, des lavements purgatifs n° 15 ou des lavements mucilagineux: des lavements purgatifs, quand les vomissements ont lieu sans coliques ou maux de ventre;

des lavements mucilagineux, dans lesquels on ajoute une dose convenable d'huile camphrée n° 11, si les vomissements sont accompagnés de coliques ou maux de ventre et enfin si la personne est atteinte de maux de ventre sans vomissements. Dans ces trois cas, aussitôt que le malade a rendu trois lavememts on lui administre une cuillerée à bouche d'huile de ricin : s'il venait à la vomir, on ne devrait pas hésiter à lui en donner pareille dose un quart-d'heure après, parce que ce purgatif ne renfermant aucune des propriétés de l'émétique, loin d'occasionner l'irritation de l'estomac, l'apaise au contraire.

Les notions les plus essentielles pour combattre les maladies survenues inopinément, sont renfermées dans ces pages. On peut néanmoins consulter la description des symptômes, donnée dans cette méthode pour la satisfaction des malades ou de ceux qui les entourent; car les heureux résultats que l'on obtient dès le premier jour de traitement doivent bien convaincre les personnes qui en sont les témoins, qu'il suffit, pour obtenir une guérison radicale, de le continuer, en y apportant les modifications exigées par la disparition graduelle des symptômes alarmants.

N° 1.

Huile de Ricin.

Tout le monde sait que l'huile de *Ricin* s'extrait de la graine du *Palma Christi (Main du Christ)*, plante *annuelle* dans nos climats ; mais, dans son pays originaire, l'Arabie, arbre vivace qui atteint jusqu'à vingt-cinq pieds de haut. On l'a ainsi nommée, *Palma Christi,* sans doute à cause de la grande analogie que présente sa feuille avec une *main percée d'un clou,* la *main du Christ ;* mais on était loin de prévoir alors qu'un jour viendrait où il serait démontré par l'expérience, que la vertu bienfaisante de l'huile qu'on en tire, est aussi salutaire à l'organisation physique de l'homme, que la doctrine sublime de celui dont elle porte le nom, l'est à son moral.

Les heureux résultats obtenus au moyen de l'huile de *Ricin,* prouvent d'une manière invincible que c'est le seul remède *interne,* le seul *purgatif,* à l'efficacité duquel on doive recourir dans les maladies aiguës ; car les femmes, soit pendant la durée de leurs règles, soit pendant leur grossesse et même quand elles sont en couches, peuvent en faire usage sans avoir rien à craindre.

On est étonné de la promptitude avec laquelle les maladies les plus graves cèdent à l'emploi de ce remède. Le *croup,* l'*esquinancie,* la *pleurésie* ou *fluxion de poitrine,* les *coliques* les plus violentes, le *choléra,* le *typhus,* les *fièvres typhoïdes* et enfin toutes les maladies aiguës qui offrent les symptômes les plus alarmants, et pour le traitement desquelles les médecins n'ont encore agi jusqu'ici qu'en tâtonnant, disparaissent comme par enchantement, lorsqu'elles sont prises à leur début. Il convient même de commencer le traitement des maladies chroniques avec cet évacuant, au moins pendant la première huitaine, après quoi on continue de l'employer alternativement avec les autres purgatifs. Avant de s'en servir on doit s'assurer si elle est *fraîche, pure, limpide et incolore.*

Puisque l'on ne peut connaître d'une manière précise l'impressionnabilité du malade relativement à l'action du purgatif, il ne faut l'administrer qu'à petite dose, réitérée avec plus ou moins de célérité selon la gravité du cas. Il est certain que plus les maux sont violents, plus ils demandent à être combattus avec persévérance.

La dose d'huile de *Ricin* est d'une *cuillerée à bouche,* 15 grammes (une demi-once), pour les enfants de deux ans jusqu'à sept, les vieillards, les personnes d'une constitution faible et délicate ; de *deux cuillerées à bouche,* 30 grammes (une once), pour les enfants au-dessus de sept ans, les jeunes gens, les personnes d'une complexion forte et robuste ; enfin, d'*une cuillerée à café* pour les enfants au-dessous de deux ans.

Cette huile peut se prendre pure, mais comme elle est émulsive on est libre de la mêler avec du café à l'eau, du bouillon, du lait ou une infusion de camomille romaine, etc., au goût du malade ; mais pour les enfants, il vaut mieux la leur donner pure et leur faire boire après quelque chose qui leur plaise. Lorsque l'enfant se refuse à prendre ce purgatif, il faut l'y contraindre, ne tenir

aucun compte de ses larmes, et préférer le faire pleurer
un instant que de voir ses souffrances se prolonger et se
terminer quelquefois par la mort, ce qui serait alors une
source d'éternels regrets pour les parents. Si le mal n'a
pas considérablement diminué après que l'on a pris la
première dose, il ne faut pas attendre davantage pour en
donner une seconde, et continuer ainsi d'heure en heure
jusqu'à ce que le mal cède ou que les selles s'opèrent.
Lorsque la maladie ne réclame pas des secours aussi
prompts, on ne fait succéder les doses que de deux heures en deux heures.

Dans les affections chroniques, on fait usage d'huile
de ricin le matin à jeun; néanmoins les personnes chez
lesquelles elle ne produirait son effet que dans la journée,
pourront la prendre le soir avant de se coucher et au
moins deux heures après souper.

Comme ce purgatif, mieux que tout autre, provoque
la sortie des humeurs dégénérées renfermant un principe
acide, cause du plus grand nombre des maladies, il arrive quelquefois que le fondement en est excorié, ce qui
empêche l'usage des lavements mucilagineux si utiles
dans toutes les maladies aiguës. Pour obvier à cet inconvénient on applique sur la partie souffrante un cataplasme
de farine de lin, arrosé d'une ou deux cuillerées d'huile
camphrée n° 11 et que l'on renouvelle plusieurs fois
dans la journée.

N° 2.

Pilules purgatives.

Scammonée d'Alep	2 grammes.
Résine de Jalap purifiée. . . .	4 —
Aloès succotrin	3 —
Gomme-gutte.	2 —
Tartre stibié	4 décigrammes.
Extrait de Coloquinte simple , al-	
coolique . . ˙	1 gramme.
Savon amygdalin.	2 grammes.

Faites S. A. des pilules de 1 décigramme.

Toutes les pilules purgatives étant *drastiques*, c'est-à-dire irritantes, on ne doit jamais les employer dans les maladies aiguës ; il est même prudent de ne pas en faire usage quand on commence le traitement des maladies *chroniques*. Je ne suis point de l'avis de ces partisans outrés de la méthode *évacuante* qui poussent l'engouement jusqu'à vanter leur efficacité, lors même qu'il y a inflammation dans tel ou tel organe, parce que toute espèce de tonique est plus propre alors à augmenter qu'à diminuer le mal. C'est pourquoi je ne les conseille que lorsqu'il n'existe pour ainsi dire plus de douleur et, dans cette circonstance, elles produisent les effets les plus satisfaisants. Etant tout ensemble *purgatives* et *vermifuges*, elles détruisent les nombreux insectes qui s'opposent à nos fonctions normales, désobstruent les organes excréteurs, portent à la peau le principe morbide, rétablissent les fonctions digestives, et, chez les personnes du sexe, favorisent le flux menstruel (les règles), le régularise, le rappelle lorsqu'il a disparu, sauf le cas où la femme serait en état de gestation (grossesse).

Ces pilules à la dose de 2 à 6 sont *purgatives ;* à la dose de 1, *dépuratives,* excepté pour les enfants et les personnes très impressionnables à l'action des purgatifs qu'elles contiennent et chez lesquels elles provoquent les selles, de même qu'il peut arriver qu'au nombre de 2 à 6, elles n'en occasionnent point. Il est bon d'avertir que, dans ce dernier cas, il ne faut pas dépasser cette quantité, mais aider leur action par une dose d'huile de ricin prise le lendemain matin à jeun. Lorsqu'on voudra se servir de ces pilules à dose *dépurative,* on fera usage de 1 tous les soirs, dans le temps qui conviendra, pourvu qu'il ne suive pas de trop près le repas ; à dose *purgative,* de 2 à 6, de deux soirs l'un, trois heures après souper. Si après avoir commencé le soir avec 1 ou 2 pilules, on n'était pas allé sur selle le lendemain matin à six ou sept heures et que l'on n'en sentît pas le besoin, il faudrait, non pas le lendemain, mais le surlendemain au soir, en augmenter le nombre, sans négliger pour cela l'usage des poudres n° 8 et de l'huile de ricin, de temps en temps le matin, en alternant avec les pilules.

N° 3.

Poudres purgatives.

Scammonée d'Alep	1 gramme.
Résine de Jalap.	1 —
Kermès minéral	10 centigrammes.
Gomme-gutte	25 —
Sucre en poudre	2 grammes.

Mêlez, et divisez en dix doses.

Ces poudres *purgatives* sont aussi *drastiques* et ne doivent pas, ainsi que les pilules, être employées dans les maladies *aiguës*. Elles produisent les plus heureux résultats dans les affections chroniques, telles que les *scrofules*, la *teigne*, les *dartres* et enfin toutes les maladies de la peau ; mais il ne faut pas en faire usage avant d'avoir au préalable commencé le traitement avec l'huile de ricin au moins pendant huit jours. C'est principalement aux enfants qui ont de la peine à avaler les pilules qu'on les donne le matin à jeun, parce qu'elles agissent plus promptement et qu'elles excitent quelquefois un léger vomissement chez ceux dont l'estomac est chargé de matières viciées. On les mêle dans une cuillerée à café de gelée de groseilles ou d'autres confitures en gelée. Si elles ne provoquent pas les selles, on doit le surlendemain en doubler la dose et, dans le jour d'intervalle, faire prendre une dose d'huile de ricin. Cependant il faut continuer en même temps les poudres nº 8 tous les soirs.

On donne la dose entière à un adulte, la moitié aux personnes âgées ou d'une faible constitution et aux enfants au-dessus de deux ans, le quart seulement à ceux au-dessous de cet âge.

C'est aux pharmaciens à proportionner les doses, pour éviter toute méprise.

N° 4.

Tablettes de Kermès minéral.

Kermès minéral. . . . .   5 grammes.
Sucre en poudre.   490   —
Gomme adragante en poudre . . .   5   —
Eau de fleurs d'oranger, environ. . 50   —

Faites des tablettes de 50 centigrammes : elles contiendront chacune 1 centigramme de kermès minéral.

L'usage de ces tablettes facilite l'expectoration. Elles
sont aussi *vermifuges, dépuratives,* un peu *diaphorétiques* et *diurétiques,* c'est-à-dire qu'elles font périr les
ascarides vermiculaires, qu'elles épurent la masse du
sang, et qu'elles provoquent légèrement la sécrétion de
la sueur et de l'urine. Lorsqu'elles sont accompagnées de
l'emploi de l'huile de ricin, elles produisent les résultats
les plus satisfaisants.

Il faut s'en servir pour le rhume, le catarrhe pulmonaire invétéré, la coqueluche, l'asthme (difficulté de respirer), l'hydropisie, et enfin toutes les fois que l'on
éprouve de la gêne dans les organes de la respiration.

Les personnes d'une forte constitution peuvent en
prendre jusqu'à 7 ou 8 dans les vingt-quatre heures; celles

qui sont d'un âge avancé ou d'une constitution faible et débile se contenteront de 4 ou 5 , il en est de même des enfants depuis deux ans ; à ceux au-dessous de cet âge, on n'en donnera que 3 ou 4. Il est bon , dans ce dernier cas , de les réduire en poudre et de les leur administrer dans une cuillerée à café de confiture en gelée. On aura soin de ne faire usage que d'une tablette à la fois, en observant de ne jamais les prendre immédiatement après le repas, mais d'attendre au moins une heure.

N° 5.

Eau siliceuse.

Eau distillée. . . . . 1 litre.
Silex transparent . . . . . . 100 grammes.

On fait rougir le silex, vulgairement appelé pierre à fusil, dans un creuset en terre réfractaire, ou simplement au milieu de charbons ardents. Lorsqu'il a passé au rouge le plus vif, on le retire, on le jette dans l'eau et on filtre le liquide.

Cette eau que j'appelle *siliceuse,* par la raison qu'elle contient principalement de la *silice,* est un bon *diurétique,* c'est-à-dire qu'elle aide et ramène dans bien des cas la sécrétion de l'urine ; mais sa propriété médicinale la plus précieuse, c'est de déterger les reins et la vessie de la *gravelle* et des commencements de *calcul* (formation de la *pierre*).

Toutes les fois qu'on ressent de vives douleurs dans les *reins,* il faut, si le mal ne cède pas à un traitement de trois ou quatre jours à l'huile de ricin, employer l'eau siliceuse alternativement avec ce purgatif. Ainsi, un jour on prend le matin à jeun l'évacuant n° 1 à dose qui provoque quatre ou cinq selles, et, le lendemain aussi à jeun, l'eau siliceuse, que l'on boit par verre de quart-d'heure en quart-d'heure jusqu'à épuisement du litre. Une heure après on peut faire usage d'aliments.

Le malade qui emploiera ce remède, ainsi que je viens de l'expliquer, prendra la précaution d'uriner dans un vase particulier, afin d'examiner si son urine laisse déposer un sédiment pierreux ou terreux ; circonstance qui exigerait qu'il continuât le traitement jusqu'à ce que les urines ne contînssent plus ces dépôts.

N° 6.

Vomitif à dose complète.

Emétique	10 centigrammes.
Vinaigre	une cuillerée à bouche.
Muriate de soude (Sel de cuisine) .	une pincée.

Mêlez le tout.

Je répète ici ce que j'ai dit à l'article *Vomitif*, p. 78. Il faut donner le vomitif à dose complète, c'est-à-dire en une seule fois, à la personne qui perd l'usage de ses sens pendant plus d'un quart-d'heure, excepté si l'on est sûr qu'elle est sujette à l'*épilepsie* (haut-mal ou mal caduc), ou à la *catalepsie* (léthargie). A part ces cas-là, on peut l'administrer sans avoir rien à appréhender, car, en supposant que celui à qui on l'aurait fait prendre eût perdu connaissance à la suite d'un spasme nerveux provoqué par le chagrin, la colère, etc., il ne pourrait en résulter aucune suite dangereuse, parce que le vomitif opère alors comme un antispasmodique, c'est-à-dire qu'il calme les nerfs et les ramène pour le moment à leur état normal, sans occasionner ni vomissements ni évacuations par les voies inférieures.

On le fait prendre en une seule fois et on se conforme pour le reste à l'article *Apoplexie*, page 114.

N° 7.

Vomitif à dose graduée.

Tartre émétique. . . .	10 centigrammes.
Eau commune	5 verres.
Sucre ou Sirop	quantité suffisante.

Je ne conseille jamais ce vomitif, quoique la dose en soit graduée, sans que l'on ait au préalable employé le traitement évacuant au moins pendant huit jours avec l'huile de ricin. Mais lorsque ce temps est écoulé et que le mal persiste, ce qui est assez rare, j'ai recours à l'émétique pour opérer dans l'organisme un ébranlement dont les effets sont très salutaires dans certaines circonstances.

Loin de partager l'opinion de quelques docteurs qui jouissent d'une grande réputation et qui cependant emploient l'émétique dans la fièvre typhoïde trois ou quatre jours après qu'elle s'est déclarée, sans réfléchir que dans ce cas l'appareil digestif étant dans un état d'inflammation, ce moyen est dangereux et accuse l'impéritie de celui qui l'a ordonné, je n'en autorise l'usage que pour les trois maladies suivantes, savoir :

1° Dans la *paralysie*, tous les cinq jours ;

2° Dans le cas de *surdité*, tous les trois ou quatre jours ;

3° Dans l'*ophtalmie* (inflammation des yeux) tous les trois ou quatre jours aussi.

22

Il est indispensable d'employer dans les jours d'intervalle le purgatif n° 1, comme il est expliqué aux articles
concernant ces maladies : *paralysie*, page 118 ; *surdité*,
(voir Affections des oreilles), page 149; *Ophtalmie* (voir
Affections des yeux), page 143.

Voici la manière de s'en servir : Aux personnes d'une
forte constitution on en donne un verre de trois quarts-
d'heure en trois quarts-d'heure ; aux personnes d'une
faible constitution et aux enfants au-dessous de sept
ans, un demi-verre seulement aux mêmes intervalles,
jusqu'à ce que les vomissements s'en suivent. S'ils avaient
lieu après le premier verre, on ne ferait pas usage du
second et s'ils se déclaraient après le second, on laisserait le troisième de côté.

Lorsque le malade éprouve le besoin de vomir, on le
place en travers du lit, couché sur le ventre. Cette position lui exempte les efforts pénibles et douloureux qu'il
serait obligé de faire s'il en gardait une autre. On lui
donne à boire, après qu'il a vomi, de l'eau tiède dans
laquelle on verse quelques gouttes de sirop de gomme. Il
faut bien se garder d'empêcher, à l'exemple de bien des
médecins, le sommeil du malade, quand même celui-ci
viendrait à dormir dans l'intervalle des vomissements.

Une fois que les vomissements ont cessé définitive-
ment, qu'il n'existe plus de maux de cœur et que la personne se sent disposée à manger, elle peut prendre une
petite soupe ou un léger potage.

N° 8.

Poudres rafraichissantes.

Bi-tartrate de Potasse (Crême de Tartre). . .   40 grammes.
Nitrate de Potasse   5   —.

Mêlez , et divisez en 10 doses.

Ces poudres, prises au nombre de deux à trois doses
à la fois dans un verre d'eau sucrée, sont purgatives pour
plusieurs personnes ; mais, le plus généralement, elles ne
font qu'aider à l'action des autres purgatifs. Elles sont
encore vermifuges et diurétiques, c'est-à-dire qu'elles font
périr les ascarides vermiculaires qui existent quelquefois
dans l'estomac et les intestins et qu'elles provoquent la
sécrétion des urines. J'ai fait l'expérience de leur efficacité dans le traitement de toutes les maladies, mais, plus
particulièrement, dans les maladies *aiguës* dont elles
calment les douleurs en diminuant la fièvre.

Quoique leur usage pour les maladies des voies urinaires, c'est-à-dire dans lesquelles on éprouve de la difficulté et même souvent de l'impossibilité à uriner, pourraient ne pas être préjudiciable, je préfère cependant ne
les conseiller qu'après l'huile de ricin réitérée pendant
trois ou quatre jours.

Ce cas excepté, dans les *maladies aiguës* on en prend
entre les doses de l'évacuant n° 1 , une dose dans un

verre d'eau tiède et sucrée. Il convient même d'en faire usage comme boisson, au nombre de deux ou trois doses par litre d'eau sucrée, dans lequel on ajoutera quelques tranches d'orange ou de citron au goût du malade.

Dans les *affections chroniques*, on en prend une dose tous les soirs dans un verre d'eau sucrée, et même de temps en temps pendant la journée, mais plutôt avant qu'après les repas.

Il est rare de trouver des enfants à qui ces poudres déplaisent, mais s'il s'en rencontrait qui refusâssent d'en faire usage comme boisson, on les leur donnerait par demi-dose pendant la journée dans une cuillerée à café de confiture en gelée.

Qu'il survienne tout-à-coup à quelqu'un des maux de tête ou de dents, il lui faut prendre une dose de ces poudres et, si un quart-d'heure après le mal n'avait pas cédé, une seconde et même une troisième.

Partout où mon système est connu, les gens de la campagne et tous ceux qui vaquent à des travaux pénibles font, à la fin de la journée et avant l'heure du souper, usage d'une dose de ces poudres, afin de rendre leur sommeil plus calme et de faire passer leurs fatigues.

N° 9.

Vin tonique.

Vin blanc vieux	1 litre.
Poudre de Gentiane des Alpes	4 grammes.
— de Rhubarbe de Chine. . . .	8 —
Nitrate de Potasse	1 —

Laissez macérer le tout à une douce chaleur pendant 12 heures, en agitant de temps en temps le vase ; filtrez et mettez dans une bouteille bien bouchée pour vous en servir au besoin : tenez la bouteille couchée et dans un endroit frais.

Ce vin est tout à la fois *tonique*, *dépuratif et vermifuge*, c'est-à-dire qu'il rend de la force et de la tonicité aux organes qui, après avoir soufferts, sont dans un état d'atonie, facilite les excrétions et fait périr les ascarides vermiculaires dont la présence dans l'estomac et les intestins occasionne une foule de maladies.

On en fait usage pendant la convalescence des maladies aiguës et il entre dans le traitement des maladies chroniques, lorsque l'on peut être sûr qu'il n'existe plus d'inflammation dans l'estomac et qu'il se fait plutôt ressentir dans cet organe une faiblesse qu'une douleur. Ce vin tonique excitant l'appétit pourrait, en cas d'inflammation, augmenter le mal et diminuer les forces plutôt que de les rappeler ; c'est pourquoi je ne le conseille qu'après une huitaine de jours de traitement avec l'huile de ricin.

On commence par en prendre tous les jours une cuillerée à café avant dîner et avant souper et si, après en
avoir fait usage pendant quelques jours, on s'aperçoit
qu'il produit de bons effets sur l'organisme, on en porte
la dose à une cuillerée à bouche, prise chaque jour avant
dîner et avant souper.

On l'emploie avec succès dans tous les cas où le corps
est abattu et affaibli par l'âge ou par la maladie et, chez
les personnes du sexe, dans les flueurs ou pertes blanches et quand il y a des écoulements de quelque nature
qu'ils soient. Mais il ne faudrait pas s'en servir sans qu'il
ait été précédé le matin à jeun, tous les jours ou de deux
jours l'un, de l'usage de l'évacuant n° 1.

N° 10.

Eau pour les yeux.

Eau-de-vie à 20 degrés	30 grammes.
Muriate de soude (Sel de cuisine) . . .	65 centigrammes.
Essence de Fenouil	5 gouttes.

Mêlez le tout.

Lorsque l'*ophtalmie* ou inflammation des yeux, laisse après elle des taies ou taches sur la pupille (prunelle) de de l'œil, et que les lotions souvent répétées avec l'huile camphrée ne parviennent pas à les faire disparaître complètement, il faut avoir recours à l'*eau pour les yeux*.

On trempe un petit pinceau dans ce liquide et on en frotte les yeux cinq ou six fois par jour. Ces lotions occasionnent des douleurs qui ne sont pas de longue durée, et ne tardent pas à atténuer et à dissoudre les opacités qui s'opposent à la vision.

Ce moyen doit toujours être accompagné de l'usage de l'huile de ricin.

N° 11.

Huile camphrée.

Huile d'olive. . . . . . 120 grammes.
Poudre de camphre . . . . 15 grammes.

Mêlez ces substances et agitez-les pendant quelques instants.

L'*huile camphrée* est d'un grand secours pour toutes les maladies qui paraissent à l'extérieur : elle peut même calmer les souffrances que l'on ressent intérieurement, lorsqu'on l'emploie en frictions ou en lotions, ou enfin en compresses appliquées sur la partie affectée. Elle guérit promptement la brûlure, sans que l'on ait besoin de recourir à d'autres moyens, excepté le cas où, dès le premier jour, on n'aurait pas obtenu une guérison complète ou un soulagement notable. On devrait alors faire usage d'huile de ricin, sans interrompre celui de l'huile camphrée.

On peut s'en servir utilement, en frictions plusieurs fois répétées, pour les douleurs névralgiques, pour les coliques ou maux de ventre, dans l'ophtalmie (inflammation des yeux), l'érysipèle, la gale, les démangeaisons, la teigne, les dartres, dans le pansement des plaies, des engelures et crevasses. Enfin on l'emploie dans les lavements mucilagineux qu'il rend encore plus salutaires,

N° 12.

Liniment ammoniacal camphré.

Huile d'olive. . . . . . . 120 grammes.
Poudre de camphre. . . . . 15 —
Acide ammoniacal . . . . . 15 gouttes.

Lorsque le camphre est dissous dans l'huile, ce qui a lieu très promptement, on y ajoute l'acide ammoniacal et l'on agite fortement le flacon que l'on a soin de tenir bien bouché. . .

Ce *liniment* légèrement *rubéfiant* a la propriété de rétablir la libre circulation des fluides dans les parties où elle se trouve gênée et arrêtée.

On s'en sert dans l'hydropisie, la goutte, le rhumatisme avec ou sans inflammation, les contusions, les foulures, la paralysie, les engelures non crevassées. On en frictionne matin et soir les parties souffrantes, qu'il y ait inflammation ou non.

Il est bon de faire remarquer que si la douleur augmentait au lieu de diminuer, il faudrait remplacer le liniment par l'huile camphrée, sauf à le reprendre plus tard et que, si le mal ne cède pas après quelques jours, il serait nécessaire d'employer l'huile de ricin, indépendamment de ce moyen.

N° 13.

Emplâtre stimulant.

Il doit être de 16 centimètres de longueur sur 8 centimètres de largeur, et composé d'oxycrocéum saupoudré de 30 centigrammes de tartre stibié.

Cet *emplâtre* est d'un grand secours dans les affections chroniques, qui proviennent presque toutes d'un principe de *gale* antérieurement répercuté ou existant dans les fluides du malade par transmission héréditaire. Dans l'un ou l'autre cas, il convient de rappeler ce principe à la peau afin de le déplacer des organes plus essentiels sur lesquels porte son action. Avant d'en faire usage, il faut prendre la précaution de se purger une huitaine de jours avec l'huile de ricin, parce que la perturbation qu'il opère, pourrait amener la fièvre et des douleurs aiguës, si l'on n'avait au préalable fait un vide égal à la surabondance des fluides dégénérés.

La seule maladie qui fasse exception à cette règle, et où l'on puisse l'appliquer dès le premier jour, c'est l'*amaurose* ou *goutte sereine*, parce qu'il est bon alors de mettre les humeurs en mouvement afin de déplacer le principe le plus tôt possible, ce qui a lieu le plus généralement cinq ou six jours après l'application de l'emplâtre stimulant aidée en même temps de la purgation.

Je le conseille dans les cas de gale, de démangeaisons, et dans les maladies de l'estomac.

On l'applique entre les épaules et aussitôt que la démangeaison s'y fait ressentir vivement, que l'on est assuré qu'il existe de petits boutons, on l'enlève pour le placer à côté de l'endroit qu'il occupait primitivement, afin d'y déterminer une nouvelle éruption. On lui fait parcourir ainsi successivement tout le dos, à moins que la première application n'ait donné lieu à une éruption presque générale sur cette partie, ou qui eût de beaucoup dépassé les dimensions de l'emplâtre.

Pour panser les boutons provoqués par ce stimulant on emploie l'onguent d'althéa que l'on étend sur du taffetas gommé. L'on renouvelle jusqu'à trois ou quatre fois par jour ce pansement.

Il pourrait arriver que, par un excès de principe morbide renfermé dans les fluides d'une personne malade, l'emplâtre fît sortir de gros boutons ressemblant à des clous ou furoncles, en faisant éprouver en même temps de fortes douleurs. Alors pour les apaiser, on mettrait sur la partie affectée un cataplasme de farine de lin arrosé d'une ou deux cuillerées à bouche d'huile camphrée. Cet émollient hâterait l'abcédation des boutons et abrègerait la durée des souffrances.

REMARQUE. Il m'a semblé inutile d'entrer dans des détails particuliers sur l'emplâtre d'oxycrocéum *non émétisé,* qu'il ne faut pas confondre avec le précédent qui agit comme stimulant à cause de l'émétique qu'il contient, tandis que celui-ci n'en renferme pas et n'est destiné qu'à fortifier.

On se sert utilement de l'emplâtre d'oxycrocéum non émétisé dans la coqueluche, dans les maladies du sexe telles que les règles immodérées, la descente de la matrice, les pertes par suite de couches et pour les femmes enceintes en cas de symptômes qui les menaceraient d'un avortement. Il produit des effets très salutaires dans toutes ces diverses affections.

N° 14.

Sinapisme.

℞. Suif . . . . 2 grammes.
   Axonge . . . . 2 —
   Ammoniac liquide à 25 degrés. . . . 4 —

Faites liquéfier les corps gras dans un flacon à large ouverture, ajoutez l'ammoniac, fermez le flacon, agitez-le vivement et plongez-le de temps en temps dans l'eau froide.

L'expérience m'a engagé pour plusieurs raisons à substituer cette pommade *ammoniacale* au sinapisme proprement dit dont la *moutarde* est la base. D'abord celle-ci se trouve souvent altérée et ne produit pas les effets qu'on en attendait. En second lieu, quand il s'agit de se servir du sinapisme, il faut avoir la certitude que son action sera prompte, et la pommade ammoniacale, qui fait sentir la sienne quelques minutes après son application, est donc préférable aux autres moyens analogues.

S'il arrivait qu'après dix minutes environ le sinapisme *ammoniacal* ne produisît aucun effet, on en placerait un nouveau.

On y a recours dans les cas suivants : lorsqu'une personne perd l'usage de ses sens et qu'elle reste dans cet état plus d'un quart-d'heure, ou que sans avoir perdu connaissance elle se plaint de douleurs violentes à la tête, au gosier, à la poitrine, à l'estomac, au ventre, aux reins.

On place sur une feuille de bette ou poirée, gros comme un pois de cette pommade et on l'applique de suite sur une jambe, afin d'établir un point d'irritation éloigné de l'organe souffrant, ce qui déplace instantanément, en tout ou en partie, le principe morbide et facilite en même temps le succès de la purgation. On ne doit jamais, comme le pratiquent la plupart des médecins, attendre au lendemain ou au surlendemain du jour où le mal s'est déclaré pour en faire l'application. Il vaut beaucoup mieux l'employer trop tôt que trop tard, parce que dans ce dernier cas il devient inutile.

Aussitôt que le malade se plaint des douleurs que le sinapisme lui fait éprouver, on l'enlève, on lave la place où il était avec de l'eau tiède et on étend dessus une feuille de bette.

N° 15.

Lavement purgatif.

Follicules de Séné . . .	50 grammes.
Sulfate de Soude	50 —
Savon amygdalin	1 —

On verse sur ces substances la quantité d'eau bouillante nécessaire pour quatre lavements, et, lorsque le tout est refroidi
assez pour que l'on puisse s'en servir, on le passe au travers
d'un linge.

Le *lavement purgatif* est indispensable dans le plus
grand nombre des maladies qui débutent subitement avec
des symptômes qui paraissent menacer les jours.

Son action porte sur les gros intestins, les excite non-
seulement à se débarrasser des matières dont la présence
dans ces organes est souvent une des causes secondaires
de la maladie, mais elle y détermine encore un point
d'irritation sur leur membrane, ce qui, dans bien des
cas, rappelle à la vie le malade resté jusque-là sans connaissance.

Il faut donc l'employer pour toutes les maladies, excepté
celles qui s'annonceraient par des coliques ou maux de
ventre et dans lesquelles le lavement purgatif sera rem-
placé par le lavement mucilagineux, que l'on compose
avec une décoction de mauves et de graine de lin, dans

laquelle on ajoute une cuillerée à bouche d'huile camphrée, quand le lavement est préparé pour une grande
personne, et une cuillerée à café seulement de la même
huile, lorsqu'il est destiné à un enfant.

Quelques personnes s'étonneront peut-être que je
conseille de faire commencer le traitement de toutes les
maladies aiguës par le lavement purgatif ou par le lavement mucilagineux, parcequ'il est rare que les docteurs
de la Faculté se servent de ce moyen dans leurs prescriptions, quelquefois par oubli, quelquefois faute d'en connaître l'indispensable nécessité.

Remarque. Il peut arriver que l'on soit trop éloigné
d'une pharmacie et que l'usage du lavement purgatif
n'admette point de retard; alors il faut y suppléer par
des lavements d'eau fortement saturée de savon blanc.

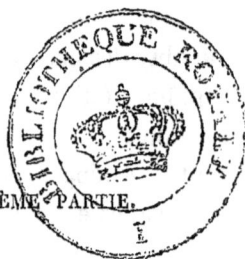

FIN DE LA TROISIÈME PARTIE.

TABLE

DES MATIÈRES TRAITÉES DANS CET OUVRAGE.

PREMIÈRE PARTIE.

DEUXIÈME PARTIE.

CHAPITRE I.

Maladies dites de la Tête.

CHAPITRE IV.

Maladies des Voies urinaires.

CHAPITRE V.

Maladies du Sexe.

CHAPITRE VI.

Maladies des Tissus musculaires et fibreux.
Maladies synoviales.

CHAPITRE VII.

Maladies caractérisées par un état de maigreur.

CHAPITRE VIII.

Fièvres éruptives.

CHAPITRE IX.

Fièvres de divers genres.

CHAPITRE X.

Maladies des Tissus cutané, cellulaire et muqueux.

CHAPITRE XI.

Engorgements, Intumescences et leurs suites.

CHAPITRE XII.

Des Scrofules et de la Syphilis.

CHAPITRE XIII.

Régimes. — Conclusion générale.

TROISIÈME PARTIE.

PHARMACOPÉE.

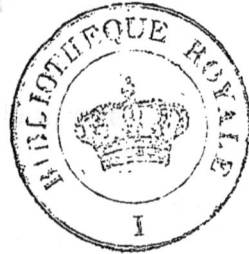

FIN DE LA TABLE.

Besançon. — Imprimerie de Bintot.

www.ingramcontent.com/pod-product-compliance
Lightning Source LLC
Chambersburg PA
CBHW061124220326

41599CB00024B/4155